# 纳豆与纳豆激酶

高秀丽 主编

科学出版社

北京

# 内 容 简 介

纳豆(英文名为natto,日文名为なっとう)是以大豆为原料,经纳豆芽孢杆菌(*Bacillus natto*)发酵后产生的大豆深加工制品,具有独特的风味和黏性,并富含多种营养成分和活性物质,能够降低血液黏稠度,溶解血栓,增强体质,提升机体免疫力。纳豆激酶(nattokinase, NK)是一种枯草杆菌蛋白激酶,是在纳豆发酵过程中由纳豆枯草杆菌产生的一种丝氨酸蛋白酶,具有很强的溶解血栓作用。

本书详细叙述了纳豆和纳豆激酶的历史渊源、发展现状、生产工艺、活性物质、质量研究、药理作用、产品开发与应用;另外,对于纳豆菌的分离、筛选及鉴定、基本特性、DNA测序、工程菌的构建、菌种优化、纳豆菌的生物活性及应用也做了详细的综述。

本书旨在为从事纳豆及纳豆激酶研究、开发与应用的广大学者和从业者提供一定的帮助及研究便利。

**图书在版编目(CIP)数据**

纳豆与纳豆激酶 / 高秀丽主编. —北京:科学出版社,2020.2
ISBN 978-7-03-063950-9

Ⅰ.①纳… Ⅱ.①高… Ⅲ.①大豆—食品营养—研究 ②纳豆—激酶—研究 Ⅳ.①R151.3 ②Q555

中国版本图书馆CIP数据核字(2019)第287870号

责任编辑:张 析 刘 晶 / 责任校对:杜子昂
责任印制:肖 兴 / 封面设计:东方人华

科 学 出 版 社 出版
北京东黄城根北街 16 号
邮政编码:100717
http://www.sciencep.com

北京凌奇印刷有限责任公司 印刷
科学出版社发行 各地新华书店经销

*

2020 年 2 月第 一 版 开本:720×1000 1/16
2020 年 2 月第一次印刷 印张:15 1/4
字数:290 000
POD定价: 98.00元
(如有印装质量问题,我社负责调换)

# 前　言

　　纳豆(英文名为 natto，日文名为なっとう)最早起源于我国的传统食物豆豉，一千多年前传入日本，江户时期，纳豆在日本得到了快速的发展，也开始作为商品进行售卖。纳豆含有多种活性成分，如蛋白质、氨基酸、脂类、矿物质、维生素类、异黄酮、大豆皂苷、卵磷脂、大豆低聚糖、超氧化物歧化酶(SOD)、纳豆菌、纳豆激酶、$\gamma$-多聚谷氨酸等。之所以称之为"纳豆"，是因为纳豆的生产是在寺庙的厨房，利用稻草上自然存在的枯草芽孢杆菌发酵而成，寺庙的厨房叫"纳所"，取其"纳"与"豆"，就成了"纳豆"。纳豆含有丰富的蛋白质，是素食僧侣们的营养来源，也是日本皇室和贵族的御用营养品。在日本的明治维新时期，纳豆由寺院和皇室开始流向民间，东京开始出现了纳豆的小作坊，也有走街串巷的小贩在吆喝售卖纳豆。与此同时，对纳豆的其他研究也开始展开。1906 年，日本学者 Sawamura 报道，纳豆具有蛋白酶生物活性；1953 年，Miyake 等从纳豆中分离出蛋白结晶分子；到了 1980 年，日本学者须见洋行博士的"纳豆激酶下午两点半实验"，开始了纳豆的溶栓研究；1987 年，Sumi 等首次报道纳豆中存在一种具有强烈纤溶活性的碱性丝氨酸蛋白酶——纳豆激酶(nattokinase，NK)。纳豆激酶的体内外溶栓效果显著，同时还具有抑制血栓形成的作用，以及促进血液流动、防止血小板凝聚和降血压等功效。近年来，纳豆的保健功能受到国内外学者的广泛关注，现已发现纳豆具有溶血栓、抗肿瘤、抗氧化、杀菌、防治骨质疏松、降血压、提高肝功能和美容等多种保健功能。现在，纳豆已逐渐成为各国喜爱的方便食品、健康食品，各国都开启了纳豆产业的高速发展。

　　本书详细叙述了纳豆和纳豆激酶的历史渊源、生产工艺、活性物质、质量研究、药理作用、产品开发与应用及纳豆菌的系列研究，旨在为从事纳豆及纳豆激酶研究、开发与应用的广大学者和从业者提供一定的帮助及研究便利。

　　本书的编写工作得到了主编单位及编委单位的大力支持与合作。另外，在本书的撰写过程中参考了相关专家及学者的著作和研究成果，在此一并表示感谢。由于编写水平有限，加上本书涉及的内容较广，难免存在不足之处，尚需进一步深入研究和探索，并不断加以完善，敬请广大专家及读者批评指正。

高秀丽

2019 年 7 月

# 目　　录

# 第1章　纳豆的历史渊源及发展现状

## 1.1　纳豆的历史渊源

近几年随着生活水平的提高，人们对纳豆已经不再陌生，大街小巷出现了很多纳豆产品专卖店，在网络平台销售的纳豆产品琳琅满目，电视和报纸上也充斥着各种对纳豆保健功效的宣传广告。那么什么是纳豆呢？

纳豆(图 1-1)，英文名字为 natto，日文名为なっとう，最早起源于中国的豆豉，一千多年前传入日本[1]。公元 754 年，高僧鉴真东渡日本时，带去了我国豆豉和豆豉发酵技术，最初在纳所(寺庙中的厨房)制作，故称为"唐纳豆"。所以说，日本有纳豆至今不足 1300 年，但近来我国学者在介绍纳豆激酶的文章中却说，日本的纳豆距今已有 2000 多年历史，想必是混淆了日本的纳豆和豆豉的起源时间[2]。日本平安时期藤原明衡的《新猿乐记》记载了第一个关于"纳豆"的文字；江户时期，纳豆得到了快速的发展，也开始作为商品进行售卖[3]。之所以称之为"纳豆"，是因为纳豆的生产是在寺庙的厨房里，利用稻草上自然存在的枯草芽孢杆菌发酵，由于寺庙的厨房叫"纳所"，取其"纳"与"豆"，就成了"纳豆"。纳豆含有丰富的蛋白质，是素食僧侣们的营养来源，也是日本皇室和贵族的御用营养品。

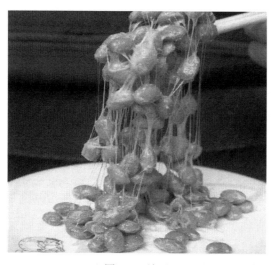

图 1-1　纳豆

在日本的明治维新时期，纳豆由寺院和皇室开始流向民间，东京开始出现了纳豆的小作坊，也有走街串巷的小贩在吆喝售卖纳豆。与此同时，对纳豆的其他研究也开始展开。纳豆在日本流传很广，主要原因是民间认为常吃纳豆不会感染肺结核、喝酒时不易醉、对高血压和心脏病有好处等。1905 年，日本北海道大学的池寸博士从土壤中分离出纳豆菌，实验后发现它大大优于稻草上用来发酵生产纳豆的菌种，从此结束了使用稻草发酵生产纳豆的历史[4]。而后，对纳豆菌种的优化，使纳豆的口感和品质越来越好，纳豆的功效也越来越被人们认可。学者和各个实验室也开始对纳豆成分和功效全面展开研究，1906 年，日本学者 Sawamura 报道，纳豆具有蛋白酶生物活性[5]；1953 年，Miyake 等从纳豆中分离出蛋白结晶分子[6,7]；1980 年，日本学者须见洋行博士的纳豆激酶"下午两点半实验"，开启了纳豆的溶栓研究，同时引领了纳豆产业的高速发展。

## 1.2　纳豆激酶的发现

1980 年，在芝加哥做访问学者的须见洋行博士产生了一个很偶然的灵感：溶解血栓最大的困难是其中的纤维蛋白，大豆中纤维蛋白的含量一点也不少，而纳豆的发酵过程恰恰是纤维蛋白的发酵过程，那么对于血栓的溶解，我们是否可以从中借鉴到什么？于是，须见洋行迅速把纳豆带入实验室开始研究起来。纳豆是黄豆(大豆)在纳豆菌(纳豆芽孢杆菌)发酵作用下的产物，须见洋行通过多种实验，从中提取了纳豆菌，在发酵时用来分解纤维蛋白的有效物质(后来被称为纳豆激酶)，然后在下午两点半把该物质放入人造血栓中。通常情况下，尿激酶等溶栓物质溶解一个规格 2cm 的人造血栓需要 18～20h，而且随着时间的推移，其溶栓性也在降低，通常 30min 后其溶栓性就消失殆尽。须见洋行按照以往的经验，认为即便从纳豆中提取的物质有溶解血栓的功效，其效果也应该和尿激酶差不多，想要查看溶栓效果必须等到第二天。但是到了五点半将要离开实验室的博士出于职业习惯去查看了一下装有纳豆提取物质和人工血栓的培养皿，惊奇地发现血栓有明显的变化，纳豆真的含有高效的溶栓物质，这种物质溶解血栓的速度只需要 3h，溶栓效果更是比尿激酶强，这就是震惊世界的"下午两点半实验"。纳豆提取物溶解血栓的功效是尿激酶的 6 倍，药效更高达 12h，而尿激酶的药效只能持续 30min，溶解相同规格的人造血栓，尿激酶所需的时间是纳豆提取物的 6 倍。1987 年，须见洋行博士将这种从纳豆中提取的溶栓物质称为"纳豆激酶"[3]，而纳豆也被医学界称为"人类的第二个太阳"。

而后人们继续对纳豆及溶栓性物质(纳豆激酶)进行深入研究，发现纳豆激酶确实具有比尿激酶更强的溶栓活性。1987 年，Sumi 等[3]首次报道纳豆中存在一种具有强烈纤溶活性的碱性丝氨酸蛋白酶——纳豆激酶(nattokinase，NK，结构见

图 1-2[8]）。NK 是由 275 个氨基酸残基构成的单链多肽酶，其分子量为 $2.7728 \times 10^4$，等电点（isoelectric point，pI）为 8.6[3,9]。研究表明，NK 的体内外溶栓效果显著[3,10,11]，同时还具有抑制血栓形成的作用[12]，具有促进血液流动、防止血小板凝聚和降血压等功效[13,14]。

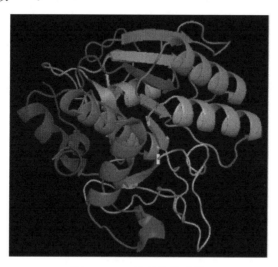

图 1-2　NK 的结构示意图

　　为了进一步证实纳豆及纳豆激酶的药理药效，学者开始深入研究纳豆的营养成分。纳豆含有丰富的氨基酸、寡聚糖、有机酸等易被人体吸收的多种营养成分，同时还含有生理活性物质，如纳豆激酶、超氧化物歧化酶、异黄酮、皂苷素、生育酚、维生素等[15]。异黄酮为类植物激素样化合物，它可作为人体激素治疗的代用品[16]，在预防和治疗骨质疏松症中具有明显的作用[17,18]。纳豆激酶具有良好的溶栓作用[19]，不仅具有纤溶活性，可治疗和预防血栓病，还可以激活体内的纤溶酶原从而增加内源性纤溶酶的含量，所以纳豆除用作食物外，还可以作为医药保健品的原料，其开发前景广阔[20,21]。纳豆产品开发的研究主要集中在纳豆激酶的理化性质、纯化工艺、活性测定、药理作用等方面。我国的第一篇关于纳豆激酶的报道发表于 1995 年的《中国医学论坛报》，文章称纳豆提取物具有较强的溶栓作用，但并未明确其机制及有效成分[22]。随即山东大学徐涛等提出纳豆激酶是一种新型的纤溶活性物质，有效填补了我国在纳豆激酶领域的研究空白，并提出纳豆具有较强的经济学价值[23]。随着现代科技的进步，我国学者对纳豆及纳豆激酶的研究也在逐步深入，整体已经达到世界领先水平。

　　上面已经提到过，纳豆激酶（nattokinase，NK）是一种枯草芽孢杆菌蛋白激酶，是在纳豆发酵过程中由纳豆枯草芽孢杆菌产生的一种丝氨酸蛋白酶。NK 具有很强的溶解血栓的作用，那么是否可以开发成为临床可用的溶栓药品呢？血栓疾病严重影响着人类的健康，全球每年因血栓类疾病死亡的人数多达 1200 万，中国约有 260 万[24]，因此溶栓药物的开发成为研究的热点。目前临床上常见的溶栓药物是链激酶(streptokinase，SK)、尿激酶(urokinase，UK)和组织型纤溶酶原激活剂(tissue-type plasminogen activator，t-PA)，由于以上药物存在给药痛苦、副作用大、售价较贵、半衰期短的缺点，开发替代药物成为新的研究方向。纳豆激酶有明显溶栓作用，经研究，确定其为一种具高纤溶活性的激酶，可用于治疗和预防血栓病；它可经口服直接溶栓，同时激活体内的纤溶酶原，增加内源性纤溶酶的活性，且药效时间长，无抗原性，是一种非常有前途的溶血栓、抗血栓的新型药物[25]。纳豆激酶可以降低纤维蛋白原、促进催化血纤维蛋白溶酶原转化为血纤维蛋白溶酶、增加体内血栓溶解因子合成的作用[26]，另外它还具有可口服、安全性高、价格低和纤溶活力强等优点[27]。提高 NK 的产量及其经口服后的生物利用度对其应用和研究其体内溶血栓机制都有非常重要的指导意义。另外，"药食同源""治未病""养生"的概念深入人心，为了满足不同类别的消费群体，大力开发纳豆激酶保健食品和饮品具有很大的发展前景与市场[28]。

# 1.3　纳豆的发展现状

## 1.3.1　纳豆在国外的发展现状

纳豆激酶产品最大生产国是日本，日本有多家企业推出以纳豆激酶为主要成分的产品，并已在世界各地设有销售服务机构。此外，朝鲜也有几家公司生产纳豆激酶制品，另外还有韩国，都已推出有自己注册商标和品牌的含纳豆激酶的产品[29]。

### 1. 纳豆在日本的发展状况

早在 1051 年的日本平安时代，武士出征时就将"稻草苞纳豆"作为最佳携带食品。明治维新之后，纳豆从皇室向民间流传，起初仅在东京地区流行，随后流行至整个国家。纳豆也逐渐成为日本居民饮食的重要组成部分之一，纳豆的消费不断增加，促进了纳豆食品工业的蓬勃发展。自 1980 年后，随着冷冻技术的不断发展，日本纳豆由原先的作坊式生产，逐渐改为工厂化、工业化的生产方式。1983年，日本政府还制定了纳豆的行业标准，使纳豆生产技术不断革新，纳豆产品质量不断提高，纳豆食品工业更加飞速地发展。

1996 年，日本发生了 O 157 大肠埃希氏菌公共卫生事件，这给整个纳豆食品工业的发展带来了难得的机遇。即使当时的日本处在经济滑坡时期，但纳豆行业仍然一枝独秀。以东京为首的关东地区有上千年吃纳豆的历史，以大阪为代表的关西地区纳豆销量也以每年 20%～40%的速度增长，这主要是因为纳豆里含有强力血栓溶解剂,对防治骨质疏松、抑制 O 157 大肠埃希氏菌病毒有明显效果。到 1997 年,日本纳豆加工厂迅猛增加到 1200 个左右,产值也达到 11 亿美元。2000 年,经过行业整合,纳豆加工企业减少到 400 多个,但这些企业的规模较大,产值翻了一番,达到 22 亿美元,仅原料用豆就达 22 万 t,每年以近 20%的速度增长[30]。

从 1992 年起,日本纳豆协同联合会把每年的 7 月 10 日指定为全国的纳豆纪念日,举行盛大活动,以增强民众对纳豆食品的认识,推动日本纳豆食品工业发展。日本政府在其开展的"食育计划"中专门把纳豆作为专项进行部署;注重培养儿童、青少年从小食用纳豆的习惯。日本的幼儿园、学校每餐都要吃纳豆,以使下一代更加聪明、健康,同时培育年轻一代的纳豆消费群体。日本电视台会定期制作和播出一些公益性节目,以纳豆为主题来介绍相关的营养保健知识,开展科普宣传教育。日本政府部门、行业协会和企业等组织会联合开展一些有关纳豆健康知识的公益活动,为居民进行纳豆知识科普,提高居民对纳豆保健作用的认识,培育其自觉食用纳豆的意识[31]。多年来,纳豆的研发在日本一直热度不减,销售量逐年增加。

2. 纳豆在韩国的发展状况[32]

韩国维寿酶公司(Vasozyme Company)生产的以纳豆激酶为主要成分的维寿酶(Vasozyme),每克干粉含 20 000Fu 纳豆激酶,每日服量为 2000Fu,为肠溶胶囊。

其产品介绍是这样的:纳豆是一种发酵的大豆,含有维生素、纤维素和蛋白质,因此是一种很好的营养来源。由须见洋行博士从世界各地的 200 余种食品筛选中发现的具有很强纤溶活性的酶,称之为纳豆激酶。最近骨质疏松症发病率显著增加,导致骨质疏松症的原因之一是缺少维生素 $K_2$。纳豆中含有一定量的维生素 $K_2$,因此有助于控制骨质疏松症的发展。纳豆含有一种异黄酮化合物,是一种抗氧化剂,在美国用于预防前列腺癌和乳腺癌[29]。

3. 纳豆在朝鲜的发展状况[32]

朝鲜医学科学院推出的新产品"血宫不老精"(Royal Blood Fresh),为纳豆激酶制品。它是使用高科技方法从朝鲜有名的食品埃里谢(elixir)中提取,经过精心加工制成的有效化合物。这种保健食品能有效地溶解血液中的血栓,吸收后 2～3h 内即能发挥作用,可治疗四肢麻木、瘫痪、半身不遂、言语紊乱、身体虚弱等症,同时还可以溶解血管里的血栓物质,以使血液净化,保持体内的血栓溶解与血液凝固相平衡。

"血宫不老精"在 1996 年 5 月的朝鲜国家技术创新博览会上曾获得国家最高荣誉奖,并得到外国专家的一致好评。该产品成分为有活性的纳豆激酶,是一种快速血栓溶解剂,含量 10 000IU/粒(相当 60mg 纳豆激酶),以玉米淀粉(140mg/粒)为辅料。

"血宫不老精"的功能如下：

(1) 快速溶解纤维蛋白或血栓；能激活组织型纤溶酶原激活剂，因此可增加自身的血栓溶解能力。

(2) 能溶解体内的脂肪类物质、胆固醇及其他血液中的杂质(deutroplasms)。可迅速降低血液黏度，净化与更新血液。

(3) 增强胃肠功能、促进消化、改善性功能、减少老年综合征。

该产品可用于治疗和预防：血栓、瘫痪、四肢麻木，急性心肌梗死、半身不遂、言语紊乱、头痛、头晕、虚弱、高血压和低血压、脑血栓前后的综合症状、脂肪肝、心肌肥大、动脉硬化、高血脂症、心绞痛、冠心病等；中和毒素，预防与治疗老年痴呆和老年综合征等。

"血宫不老精"在朝鲜平壤医科大学附属医院等 12 家中心医院的临床研究总结指出，本产品的疗效为 89.29%。在治疗过程中，病情未见变化的仅仅 0.09%。由此可见，纳豆激酶作为保健食品在治疗预防上述疾病方面具有明显的治疗效果。

### 1.3.2  纳豆在中国的发展状况

近年来，纳豆的保健功能受到国内外学者的广泛关注，现已发现纳豆具有溶血栓、抗肿瘤、抗氧化、杀菌、防治骨质疏松、降血压、提高肝功能和美容等多种保健功能。现在，纳豆已逐渐成为各国喜爱的方便食品、健康食品[33]。科学验证证实，纳豆中含有蛋白酶、多种维生素，$\gamma$-谷氨酰转肽酶、$\alpha$-谷氨酸等多种物质，因而具有降血压、抗肿瘤、抗氧化、溶血栓等作用。因此，纳豆已不仅是营养食品，很有希望开发为我国新的保健(功能)食品。利用生物技术和现代食品分析检验等技术，开发具有科学依据、经动物和人体试验证明能调节人体生理功能的食品或食品添加剂，是今后营养保健食品行业科技进步的发展重点。随着我国人民生活水平的不断提高，具有保健功能的食品必将成为民众关注的焦点，又因其是以大豆为原料，具有价格便宜、资源丰富、成本低廉、安全、功能性好等特点，有一定的开发价值[34]。事实上，我国传统食品豆豉在生产原料、生产用菌、生产工艺上都与纳豆有相似之处，现今豆豉只是作为调味使用，应进一步探讨豆豉的生理性功能，将其开发成为新一代的功能性食品[35]。

1. 纳豆食品工业发展现状起步晚，发展趋势良好

根据 WHO 公布的统计数字，全世界现在患有各种血栓性疾病的患者有 1500 万之多，其中每年约有 300 万患者死亡，同时，这种状况向低龄化发展。所需的溶栓剂的潜在市场约 20 亿美元[36]。

纳豆是一种成本低廉、营养丰富的功能性食品，应当得到大力开发和推广。我国有着丰富的纳豆原料资源(大豆)，但纳豆作为一种健康食品，由于其气味不佳还没有被广大消费者所接受[37]。纳豆食品工业在我国的起步较晚，20 世纪 90

年代以后，部分大专院校、科研单位才开始开展纳豆的相关研究工作。我国对于纳豆的研究，目前重点是纳豆激酶的特性及富集等。近年来，我国已有不少科研单位和企业开始涉猎纳豆及纳豆深加工研发，并取得了一些成果。天津市百德生物工程有限公司投入数千万元，与中国农业大学、天津科技大学等单位合作，经多年的研究，开发出系列特色产品。其产品在充分考虑消费者对风味等需求的基础上，经过风味调整和活性菌含量提高等，形成高品质的产品，得到了消费者的认可。此外，北京燕京啤酒集团也推出了系列纳豆食品，主要以传统纳豆、风味纳豆等鲜食为主。目前，国内已经有数十家企业从事纳豆相关产品的研发和生产，为我国纳豆食品工业的进一步发展奠定了基础[30]。

2. 研发水平有限，科技含量有待提高[38]

我国纳豆食品工业的自主研发能力有限，大多数产品是引进日本生产线生产的传统纳豆食品，科技含量有待于进一步提高。纳豆作为新时期的健康食品，其技术含量比其他大豆食品要高，生产工艺和设备的要求精度较高，这势必要求国家和企业的投入不断增加。然而，我国对于传统纳豆食品的研发仍处于实验室水平，要使这些产品适合我国居民口味并进行工业化生产，还有许多技术难题需要攻克，如高活性、高产、优质菌株的筛选，生产全过程标准化的建立等。在这些纳豆生产企业中，也不乏佼佼者，我国部分企业生产的纳豆咀嚼片和胶囊系列产品，使用自主培育的优良纳豆菌种，采用独特发酵工艺，充分利用我国东北优质大豆生产而成。纳豆菌品质及生物活性均高于日本及国内同类产品。但从整体上而言，我国纳豆食品的开发还处于较低的水平，国家和企业在这方面的投入与日本相比还有较大的差距。

3. 产品标准不一，潜在竞争力较弱

目前，我国部分纳豆食品企业已经开始使用自己制定的产品标准，但这些标准大多与企业的生产状况、技术设备条件等相关；有的是根据日本同类产品进行企业标准的制定。我国的纳豆产品目前还没有一个完整的行业标准，更不用说是国家标准了。国际市场上的竞争日趋激烈，质量标准越来越严格，国际竞争的"绿色壁垒"矛盾越来越突出，若没有自己的标准，就等于把主动权拱手相让。在我国纳豆食品工业发展的初期，相关部门应当开展这方面的调研工作，根据我国纳豆食品工业的发展现状、国际技术水平等情况，联合技术较为成熟的大型加工企业和科研院所，共同制定相关技术、产品标准，为我国纳豆食品工业的健康发展打下坚实基础；同时，国家标准的形成有利于行业的规范发展，树立行业发展的国际形象，增强行业竞争力[39]。

### 1.3.3　中国纳豆发展前景及建议

　　纳豆作为一种功能性食品在日本方兴未艾，在韩国、中国香港也受青睐。我国有14亿多人口，离退休的老年人越来越多，在城市人口死亡原因中，患癌症、脑血管、呼吸系统疾病、心脏病的男性占72%，女性占75%，而且少年儿童由于偏爱肉食及细粮，蔬菜、粗粮摄取量少，加上缺乏户外运动等种种原因，肥胖儿童也逐年增加。随着我国人口的不断老龄化和人们对保健食品的需求不断增加，纳豆食品在我国是非常有潜力的，因此在我国，功能性食品纳豆的研究与开发市场前景广阔[34]。豆豉是一种传统的发酵豆制品，具有风味独特、营养丰富、含有多种生理活性物质等特点，但也存在含盐高(咸豆豉)、产生黄曲霉毒素等技术难点，需要在保留传统食品优良风味的基础上，利用食品高新技术，借鉴现代食品生产的先进经验对其加以改进，获得安全、风味良好的多元化、方便化的大众健康食品[40]。随着经济和社会的发展，居民生活逐渐富裕，健康水平大幅提高，但肥胖、高血压、糖尿病等慢性病患病率大幅上升，并呈现年轻化的趋势。2002年中国居民营养健康状况调查结果显示[40]，血脂异常患病率为18.6%，估计现患人数为1.6亿，中、老年人相近，城乡差别不大；高血压患病率为18.8%，农村患病率上升迅速，城乡差距已不明显；糖尿病患病率为2.6%，估计现患人数为2000多万，另有近2000万人空腹血糖不正常。中国年轻人受西方文化的影响较大，饮食行为也逐渐西方化，脂肪等摄入量增加，膳食结构不合理程度加剧，加速了慢性病的发生率。这将严重影响中国居民的身体素质，尤其是青少年身体状况。慢性病发病率的不断增加，不仅给居民生活带来诸多的压力，而且从某种意义上来讲，将影响中国经济、社会发展和全面建设小康社会目标的实现。因此，我们应该重视这些营养相关疾病的发生，从改善居民不良饮食习惯和不合理的膳食结构入手，加以引导；同时，加强纳豆健康食品研制，推动其市场化、工业化、标准化、规模化发展，倡导纳豆健康食品消费，促进居民营养健康状况改善。从日本的纳豆食品工业发展历程和消费状况来看，纳豆食品工业具有广阔的发展空间和良好的市场前景。中国是大豆的故乡，有着良好的种植大豆的条件和资源，发展纳豆食品工业可以有力促进整个大豆产业的发展，有利于"三农问题"的解决；同时，消费纳豆健康食品能够改善中国居民的营养健康状况，促进和谐社会构建。因此，必须采取有力措施，促进中国纳豆食品工业的健康、快速发展[31]。纳豆作为一种功能性食品在日本一直深受欢迎，具有溶血栓、抗肿瘤、降血压、促凝血等生理功能，但是纳豆有一股特殊的氨臭味而不易被人们接受，这也致使纳豆在其他国家不受欢迎，因而对纳豆中特殊氨臭味的处理成为研究的热点。我们有理由相信，随着研究的深入，通过现代加工工艺手段的处理，能够使纳豆更容易被人们接受[41]。

目前大多数公司所生产的纳豆激酶产品既可作为单一制剂，又可与其他成分如 SOD、DHA、维生素 E、卵磷脂、银杏提取物、蜂蜡等复合，制成粉剂、片剂、软硬胶囊或口服液，作为保健品来食用，调节体内免疫系统，促进和改善血液循环，预防心脑血管性疾病。就目前常用的和一些还在开发的治疗心脑血管栓塞疾病的药品来看，如链激酶(SK)、尿激酶(UK)、重组组织型纤溶酶原激活剂(recombinant tissue-type plasminogen activator，rt-PA)、对甲氧苯甲酰纤溶酶原链激酶激活剂复合物(APSAC)、尿激酶原(proUK)等，均在不同程度上存在一定的缺陷：毒性比较强、副作用比较大；或在体内半衰期比较短，药效难以发挥；或来源紧缺、价格昂贵，很难成为一种大众药品，因此口服性溶血栓药物的开发是当前研究的热点。由于纳豆激酶的特殊溶栓作用，再加上它成本低，来源于日本传统的食物，安全性好，同时 NK 是一种分子量远远小于 UK、SK、t-PA 的蛋白质，可由肠道吸收，在体内作用持续时间长，最重要的一点是它还能激活人体内 rt-PA，使之温和、持续地提高血液的纤溶活性。此外，由于纳豆激酶良好的降纤作用和广泛廉价的微生物来源，还可以将其应用在木质纤维或皮毛的处理等方面，用以改良产品的柔软度、可着色性、洁白度等性质。因而将纳豆激酶用于开发新一代的溶栓剂或保健食品，具有极为诱人的广阔前景[42]。

国内对纳豆激酶进行了大量的研究，包括高产菌株的诱变筛选、产酶条件的优化、酶的纯化及其酶学性质研究等方面，尤其在利用调控基因及转基因技术组建工程菌的方法来提高 NK 产量方面已取得大量成果。国内已成功从分泌纳豆激酶的枯草芽孢杆菌基因组 DNA 中扩增得到了 NK 基因，构建了纳豆激酶基因的表达载体，并在大肠埃希氏菌中进行了表达。纳豆激酶的口服药剂也有多家投产上市，如草仙药业的净血酶纳豆胶囊、燕京啤酒公司的纳豆胶囊、天津宝恒生物的蛋白硒纳豆胶囊等。但是关于临床注射用的 NK 产品未见报道，可能在产品纯化等方面还需进一步研究[43]。虽然目前纳豆激酶在国内外已被广泛研究，但仍存在不足之处，如还未开发出纳豆激酶针剂等。而社会对高效、廉价的溶血栓类药物的开发要求非常迫切，因此纳豆激酶所具有的许多良好的生理调节功能和特殊的溶血栓活性使其成为一种预防和治疗血栓及栓塞性疾病的理想药物，具有广泛的开发前景[44]。针对纳豆发展的广阔前景，结合中国发展的国情，给予以下几点建议。

(1)建议国家有关部门，要借鉴国家纳豆的研究成果和成熟经验，促进企业和科研部门合作共同开发研制符合我国大众口味(老年、少儿)的纳豆食品，以及用纳豆作为添加材料的各种营养保健食品。

(2)加大对保健食品纳豆的开发力度，建议国家对纳豆加工企业和进行纳豆研究的大专院校及科研单位，在政策法规允许范围内予以扶持，积极协调、正确引导，尽快将合格、新鲜、符合我国大众口味的纳豆投放市场，以取得较好的经济效益。

(3)对我国传统食品要进一步改进和开发，事实上，中国传统食品豆豉在生产原料、生产用菌、生产工艺方面都与纳豆有相似之处，经科学家试验证明，豆豉的营养几乎与牛肉相当。其中，钴的营养是小麦的40倍，具有预防冠心病的作用；钼含量是小麦的50倍；硒含量比高硒食品大蒜还高；含有大量能溶解血栓的昼夜激素，能有效预防脑血栓的形成，对改善大脑的血流量和防治老年性痴呆症很有效果。目前，欧美国家不少人不仅用豆豉烹调蔬菜、鱼肉，还用它单独蒸食，有的则用开水泡出汁代替酱油食用。现今豆豉仍只作调味用，应进一步探讨豆豉的生理性功能，将其开发成为新一代的功能性食品。

(4)大力开发大豆制品深加工、精加工、高质量功能性保健产品，以及大豆制品的机械化和自动化，加强大豆成分分析及其成分的分离、提纯方面的研究。应借鉴国外经验，拓展交流渠道，为我国食品营养、大豆及其制品的研制开发、制定纳豆产品的检验标准、加强对已上市的产品进行质量监督打下基础[34]。

(5)可以将纳豆中各种营养成分与我国传统食物的风味结合起来，通过调整产品形态、添加风味物质、低温干燥等处理方法，去除其特殊的味道，同时又可以保留其所有的功能特性和营养价值，开发出一种既有豆豉的风味，又有纳豆丰富营养价值的食品。也可以根据不同人群的身体状况，添加一些中药成分，制成胶囊；或将纳豆低温干燥处理后与天然果酱混合，制成低温产品；或者将其冷冻干燥制成天然调味粉等。纳豆产品不仅仅局限于食品和药品，也可以作为化妆品的添加成分。因此，可以拓展我国传统发酵大豆制品的精髓，利用生物科技和基因工程技术，开发出适合中国人食用，且效果更好的大豆发酵制品，造福于人类[45]。

(6)建议国家有关部门派人到日本对纳豆进行专门考察，了解纳豆的制作过程、市场需求及其环保的作用，以便促进我国纳豆工作的开展。为我国的大豆及其加工品的研制开发，以及监督、管理和检测迈向国际标准打下坚实的基础[21]。

# 1.4　纳豆、豆豉与其他大豆发酵产品

## 1.4.1　豆豉

纳豆起源于我国的传统食物豆豉。豆豉原名"幽菽"，也叫"嗜"，最早的记载见于汉代刘熙《释名·释饮食》一书中，誉豆豉为"五味调和，需之而成"。《汉书》《史记》《齐民要术》《本草纲目》等都有豆豉的记载，其制作历史可以追溯到先秦时期，"幽菽"是大豆煮熟后经过幽闭发酵而成的意思。我国豆豉的种类和生产工艺因参与发酵的主要微生物不同，可分为霉菌型豆豉和细菌型豆豉两大类。霉菌型豆豉中有根霉型豆豉、米曲霉型豆豉及毛霉型豆豉。细菌型豆豉和纳豆的

发酵菌种同为枯草芽孢杆菌菌种，所以说纳豆是细菌型豆豉的孪生姐妹。

近来受国外对大豆发酵制品研究的影响与带动，我国开始对豆豉的生理功能进行深入研究。阚建全等的研究发现，豆豉中非透析类黑精具有抗氧化和抑制亚硝胺合成的作用，说明其可能具有一定的抗癌功能[46]；宋永生等认为发酵处理使糖苷型大豆异黄酮部分转化为游离型大豆异黄酮，是豆豉较大豆抗氧化性提高的原因[47]。而 Fujita Hiroyuki 等的研究证明豆豉提取物(含 $\alpha$-葡萄糖苷酶抑制剂)可降低小鼠及非胰岛素依赖型糖尿病患者的血糖[48-50]；李里特等发现豆豉提取物还对血管紧张素转化酶有抑制作用[51]。邹磊等指出豆豉中含抑制乙酰胆碱酯酶的活性成分，有预防老年性痴呆症的功能[52]，而在纳豆和天贝中未见相关报道。大豆经发酵加工成豆豉，因其含有大量的异黄酮、低聚糖、大豆皂苷、豆豉纤溶酶、褐色素、$\gamma$-氨基丁酸(aminobutyic acid，GABA)等多种生理活性成分而具有降血脂、抗氧化、抗癌、溶解血栓、降血糖及类雌激素等生理功能，在心血管疾病、糖尿病、骨质疏松、乳腺癌及女性更年期综合征等疾病的预防和控制中有较好的作用。

1. 豆豉的发展

大豆及其豆制品(豆腐和豆豉)原产于中国。这个问题在中国学术界已经是不争的事实，而且大多数东西方学者也认同这个观点。关于豆豉的原材料——大豆的起源在部分外国学者中存在争议。大豆作为我国的粮食作物之一，自古有之。20 世纪 50 年代末至 60 年代初在黑龙江宁安县大牡丹屯和牛场遗址、吉林省永吉县乌拉街遗址都出土过大豆，其时代距今 3000 年左右。在山西省侯马市也出土过战国时期的大豆。20 世纪 80 年代中又在吉林永吉大海猛遗址发现大豆，属西团山文化，经 $^{14}$C 元素测定年代为(2590±70)年前，约是中原的春秋时期。此外，在河南洛阳烧沟、湖南长沙马王堆、广西贵县罗泊湾的西汉墓中也出土过大豆。从上述 8 处发现的大豆遗址来看，较早期的大豆均出自北方，其时代均在距今 3000年左右。豆豉(Douchi 或 Toushi)的生产原料是大豆，在中国，大豆是可与其他主食相提并论的主要农作物之一，如水稻、小麦等。另外，大豆在我国种植的历史比较悠久，因而在我国大部分的土地面积中都有种植过大豆的痕迹[53]。早在 20世纪 70 年代初期，在我国浙江挖掘古文化遗址时，就曾发现了黑豆的种植痕迹，距今已经有 7000 多年；黑豆在古代被种植的痕迹在山西侯马出土的过程中也被证实，认为在东周末就曾种植过黑豆。而有关大豆发酵制成豆豉的来源还有待进一步论证和研究，但是截至目前都尚未有定论，故而有学者认为，"豉"源于战国。但是在《豆豉起源考》中对豆豉来源的考证结果却表明西汉最早发现了豆豉。当然在《史记》中也有对豆豉进行研究的痕迹，其表述结果有："通邑大都，沽岁千酿，醯酱千工瓦……曲盐豉千答。"而有些专家认为早在秦汉年间就出现了豉。从上述对豆豉来源的分析结果中可以看出，豆豉来源的评价标准是建立在文献中记录时间的基础之上的。由于人们对文献认识的差异，必然会得出不同的结论。在我国的墓葬文化中，墓中经常会殉葬一些墓主人生前喜欢吃的东西，豆豉也是其中一种殉葬品，从考古资料看，长沙马王堆一号汉墓中出土的陶大口罐中盛有豆豉、姜，带耳陶罐中盛有豆豉。此墓为公元前二世纪左右，属西汉时期，表明汉代豆豉已经成为人们日常食品和调味品，而且酿造豆豉的技术已经达到了一个较高的水平。

2. 豆豉的传播

豆豉制法源于中国，在《齐民要术》中提到豆豉制作方法，汉初豆豉生产行业十分兴盛。隋唐时期，佛教盛行，公元 754 年，唐代僧人鉴真东渡日本传播佛教，在此过程中大师还传授给当地人一门技术，即发酵大豆得到豆豉，随后获得当地人的喜爱，并将这一美食逐渐发扬光大，先后传播到东南亚部分地区，随后豆豉在当地美食的影响下发生同化，进而发展成一种独具当地特色的美食，如日本的纳豆等[54]。早在 20 世纪，针对印度尼西亚发酵的大豆(也就是所谓的丹贝)展开的深入研究过程中，发现该食物不仅含有丰富的维生素 $B_{12}$，而且还含有大量抗氧化活性成分。而日本的纳豆被誉为防治脑血栓的良药，主要原因在于纳豆中含有丰富的溶栓激酶，该酶能有效治疗心脑血管栓塞疾病，也正是因为这些发现，使得全球范围内的研究人员加大了对豆豉的研究力度。

3. 与豆豉紧密联系的古医术和名贵配方

豆豉常用作烹饪调味，但自古入药，作为药引能够对疾病起到一定的治疗或缓解作用。《伤寒杂病论》是张仲景撰写的一本与疾病有关的古医术，其中"栀子豉汤"这一配方就添加了豆豉，从其药名中可以看出该配方使用栀子和豆豉作为药引，专治风寒感冒、体虚睡眠不好等。随后经过一个世纪的发展，《肘后备急方》这本由晋朝葛洪大夫编撰的医书，又再次提到了葱豉汤，以葱和豉入药，比例为接近 1∶1，可以此配方有效预防伤寒病症，而且能够缓解头疼发虚的症状。豆豉在张周彦的《医宗粹言》、卢之颐的《本草乘雅半偈》、张璐的《本经蓬原》、吴仪洛的《本草从新》、黄宫绣的《本草求真》[55]、李时珍的《本草纲目》中均有用药记载。而后豆豉用作药引的配方越来越多，如银翘解毒片等[53]，可以说豆豉既可直接食用，也可以作为药引。

以仲景方[56]为例：豆豉为仲景方中的常用药，气味轻而不刺激，既可以解表去热，又可以调节胃气，使之平和，与栀子配伍，清凉宣热，去热降胃气，可以清凉和去除胸膈内的郁热，是治疗胸气郁结的基础方；与瓜蒂配伍，则帮助体内废物的排出，同时调节气血平和。仲景方中的药方举例如下。

1) 栀子豉汤

用药剂量为栀子 14 枚、香豉 4 合，用于"发汗吐下后，虚烦不得眠；若剧者，必反复颠倒，心中懊侬""发汗若下之而烦热，胸中窒者""大下之后，身热不去，心中结痛者""下利后，更烦，按之心下濡者，为虚烦也"。

2）栀子甘草豉汤

为栀子豉汤方加入甘草 2 两，用于栀子豉汤证"若少气者"。

3）栀子生姜豉汤

为栀子豉汤方加生姜 5 两，用于栀子豉汤证"若呕者"。

4）瓜蒂散

瓜蒂 1 分、赤小豆 1 分、香豉 1 合，用于"病如桂枝证，头不痛，项不强，寸脉微浮，胸中痞硬，气上冲咽喉，不得息者，此为胸有寒也"。

5）枳实栀子汤

栀子 14 枚、豉 1 升、枳实 3 枚，用于"大病差后，劳复者"。

6）栀子大黄汤

栀子 14 枚、豉 1 升、大黄 1 两、枳实 5 枚，用于"酒黄疸，心中懊侬或热痛"。

注："枚"、"合"、"分"、"升"、"两"等均为原方中的体积单位。

4. 豆豉的分类

豆豉种类繁多，根据文献，其划分标准有所不同，使得其分类方法也会有所差异。按照原材料不同，可分为黄豆豉、黑豆豉；按照发酵过程中加盐与否划分，可分为咸豆豉和淡豆豉，广东阳江豆豉便是以咸豆豉出名的；按照豆豉水分含量为划分依据，可以将其分成三种，其中干豆豉的含水量最低，稍次之的便是湿豆豉，而含水量最高的是水豆豉。豆豉的发酵过程大多都是混菌发酵，豆豉在发酵过程中使用的菌种不同，包括细菌型和霉菌型[57]，而霉菌型豆豉又可以进一步划分成毛霉型豆豉、曲霉型豆豉、根霉型豆豉[58]。

5. 豆豉的生产工艺

图 1-3 所示为各类豆豉的主要生产工艺流程。豆豉在发酵过程中接种的微生物不同，那么产品也会有所差异。

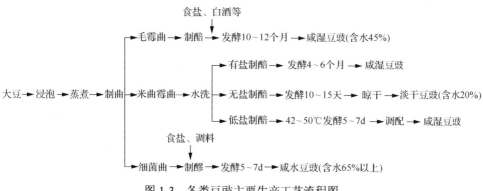

图 1-3　各类豆豉主要生产工艺流程图

添加食盐作为豆豉的主要防腐手段，使得豆豉的盐分含量高达 12%～18%，大大局限了它的食用范围和食用数量。发展无盐发酵豆制品不仅能提高豆豉的食用量，而且还能提高其营养保健价值，因为高浓度食盐对发酵豆制品中的酶有抑制作用。另外，传统发酵食品豆豉多属于调味品，原料多是初级农副产品，本身价值不高，生产过程大都自动化程度低，有很多环节仍是手工操作，有的产品生产有季节限制。将发酵食品生产纳入现代食品生产范畴，采用现代食品生产的管理方法，保证产品质量是目前豆豉生产的当务之急。

国外豆豉研究以日本纳豆、印度尼西亚丹贝的研究较为深入，不仅研究生产工艺的改进，而且近十余年主要研究这类发酵食品的保健功能，日本现已利用纳豆开发出纳豆保健品。相比较而言，对豆豉功能性的研究报道较少。尽管豆豉起源于我国，但对豆豉的研究还不够深入，应进一步对各种功能性成分在发酵过程中的变化进行研究；运用食品研究的新技术、新方法，对豆豉的特殊功能成分进行分离、提取及保健功能研究，揭示药食兼用的豆豉生理活性物质，明确其保健功能成分；深入研究豆豉活性成分结构、作用机制及其加工稳定性等，从而进一步挖掘我国丰富的食疗宝库，使传统食品豆豉走向世界[59]。

### 6. 豆豉的药食两用

#### 1) 豆豉食用

**(1) 豆豉作为调味品[60]。**

豆豉能调和五味，产生鲜美的味道，可使菜肴增鲜生香，古代经常将盐与豉并提，作为烹饪饮食的必备调料。唐朝人在烹饪鱼时，往往也采用豉作为调味品，杜甫诗中云："豉化姜丝熟，刀鸣脍缕飞"；白居易诗中也说："水陆鲜肥饫，……水葵盐豉絮"。豉是做鱼、肉必备的调料和香料。豉除了用于烹饪调味外，在古代还用于食品加工，如古代加工五味脯时，"取香美豉，用骨汁煮豉，色足味调，漉去滓，待冷下盐"。可以看出豆豉作为调味品的作用，基本可以和盐相提并论。

**(2) 豆豉作为佐餐。**

豆豉除了作为调味品外，在古代常直接佐餐下饭，与酱形成了不同的风味。唐朝人最喜欢以豉下饭。在宋代，豆豉的食用更为广泛，吴自牧的《梦粱录》收录了当时南宋都城临安(今杭州)各大饭店的菜点，其中有一道名叫"润江鱼咸豉"的名菜，显然是用豆豉作为主要调味料的美味。书中还记录当时临安街头那些用托盘、担架叫卖于酒肆者的菜名，其中就有"诸色豆豉""波丝豆豉"等，已经将豆豉做成了诸多品种。《梦粱录》还提到南宋的酒店都常备有各种小吃如"咸豉""蜜姜豉"等。在明清时代，豆豉仍然是各个阶层喜食的小菜。《明宫史》记载："提督太监一员、金书数员，专造竹叶青等各样酒并糟瓜、茄，惟干豆豉最佳，外庭不易得也"；又以各样精肥肉、姜、葱、蒜剁如豆大，拌饭，以莴苣大叶裹食之，名曰"包儿饭"。

豆豉之所以受到广大消费者的喜爱，并且制作工艺能够一直延续下去，主要原因在于它的口感较好，所含营养物质较多，因而可将其作为菜品的一种辅料，添加到菜中，不仅能够起到一定的调味作用，而且还可以作为药用。我国好多古籍提到豆豉可以作为药用。

2）豆豉药用

中医学认为豆豉不仅能调味，且可以入药。它性平，味甘微苦，有发汗解表、清热透疹、宽中除烦、宣郁解毒之效，可治感冒头痛、胸闷烦呕、伤寒寒热及食物中毒等病症。《本草从新》中提到其可"发汗解肌、调中下气、治伤寒寒热头痛、烦躁郁闷、懊𢙐不眠"。《备急千金药方》卷五十二《治哕方》："煮豉三升饮汁佳"。《神农本草经疏》卷二记载"吐"方中的 9 种药中就有豉。明代李时珍《本草纲目》认为："黑豆性平，作豉则温，既经蒸煮，故能升能散，得葱则发汗，得盐则止吐，得酒则治风，得韭则治痢，得蒜则治血，炒熟则又能止汗，亦麻黄根节之义也"。用豆豉浸成的酒称为豉酒，具有药用功效。豆豉除了直接做药用外，还可以用做食疗。营养学家认为[61]，豆豉有丰富的豆豉激酶、蛋白质，以及人体所需的多种氨基酸、矿物质和维生素等营养物质。常吃豆豉可帮助消化、预防疾病、延缓衰老、增强脑力、降低血压、消除疲劳、提高机体免疫力。

### 1.4.2　淡豆豉

淡豆豉（semen sojae preparatum）是由豆科植物大豆 *Glycine max* (L.) Merr.的成熟种子和青蒿、桑叶等中药发酵加工而成的制品，作为常用中药饮片，历版《中国药典》均有记载，具有解表除烦、宣发郁热等功效，临床上可用于治疗感冒、头痛、寒热、胸闷、烦躁、虚烦不眠等症[62]。淡豆豉辛散苦泄性寒，入肺经，具有疏散宣透之性，既能透散表邪，又能宣散郁热，发汗之力颇为平稳，有发汗不伤阴之说。《名医别录》曰："主伤寒头痛寒热，瘴气恶毒。"常用治外感初起，症见恶寒发热、无汗、头痛鼻塞等症。淡豆豉化学成分比较复杂，包括大豆异黄酮、大豆皂苷、多糖、蛋白质、多肽、维生素、酶、氨基酸、花色苷等活性物质。研究表明[63-65]，淡豆豉具有明显的降血脂、降血糖、抗氧化、防治骨质疏松、防治心血管疾病、防治乳腺癌等作用。通过整理分析古今文献中的相关记载，对淡豆豉的炮制历史沿革进行考证，理清了淡豆豉的炮制发展脉络。淡豆豉的发酵生产工艺在《食经》中有记载，《齐民要术》中的记载已经相对完善。早期豆豉不分咸淡，明代医家逐渐认识到"咸"、"淡"豆豉的差异，多数认可"药用淡豆豉"的观点，淡豆豉的发酵炮制工艺有了更为明确的记载。近代以来，淡豆豉发酵制备各地各法，原辅料及发酵工艺各有特色。目前以《中国药典》[62]收载的桑叶、青蒿发酵工艺为主，根据生产工艺可以看出，淡豆豉更像细菌型豆豉，和纳豆的纯种发酵也有不同之处。

1. 淡豆豉的炮制

1963 年版《中国药典》中淡豆豉项下的制备方法是一个单次发酵的工艺。自

1977 年版《中国药典》开始收载包含再发酵工序(再闷)的淡豆豉制法，后续各版药典收载"制法"没有变化。其收载的淡豆豉炮制工艺使用辅料桑叶与青蒿，能够调控微生物的生长。其工艺方法为：取桑叶、青蒿各 70～100g，加水煎煮，滤过，煎液拌入净大豆 1000g 中。吸尽后，蒸透，稍晾，再置容器内。用煎过的桑叶、青蒿渣覆盖，闷使发酵至黄衣上遍时，取出，除去药渣，洗净，置容器内再闷 15～20 天，至充分发酵，香气溢出时，取出，略蒸，干燥，即得[64]。1988 年版《全国中药炮制规范》收载淡豆豉制法与《中国药典》的"制法"项内容一致。具体内容上明确了"在 25～28℃，相对湿度80%的条件下闷使发酵至长满黄衣"以及"保持温度 50～60℃，再闷 15～20 天"等工艺参数[63]。目前各地方规范收载淡豆豉发酵炮制工艺情况主要有三类：①与《中国药典》方法基本一致；②地方特色方法；③既收录《中国药典》方法，也收录地方特色方法[66]。

2. 淡豆豉的活性成分与保健功效

淡豆豉不仅有清热健脾的作用，而且还有消除焦虑及忧愁的作用，因而可用于治疗感冒发烧等。在上述的分析中对淡豆豉的成分加以介绍，其中以其活性成分为主要内容，如异黄酮、大豆肽等，而其功能作用也比较多样，有降脂降糖功效，而且还有预防钙质流失的效果[63]。淡豆豉所具有的药用价值，在医学上也被当作药补用于疾病的治疗。淡豆豉的开发将是未来豆豉的发展方向，利用现代生物技术，以及挤压、超低温粉碎和真空脱水等食品加工高新技术，扩大豆豉的研究领域，进行豆豉产品的二次开发，在保留豆豉传统优良风味的基础上，使其向低盐、即食、休闲、口味多样化的方向发展。

## 1.4.3 丹贝

丹贝，又称为天培、天贝等，起源于印度尼西亚，是利用我国豆豉生产原理制造的另一种大豆发酵制品[67]。它是以大豆为原料，经脱壳、浸泡、接种根霉菌后再经短时间发酵而制成的一种高蛋白大豆发酵食品。其风味独特，外观新奇，备受东南亚人民的青睐[68]。成品为白色饼状，厚 2～3cm，含水 50%～60%，口感柔软黏滑，质地较豆豉稍硬，具有类似酵母和奶酪的香味，常用油炸或与肉类烩制食用。丹贝的营养价值很高，接近肉或乳，由于大豆经霉菌(少孢根霉 *Rhizopus oligosporus*)发酵后，霉菌所产生的酶类对蛋白质和碳水化合物进行降解，同时还可以降解大豆中的某些抗营养因子，如植酸等，因此经发酵后的丹贝的营养价值大大提高。在化学组成上，新鲜丹贝含有 19%～20%的蛋白质，与肉接近。除了含有较高的蛋白质，丹贝的必需氨基酸含量很平衡，因此，丹贝可以作为某些缺乏赖氨酸食物的补充食品。丹贝富含维生素，尤其是 B 族维生素，其中 $B_{12}$ 通常在其他食物中比较缺乏，而在丹贝中其含量可达 1.5～6.3μg·$dg^{-1}$，这也是丹贝成为西方素食主义者最爱的食物的重要原因之一[69]。另外，研究表明纳豆菌不分泌脂肪酶，葡萄糖及柠檬酸是其主要碳源[70]。但生产丹贝的少孢根霉有较强的脂肪水解能力，浸泡、蒸煮和发酵都可使丹贝中导致肠胃胀气的低聚糖（如棉子糖和水苏糖）含量显著下降，因此，丹贝是腹泻或水肿患者的理想食品[70]。丹贝还含有丰富的矿物元素，如钙、磷、铁、锌等。

丹贝最诱人之处除改善大豆蛋白质的质量外，还在于它所含生物活性物质，尤其是丹贝异黄酮，其生物学效应已成为当今研究热点。丹贝异黄酮是在丹贝生产中由少孢根霉转化大豆原料中大豆糖苷而得到的，具有多种生理活性，特别是抗氧化活性和抗菌活性。

M.Naim[71]研究表明，大豆中异黄酮化合物含量达 0.25%，并且 99% 的黄酮类化合物以糖苷形式存在。而在丹贝发酵中，少孢根霉 RT-3 分泌 $\beta$-糖苷酶，作用于糖基，使苷元游离，导致发酵后异黄酮苷元含量增加。发酵优良的丹贝，大豆中绝大多数异黄酮糖苷解离为苷元，游离的苷元具有更广泛、更强烈的生物学活性，包括抗菌活性、抗氧化活性、雌激素活性、抗溶血活性、抗血管收缩活性、强心作用，以及增加毛细血管坚韧性。近来研究还证实，异黄酮苷元具有抗癌作用，尤其是对乳腺癌、子宫癌有作用。最近，我国用大豆苷元饲料喂养肉用公仔鸡，结果发现，日粮中添加 3ppm 和 6ppm 的大豆苷元，可使雄性肉鸡日增重分别提高 10.1% 和 3%。丹贝在开放发酵的传统工艺中从未有过引起中毒的报道，Wang 等[72]首次从丹贝中分离到一种类似凝乳酶（rennin-like）的抗菌物质，她认为是糖肽。Sastroamijoyo 报道了许多印度尼西亚人将丹贝作为一种抗疾病药物，丹贝还具有抗生素的功能。最新研究表明，丹贝异黄酮苷元的产率与葡萄糖苷酶的酶活性呈正相关[73]。

### 1.4.4 纳豆与豆豉、丹贝的对比

1. 工艺对比

纳豆与豆豉、淡豆豉、丹贝都是大豆发酵而来的同源食品，它们无论是生产原料、生产工艺甚至生产菌株都极其相似，那么它们有什么区别？

纳豆、豆豉、淡豆豉和丹贝都是由大豆进行清洗、蒸煮、冷却、接种、发酵后得到的制品，但是四者的发酵工艺有所不同[70, 74]。纳豆与丹贝为无盐发酵，而豆豉和淡豆豉还需在有盐及其他调味料的条件下厌氧发酵数周，具体见图 1-4。

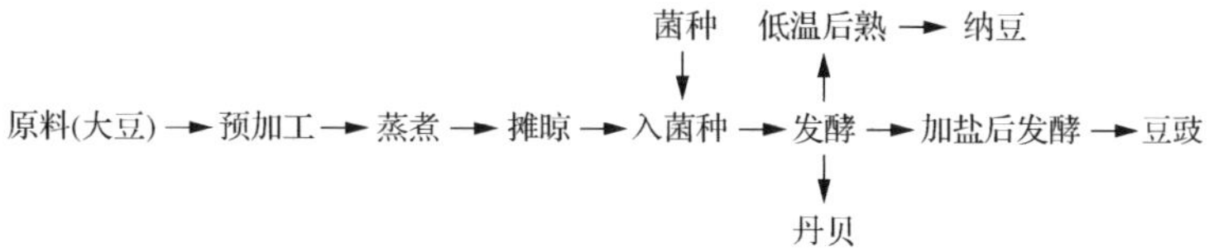

图 1-4　纳豆、豆豉、丹贝发酵豆制品的工艺

　　尽管中国豆豉与日本纳豆、印度尼西亚丹贝等发酵豆制品的工艺流程十分相似，但就其微生物菌种和发酵条件来说，还是有所差异的，表 1-1 罗列了四种发酵豆制品的异同点。

表 1-1　纳豆、豆豉、淡豆豉和丹贝生产工艺的比较[75]

| 项目 | 纳豆 | 豆豉 | 淡豆豉 | 丹贝 |
|---|---|---|---|---|
| 原料 | 黄豆、黑大豆 | 黄豆、黑大豆 | 大豆 | 大豆、谷物 |
| 前处理 | 清理、浸渍、沥干 | 清理、浸渍、沥干 | 清理、浸渍、沥干 | 清理、加酸、浸渍、去皮 |
| 浸泡 | 室温 6~18h | 室温 3~10h，毛霉型：0.1MPa 1h 水分 45%左右 | 加入到桑叶、青蒿提取液中浸泡 | 室温 12~15h，加酸 |
| 蒸煮 | 0.15MPa，30~40min，水分 64%左右 | 曲霉型：0.15MPa；45min，水分 55%~56%；细菌型：常压 30~40min | 蒸透 | 100℃，30min |
| 菌种 | 枯草芽孢杆菌 | 毛霉、曲霉、细菌（枯草芽孢杆菌） | | 根霉（少孢根霉或米根霉） |
| 接种 | 30~40℃ | 自然接种 | 自然接种 | 38℃ |
| 发酵 | 纯种接种 | 自然发酵 | 自然发酵 | 纯种接种、自然发酵 |
| 发酵参数 | 40℃，18~24h | 毛霉28~35℃制曲15~21天，20℃后酵 6 个月以上；曲霉 28~32℃制曲 5~7 天，30~ 35℃后酵 40 天 | 7~10 天 | 37℃，24h |
| 后处理 | 冷藏 | 干燥或杀菌 | 干燥 | 切片、烘焙 |

　　从表 1-1 可以看出，四种豆制品最大的差异表现在微生物菌种和工艺条件参数两个方面。但需要提醒的一点是，中国的豆豉在发酵过程中需要添加盐及其他的辅料，以改善其口味，但是日本和印度尼西亚的发酵品按是否添加盐来划分的话，可以说都是淡豆豉，而且作为一种纯种发酵的方式来获得产品，产品在用于研究时具有很大的代表性，因为样本之间的差异性比较小。但是中国的豆豉依旧是天然发酵，因而每一批产品都会有所差异，对此需要进一步将中国豆豉的工艺流程科学化、标准化，从而提高产品质量，发挥自身的优势，提高其国内市场份额，进而发展为国际化的产品。

　　2. 活性成分对比

　　丹贝、纳豆与豆豉都是传统发酵食品，含有丰富的蛋白质、脂肪和碳水化合物，同时还含有多种人体所需的氨基酸、维生素和矿物质。通过国外发表的研究成果来看，侧重点在食品的功能性特点，因而纳豆和丹贝的研究程度比较深，范围也比较广，结果显示纳豆的功能性特点表现在抗癌及溶血等，而丹贝则更多表现在抗氧化方面。中国豆豉的研究仍旧停留在异黄酮活性物质上，对此需要加大研究力度。具体见表 1-2 和表 1-3。

**表 1-2　100g 豆豉、纳豆及丹贝中的主要营养成分**

| 营养成分 | 大豆[70] | 蒸熟大豆[70] | 豆豉[70, 76] | 纳豆[70, 77] | 丹贝[46] | 牛肉[46] | 鸡蛋[46] |
|---|---|---|---|---|---|---|---|
| 水分/g | 10.2 | 63.5 | 毛霉及米曲霉型（其中湿豆豉 55~63，干豆豉 18~20），细菌型豆豉 63~66 | 58.5~61.8 | 60.4 | 71.8 | 74.7 |
| 蛋白质/g | 35.1 | 16.0 | 毛霉型 33.2，米曲霉型 44.5，细菌型 16.9 | 16.5~19.3 | 19.5 | 21.2 | 12.3 |
| 脂肪/g | 16.0 | 9.0 | 毛霉型 27.5，米曲霉型 19.4，细菌型 7.6 | 8.2~10 | 7.5 | 5.6 | 11.2 |
| 碳水化合物/g | 18.6 | 7.6 | 毛霉型 16.4，米曲霉型 21.3 | 10.1 | 9.9 | 0.3 | 0.9 |
| 纤维/g | 6.69 | 2.1 | 毛霉型 7.5，米曲霉型 8.3，细菌型 5.4 | 2.2~2.3 | 1.4 | 0 | 0 |
| 维生素 $B_1$/mg | 0.48 | 0.22 | 0.28 | 0.07 | 0.69* | 0.09 | 0.08 |
| 维生素 $B_2$/mg | 0.15 | 0.09 | 0.65 | 0.56 | 4.9* | 0.21 | 0.4 |
| 维生素 $B_3$/mg | 0.67 | 0.67 | 2.52 | / | 4.87* | / | / |
| 泛酸/mg | 0.43 | / | 0.52 | / | 2.84* | / | / |
| 维生素 $B_6$/mg | 0.18 | / | 0.83 | / | 2.47* | / | / |
| 维生素 $B_{12}$/mg | 0.15 | 0.15 | $3.9×10^{-3}$ | / | 1.25* | / | / |

注："/"表示未见报道；"*"表示与未发酵品相比增加的倍数。

**表 1-3　豆豉、纳豆及丹贝的功能及成分比较**

| 功能/种类 | 成分 | | |
|---|---|---|---|
| | 豆豉 | 纳豆 | 丹贝 |
| 抗癌（乳腺癌、肠癌） | 异黄酮、类黑精 | 异黄酮、直链 $^{30}C$-$^{32}C$ 饱和烃染料木素和染料木苷 | 异黄酮 |
| 抗血栓 | 异黄酮、类黑精 | 异黄酮和维生素 E | 维生素 E 和异黄酮、氨基酸降血压 |
| 预防骨质疏松 | / | 维生素 K | / |
| 抗菌 | / | 纳豆菌产生的抗生素 | / |
| 降糖 | α-葡萄糖苷酶抑制剂 | / | / |
| 预防老年痴呆 | 乙酰胆碱酯酶抑制剂 | / | / |

注："/"表示未见报道。

　　综上所述，纳豆和丹贝均源于我国的豆豉，且至今与豆豉仍有异曲同工之处，然而两者的发展现状和在食品界的影响力已是青出于蓝。纳豆不仅仅在日本，目前在我国也是广为人知；而丹贝更是随印度尼西亚移民的足迹传到了美洲、欧洲和非洲，尤其是在美国和荷兰已进行规模化生产，并进行了深入的研究，现在已跻身于世界上最高档次的食品市场，且有成为全球化食品的趋势[35]。相比之下，我国豆豉的发展较为缓慢，生产方式比较传统，规模小，档次低，且对其生产机制、营养功能的研究不够深入透彻。淡干豆豉自古入药，由豆豉组成的方剂，最早见于东汉末年张仲景《伤寒论》中的"栀子豉汤"。但是，淡豆豉药材的工艺参数不确切，有效成分不确定，极大地限制了淡豆豉药材的深入利用。

现今纳豆是国际上非常热门的话题，各国也加大了对它的开发和利用，后期对纳豆的研究发现，纳豆中的成分对人体有各种各样的好处。发酵后的纳豆富含纳豆激酶(NK)、大豆异黄酮、皂青素、维生素、氨基酸、多肽、血管紧张素转化酶抑制剂、吡啶二羧酸等，对人体有益。研究表明，纳豆具有降血脂、降胆固醇、软化血管、预防动脉硬化、减少骨质疏松、延缓衰老等多种保健功能。纳豆菌被广泛地使用，因为它能分解蛋白质、糖类、脂肪等大分子物质，使发酵产品富含氨基酸、有机酸、寡聚糖等多种易被人体吸收的成分[77, 78]。

# 参 考 文 献

[1] 王旭冰, 娄永江. 纳豆芽孢杆菌的开发与利用. 中国调味品, 2010, 35(4): 28-31.

[2] 赵德安. 豆豉、纳豆和丹贝的简述. 江苏调味副食品, 2008, 25(3): 1-4.

[3] Hamada Sumi H, Tsushima H, Mihara H, et al. A novel fibrinolytic enzyme (nattokinase) in the vegetable cheese Natto; a typical and popular soybean food in the Japanese diet. Experientia, 1987, 43(10): 1110-1111.

[4] 王旭峰, 小琴. 被神化的纳豆. 健康, 2010, (10): 32-33.

[5] Sawamura. On the micro-organisms of natto. Bull Coll Agric Tokyo Imperial Univ, 1906, 7(1): 107-110.

[6] Miyake S, Shimizu J. The studies on *Bacillus* natto protease: On crystallization of protease. Sci Rep Hyogo Univ Agric, 1953, (1): 11-14.

[7] Miyake S, Wantanabe K, Yoshikawa M, et al. Studies on bacillus natto protease: The constituting amino acids of the crystalline protease of Bacnatto Sawamura. Seikagaku Biochem, 1956, (28): 527-529.

[8] 李静, 宋艳志, 王梦静, 等. 纳豆激酶与尿激酶的对比性研究. 中国药剂学杂志, 2016, 14(4): 125-134.

[9] 李炳锦, 崔京浩, 李水林, 等. 纳豆激酶分离纯化与鉴定. 药物生物技术, 2003, 10(4): 232-237.

[10] 付利, 杨志兴. 纳豆激酶的研究与应用. 生物工程进展, 1995, 15(5): 46-49.

[11] 段智变, 张书霞. 纳豆激酶粗制液对家兔溶血栓作用及其机制研究. 营养学报, 2003, 25(1): 46-51.

[12] 郭婷, 姚文兵, 高向东. 纳豆激酶的纤溶活性及其机理研究. 中国生化药物杂志, 2004, 25(4): 226-228.

[13] Fujita M, Ohnishi K, Takaoka S, et al. Antihypertensive effects of continuous oral administration of nattokinase and its fragments in spontaneously hypertensive rats. Biol PHarmL Bull, 2011, 34(11): 1696-1701.

[14] Jang J Y, Kim T S, Cai J, et al. Nattokinase improves blood flow by inhibiting platelet aggregation and thrombus formation. Lab Anim Res, 2013, 29(4): 221-225.

[15] 齐凤兰, 奚锐华, 陈有容. 纳豆中营养与活性成分的分析研究. 中国食物与营养, 2004, 10(2): 33-35.

[16] Morrisey C, W at s on R W. PHytoes trogens and prostatecancer. Curt Drug Targets, 2002, 4(3): 231-241.

[17] 刘萍, 边强. 异黄酮的作用研究进展. 国外医学——合成药(生化药). 制剂分册, 2001, 22(5): 299-301.

[18] 谢明杰, 高爽, 邹翠霞, 等. 大豆异黄酮生理功能的研究进展. 食品与发酵工业, 2004, 30(5): 94-98.

[19] 蒲金岭. 纳豆激酶高产菌株的筛选及发酵条件的优化. 大豆通报, 2002, 10(2): 22-23.

[20] 孙婕, 刘宁. 纳豆的保健功效, 中国调味品. 2007, 32(7): 4-16.

[21] 江晓, 董明盛. 纳豆、纳豆激酶与人体健康. 中国酿造, 2001, 20(4): 1-3.

[22] 刘瑞娟, 张叶, 帖卫芳. 纳豆激酶的研究进展. 黑龙江科学, 2019, 10(2): 40-41.

[23] 徐涛, 宋文延. 一种新型纤溶活性物质-纳豆激酶. 中国生化药物杂志, 1995, 20(4): 196.

[24] 刘莅欣, 胡桃红. 血栓性疾病抗栓治疗的研究进展. 中国临床医生, 2013, 41(5): 1-3.

[25] 杨艳燕, 李顺意, 高尚, 等. 豆豉中纳豆杆菌的筛选和纳豆激酶的初步分离. 沈阳药科大学学报, 2001, 45(6): 436-438, 442.

[26] Hsia C H, Shen M C, Lin J S, et al. Nattokinase decreases plasma levels of fibrinogen, factor VII, and factor VIII in human subjects. Nutr Res, 2009, 29(3): 190-196.

[27] Cai D, Wei X, Qiu Y, et al. High-level expression of nattokinase in Bacillus licheniformis by manipulating signal peptide and signal peptidase. J Appl Microbiol, 2016, 121(3): 704-712.

[28] 曹阳, 韩路拓. 纳豆激酶的研究进展. 东方医疗与保健, 2016, 9(9): 304.

[29] 陈丽娟, 沙长青, 奚新伟, 等. 国外纳豆激酶的开发现状. 生物技术, 2003, 13(3): 44-45.

[30] 李辉尚, 陈明海, 李志强, 等. 日本纳豆食品工业发展对我国的启示. 粮油食品科技, 2008, 18(4): 1-5.

[31] 李辉尚, 陈明海, 程永强, 等. 中国纳豆食品工业发展现状及其展望. 农业工程技术(农产品加工), 2007, 28(11): 25-29.

[32] 陈杰鹏, 徐峰. 纳豆激酶生物活性及其应用研究. 北京: 北京大学出版社, 2017.

[33] 钟青萍, 石木标, 王斌. 多功能保健食品——纳豆. 食品研究与开发, 2003, 24(4): 81-83.

[34] 宋国安. 功能保健食品纳豆的研究与开发. 武汉工业学院学报, 2002, 21(1): 40-41, 66.

[35] 谢秋玲, 郭勇. 纳豆——一种多功能食品. 食品工业科技, 1999, 21(1): 73-74.

[36] 逯京华, 孙智杰. 纳豆激酶的研究现状与展望. 生物技术通报, 2009, 25(8): 41-45.

[37] 宋军霞. 常见豆类制备纳豆的品质比较. 大豆科学, 2017, 36(2): 309-314.

[38] 马毓霞, 王勇, 黄威, 等. 纳豆开发前景广阔. 农产品加工, 2004, 2(11): 37-38.

[39] 付文静, 王家林, 张杰. 中国纳豆生产工艺的研究现状及展望[J]. 食品工业, 2018, 39(3): 230-232.

[40] 马明, 杜金华, 王因, 等. 一株产纳豆激酶菌株的分离筛选及鉴定. 食品与发酵工业, 2007, 38(5): 37-41.

[41] 高瑞萍, 刘辉, 刘嘉, 等. 纳豆的研究进展. 食品与发酵科技, 2011, 47(1): 23-26.

[42] 张锋, 金杰, 解成骏. 纳豆激酶最新研究进展. 中国调味品, 2008, (1): 29-34.

[43] 刘宏生, 李秀瑜, 连昭. 纳豆激酶的药用价值及市场前景//2007年全国抗衰老保健科技论坛论文集. 2007. 沈阳. 130-135.

[44] 李淑英, 赵仲麟, 聂莹, 等. 纳豆激酶研究进展. 中国农业科技导报, 2013, 15(4): 139-143.

[45] 梁一博, 白亮, 唐鑫媛, 等. 纳豆激酶产品研究现状及其进展. 农产品加工(学刊), 2011, 10(4): 23-25.

[46] 阚建全, 陈宗道. 豆豉非透性类黑精抗氧化和抑制亚硝胺的研究. 营养学报. 1999, 44(3): 349-352.

[47] 张建华. 大豆发酵制品的营养与生理功能. 营养健康新观察, 2006, 9(2): 9-14.

[48] T F H Y. Fermented soybean-derived touchiextract with anti-diabetic effect via alpha-glucosidase inhibitory action in a long-term administration study with KKA[y] mice. Life Sciences, 2001, 2(70): 219-227.

[49] Fujita H, Yamagami T, Ohshima K. Fermented soybean-derived water-soluble Touchi extract inhibits alpha-glucosidase and is antiglycemic in rats and humans after single oral treatments. Journal of Nutrition, 2001, 4(131): 1211-1213.

[50] Fujita H, Yamagami T, Ohshima K. Efficacy and safety of Touchi extract, an α-glucosiadse inhibitor derived from fermented soybeans, in non-insulin-dependent diabetic mellitus. Journal of Nutritional Biochemistry, 2001, 12(12): 351-356.

[51] 万红贵, 张建, 袁建锋, 等. 生物制备γ-亚麻酸研究进展. 中国酿造, 2012, (2): 12-16.

[52] 邹磊, 汪立君, 程永强, 等. 豆豉提取物对乙酰胆碱酯酶的抑制能力. 食品科学, 2006, 27(3): 87-90.

[53] 赵德安. 中国豆豉. 中国酿造, 2003, (4): 36-40.

[54] 李华, 李铎, 沈立荣, 等. 细菌型豆豉纯种发酵工艺优化. 中国粮油学报, 2009, 24(2): 50-54.

[55] 包启安. 豆豉的源流及其生产技术. 中国酿造, 1985, 4(2): 9-14.

[56] 刘敏, 郭明章, 李宇航, 等. 仲景方中豆豉用药剂量研究. 辽宁中医杂志, 2010, 37(11): 2218-2219.

[57] 杨媛媛, 周立, 唐艺萍, 等. 枯草杆菌蛋白酶QK的活性与氨基酸突变位点相关性. [2019-3-14].

[58] 牛树壹. 枯草杆菌蛋白酶的分离纯化、酶学性质及体外溶栓性质. 青岛: 中国海洋大学硕士学位论文, 2014.

[59] 庞庆芳, 张炳文, 孙爱东. 中国传统大豆发酵食品——豆豉功能成分的研究进展. 食品研究与开发, 2006, 27(2): 185-187, 198.

[60] 陈永清. 豆豉的食俗与食疗功效. 中国调味品, 2010, 35(2): 39-41.

[61] 常食豆豉保健康. 湖南中医杂志, 2014, 30(11): 167.

[62] 国家药典委员会. 中华人民共和国药典(一部). 北京: 化学工业出版社, 2015: 328.

[63] 李娜, 黄庆柏. 淡豆豉中的异黄酮成分及药理作用与临床应用. 中国现代中药, 2008, 10(7): 18-19.

[64] 葛喜珍, 王鑫围, 力提甫·斯拉木, 等. 中药淡豆豉有效成分大豆异黄酮调节血脂的研究进展. 河北中医药学报, 2002, 17(3): 41-43.

[65] 谭颖颖, 张琪. 淡豆豉提取物对乳腺癌细胞增殖的抑制作用. 中国实验方剂学杂志, 2011, 17(18): 220-222.

[66] 王思齐, 王满元, 关怀, 等. 淡豆豉炮制历史沿革的研究. 中国中药杂志, 2018, 43(10): 1985-1989.

[67] Kathleen A, Hachmeister, Daniel Y C Fung.Tempeh: A mold-modified indigenous fermented food made from soybeansor cerealgrains. Critical Reviews in Microbiology, 1993, 19(3): 137-188.

[68] 孟岳成, 杨桂清. 丹贝(Tempeh)的加工工艺及其营养价值. 食品工业, 1994, 16(5): 52-54.

[69] 乔支红. 天培的研究进展. 山西食品工业, 2004, 29(1): 2-4.

[70] 李里特, 张建华. 纳豆、天培与豆豉的比较. 中国调味品, 2003, 5(5): 3-7.

[71] Naim M. Soybean isoflavones, characterization, determination, and antifungal activity[J]. Agriculture Food Chemistry, 1974, 22(5): 806-810.

[72] Wang H L, Ruttle, D I, Hesse Ltine C W, Antibacterial compound from a soybean prodnct fermented by Rhizo 2 pusoligosporus. Proceedings Experimental Biology and Medicine, 1996, 131(5): 579-583.

[73] 孙兴民, 陈有容, 齐凤兰, 等. 丹贝生产及丹贝异黄酮. 食品与发酵工业, 1997, 28: 61-65.

[74] 孙森, 宋俊梅, 张长山. 豆豉、纳豆及天培的研究进展. 中国调味品, 2008, 3(3): 30-33.

[75] 梁晓芳, 王步军. 大豆中异黄酮和皂苷的提取、制备研究进展. 大豆科学, 2014, 33(1): 128-134.

[76] 赵欣, 郑妍菲. 水豆豉和清曲酱品质特性和抗癌效果比较. 重庆工商大学学报(自然科学版), 2008, 25(6): 634-637.

[77] 侯银臣, 惠明, 杜小波, 等. 纳豆发酵原料和工艺技术研究. 农产品加工(学刊), 2012, (11): 119-121.

[78] 宁杰, 于翠芳, 甄天元, 等. 纳豆菠萝口服片的工艺. 食品研究与开发, 2010, (11): 131-134.

# 第2章　纳豆与纳豆激酶概况

随着社会经济的发展、人们生活水平的提高，既美味营养，又具备人体调节功能、保健功能的健康食品越来越受消费者青睐。多功能保健食品纳豆，不仅丰富了人们的餐桌菜肴，而且通过对纳豆的有效成分、药理作用和临床应用的研究表明，纳豆有较高的生物活性，且副作用少，价格便宜，疗效好，是一种"药食兼用型"保健食品，其食用和临床应用的前景非常乐观，纳豆及纳豆激酶系列产品的开发有着巨大的潜力。

## 2.1　纳　　豆

### 2.1.1　纳豆概述

纳豆（英文名为natto，日文名为なっとう）是以大豆为原料，经纳豆芽孢杆菌（*Bacillus natto*）发酵后的大豆深加工制品，是日本流行的传统食物之一[1]。纳豆在发酵后，可以看到长长的拉丝（图2-1），这些长长的丝越多，说明发酵的效果越好，也就是溶栓活性越高。纳豆芽孢杆菌可分泌蛋白酶、淀粉酶、脂肪酶、纳豆激酶、谷氨酰转肽酶、果聚糖蔗糖酶和植酸酶，并产生一系列有利于人体健康的活性物质，而纳豆芽孢杆菌分泌的酶比其他枯草芽孢杆菌分泌的酶活性高几十倍[2]。纳豆在抗氧化、溶栓、防癌、预防骨质疏松等方面也有较强的保健作用[3]。纳豆具有独特的风味和黏性，富含多种营养成分，如蛋白质、氨基酸、纤维素、维生素等，还含有纳豆激酶、γ-多聚谷氨酸[4]、纳豆异黄酮、超氧化物歧化酶[5]、血管紧张素转化酶抑制剂（ACEI）、脂肽类、寡聚糖、大豆磷脂、皂苷[6]、卵磷脂、亚油酸、亚麻酸、果糖、生育酚等多种生理活性物质，能增强体质，提升机体免疫力[7,8]。

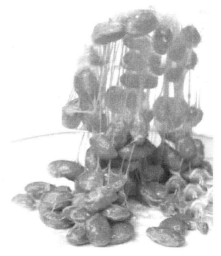

图 2-1　纳豆的拉丝

### 2.1.2　纳豆的营养成分

纳豆是一种营养价值高，且容易被人体肠道吸收的豆类制品。据分析，纳豆含水分 61.8%、粗蛋白 9.26%、粗脂肪 8.17%、碳水化合物 6.09%、粗纤维 2.2%、灰分 1.86%[8]。提到纳豆的营养价值，首先要说的就是纳豆的原料——大豆，大豆本身就含有丰富的营养价值。大家知道最多的就是它的蛋白质含量高，100g 大豆中含有 35g 的蛋白质，然而大豆中的蛋白质具有不溶解性，制成纳豆后，所含蛋白质可以溶解并可以产生氨基酸。纳豆不但保留了大豆的营养价值，更重要的是可以提高大豆蛋白质的消化吸收率：大豆的蛋白质在食用后只有 60%可以被人体吸收，而发酵成纳豆后，其被人体吸收的蛋白质可以达到 90%以上。

纳豆中包含人体必需的 7 种营养素：蛋白质、脂肪、碳水化合物、维生素、矿物质、水和膳食纤维。纳豆含有 18 种氨基酸和维生素 $K_2$、叶酸、生育酚等多种维生素，以及 22 种矿物元素，并富含不饱和脂肪酸、食用纤维素等。更可贵的是，纳豆还富含具有医疗保健作用的大豆磷脂、皂苷类、低聚糖、粗多糖、异黄酮、吡啶二羧酸、纳豆激酶、超氧化物歧化酶（SOD）、蛋白酶、糖化酶、纤维素酶、果胶酶、淀粉酶等微生物发酵产生的活性酶，并能诱发干扰素的产生[9,10]。

氨基酸是组成蛋白质的单位，它们在人体的生理调节方面起着非常重要的作用，纳豆中含有的 18 种氨基酸，其中 8 种是人体必需的氨基酸。经过发酵的纳豆，不仅可以保持大豆中必需氨基酸的含量，还可以使大豆的消化率提高。在人体中，任何一种氨基酸含量不足都会影响其他氨基酸的充分利用。按照人体需要，比例关系相对不足的氨基酸为限制性氨基酸，在食物中最主要的限制性氨基酸是甲硫氨酸和赖氨酸，而纳豆中这两种氨基酸的含量分别占氨基酸总量的 1.35%和 6.34%。氨基酸除了具有营养功能外，还具有呈味和增加纳豆特色的作用。纳豆中的谷氨酸含量为 $3.27mg \cdot g^{-1}$，占氨基酸总量的 20.14%。纳豆中的谷氨酸经聚合后产生纳豆所特有的黏丝中最主要的成分——$\gamma$-多聚谷氨酸。

纳豆除了保持原料大豆的营养外，由于在发酵过程中产生多种维生素和酶类，如淀粉酶、蛋白酶、脂肪酶、纤维素酶等，在酶的作用下使蛋白质及其他营养物质发生分解，转变为较易吸收的小分子物质。因此纳豆的消化率（85%）比煮熟大豆（68%）还要高，营养更丰富，也更容易吸收[11]。其营养成分与蒸煮大豆、牛肉、鸡蛋的比较结果见表 2-1[12]。从表中可以看出，每 100g 纳豆中，除维生素 $B_1$ 外，热量、蛋白质、脂肪、糖质、钙、铁、维生素 $B_2$ 的含量均高于蒸煮大豆，特别是维生素 $B_2$ 的含量比蒸煮大豆提高 6 倍以上。如果将纳豆与鸡蛋、牛肉作比较的话，100g 纳豆相当于 3 个鸡蛋或 80g 牛肉的蛋白质含量。更为重要的是，纳豆还含有其他食品所不含有的纳豆菌和各种生物酶，如蛋白酶、淀粉酶、脂肪酶、纤维素酶、溶菌酶、谷氨酸转肽酶和脲酶等。因此,将大豆加工成纳豆后其营养价值倍增。

**表 2-1　纳豆的营养成分(以 100g 计)**

| 成分 | 纳豆 | 蒸煮大豆 | 牛肉 | 鸡蛋 |
|---|---|---|---|---|
| 热量/kcal | 200 | 180 | 144 | 162 |
| 水分/g | 59.5 | 63.5 | 71.8 | 74.7 |
| 蛋白质/g | 16.5 | 16 | 21.2 | 12.3 |
| 脂肪/g | 10.0 | 9.0 | 5.6 | 11.2 |
| 糖质/g | 9.8 | 7.6 | 0.3 | 0.9 |
| 纤维素/g | 2.3 | 2.1 | 0 | 0 |
| 灰分/g | 1.9 | 1.8 | 1.1 | 0.9 |
| 钙/mg | 90 | 70 | 4 | 55 |
| 铁/mg | 3.3 | 2.0 | 2.2 | 1.8 |
| 维生素 $B_1$/mg | 0.07 | 0.22 | 0.09 | 0.4 |
| 维生素 $B_2$/mg | 1.1 | 0.5 | 4.9 | 0.1 |

此外,在 100g 食品的可食部分营养中,纳豆主要营养指标均高于其他未经发酵大豆制品,例如,纳豆比豆腐的蛋白质含量高 11.5g,纤维素含量高 2.0g,铁含量高 2.2g,钾含量高 1520mg,维生素 $B_6$ 含量高 0.18mg[13]。

纳豆作为一种具有多种功能的微生态健康食品,在日本享有"蔬菜干酪"的美誉,可与欧美的干酪媲美,且因其具有高蛋白和低价格的特点,又被人们称为"田野的肉"[14,15]。纳豆中尤为引人注目的成分便是"纳豆激酶",它是分解大豆蛋白而产生的一种纳豆黏丝。食用一盒纳豆(50g),4～12h 后,血液保持稀释状态的时间和效果等同于服用溶栓药物,原因就是这种纳豆黏丝具有溶解血栓的作用。

### 2.1.3　纳豆的生理功效

纳豆不仅营养丰富,它还有预防疾病和保健的功能。纳豆的保健功能主要与其中的纳豆激酶、纳豆异黄酮、维生素等多种功能因子有关。

1987 年日本的 Sumi[16]博士首次从日本传统食品纳豆中分离出一种碱性蛋白酶并命名为纳豆激酶(nattokinase, NK),该酶具有强烈的溶解血栓作用。每天食用 100～200g 的鲜纳豆,可预防血栓病的发生。

维生素 $K_2$ 存在于纳豆的黏性物质中,100g 纳豆中约含有 1000μg 维生素 $K_2$,比其他各种干酪所含有的维生素 $K_2$ 的量高出 100 多倍[17]。每天食用 100g 纳豆就可提供机体足够的维生素 $K_2$。在检测人体血液中维生素 $K_2$ 含量时发现，食用纳豆的地区比不食用的地区高 15 倍，说明纳豆对人体防治骨折的发生有相当大的价值[18]。

纳豆还具有防治癌症的功效，这与纳豆含有的活性物质有关，每天食用纳豆可以抑制或消灭体内的致癌物质，预防癌症的发生。许多研究都证实，纳豆的原料大豆中含有多种抗癌物质，除了酚类、黄酮类之外，还富含膳食纤维及硒，可预防乳腺癌、前列腺癌、皮肤癌、肾癌、尿道癌、大肠癌等。另外，纳豆中含有染料木素和染料木苷，这些物质有强烈的裂解功能，抑制肿瘤细胞的增殖，现在已经被证实是纳豆起抗癌作用的主要物质。此外，纳豆除了含有多种抗癌成分外，纳豆菌本身也可有效地破坏或杀死癌细胞，并可刺激免疫系统诱发干扰素产生，起到抑制癌症的功效[19]。纳豆中还含有胰蛋白酶抑制剂，其抗癌功效已在动物实验中得到证实[20-23]。

纳豆的抗菌作用早在第二次世界大战时就被发现，人们用纳豆来预防和治疗霍乱、伤寒和痢疾。纳豆的生理功能特性与纳豆黏液中的一些活性物质有关，黏液中含有大量纳豆菌。据报道，纳豆中起抗菌作用的是纳豆菌及其代谢物[24]。纳豆中的纳豆菌是一种能在人的肠道中良好生长的益生菌，生长过程中可产生许多抗菌物质，如杆菌肽、多黏菌素、2,6-吡啶二羧酸等，对细菌、酵母和霉菌均具有一定的抗菌活性，具有抑制沙门氏菌、痢疾杆菌及大肠埃希氏菌 O157 和 H7 等致病菌的作用，还可灭活葡萄球菌肠毒素。因此，常食用纳豆能起到强身、健体、防病的功效[25]。纳豆在发酵培养中，由于细菌生长繁殖及其代谢过程中产生了许多生化物质，如乳酸、乙酸等，这些生化物质连同纳豆菌被食用而进入消化系统后，使肠道内 pH 下降从而抑制病原菌的感染[26]。纳豆菌生命力很强，可以在人的肠道增殖，抑制引起肠内异常发酵的腐败菌，有效地抑制一些致病性大肠埃希氏菌的生长，尤其能拮抗 O157 大肠埃希氏菌的繁衍，防治 O157 大肠埃希氏菌所引起的食物中毒[27]。

从纳豆和未经发酵的大豆(SSB)的对比实验可见，纳豆显示了比 SSB 高得多的抗氧化性，它可抑制脂肪氧化达 91%，而后者只能抑制 13%，这可能与纳豆含有的抗氧化物质，如异黄酮和 $\alpha$-生育酚(维生素 E)有关。另外，纳豆对由过氧化物所引起的细胞伤害也有疗效，经常食用可有效降低血脂、胆固醇，清除脑组织细胞中过氧化脂质色素，调节皮肤细胞表水和脂肪平衡。纳豆中还含有超氧化物歧化酶(SOD)、不饱和脂肪酸、亚油酸等抗氧化物质。因此，经常食用纳豆可有效降低血脂、胆固醇及抵抗脂质过氧化作用，调节脂肪平衡，促进血液循环，改善皮肤弹性，使皮肤光洁柔软，达到延缓衰老的功效[13]。

研究表明，成品纳豆中含有降血压作用的血管紧张素转化酶抑制剂，这种物质存在于纳豆中，但以纳豆表面的黏稠物质中含量更多。此抑制剂分为水溶性和醇溶性两种，其中，水溶性抑制剂为高分子量的蛋白质，$IC_{50}$ 为 12mg·$mL^{-1}$；醇溶性抑制剂为低分子量物质，具有两种形态，抑制作用强于水溶性抑制剂，$IC_{50}$ 分别为 $0.53mg \cdot mL^{-1}$ 和 $0.95mg \cdot mL^{-1}$，pH 和温度稳定性都很好。这两种形态的醇溶性抑制剂的抑制模型是不同的，一种是竞争性抑制，一种为非竞争性抑制。这种血管紧张素转化酶抑制剂在不同的 pH 和温度范围内均保持很好的稳定性。因而，纳豆具有预防和治疗高血压的作用[28,29]。

研究表明[30]，纳豆中有约 28%碳水化合物，其中 2/3 是半纤维素、纤维素和木质素等食物纤维，这些食物纤维在食用后可防止便秘、预防大肠癌和直肠癌，还具有防止三酰甘油的增加和降低血清胆固醇等效果。另外，食用纳豆后，纳豆菌在肠中生长，作为营养体在肠内生活几周，分泌多种酶和维生素，可促进小肠黏膜细胞增生；纳豆菌进入肠内，还可抑制引起肠内异常发酵和痢疾的腐败菌，促进乳酸菌等益生菌的生长，调节肠内微生态平衡，预防痢疾、肠炎和便秘等，保证肠功能的正常活动。纳豆菌不产生毒素，是人体无病原性的安全菌。它能分泌淀粉酶、脂肪酶、蛋白酶、纤维素酶和脲酶等多种酶类，这些生物酶作为消化酶能够有效地发挥作用，有助于消化吸收，使纳豆不仅保持了大豆几乎不含胆固醇及脂肪酶含量高、营养均衡的优点，且大大提高了大豆的消化率，使大豆蛋白质消化率由原来的 50%提高到 85%以上。

因纳豆含有丰富的亚油酸、亚麻酸、植物雌激素、异黄酮、卵磷脂等，因而其具有美容护肤、健脑、提高记忆力、减肥等保健功能。纳豆菌产生的吡啶二羧酸结合金属的能力很强，能够清除体内的放射性元素，常吃纳豆可减少患白血病的概率。纳豆在发酵过程中产生的菌丝黏液物质，其成分为类果聚糖的混合物，即果糖和 $\alpha$-多聚谷氨酸，它被覆在黏膜的表层上，可保护肠胃，防止醉酒。有些研究还认为，大豆制品中的某些蛋白质可促进甲状腺激素分泌，从而促进糖和脂肪的分解代谢，提高和保持精力[31,32]。

### 2.1.4　纳豆的制作及储藏

目前国内外已经开发生产了系列纳豆产品，除新鲜纳豆外，还有干纳豆、纳豆粉、纳豆胶囊等。

干纳豆(图 2-2)是新鲜纳豆经真空低温冷冻干燥后制得，其营养丰富，食用方便。纳豆粉(图 2-3)是新鲜纳豆真空低温冷冻干燥后粉碎制得，它仍保留纳豆的营养保健成分，可直接食用，也可以加工成其他纳豆保健品。纳豆胶囊(图 2-4)是新鲜纳豆经冻干粉碎后，按照现代药品生产工艺灌装生产的新型保健品。而纳豆激酶(图 2-5)药物则是更高技术含量的产品。新鲜纳豆是最常见也是其他产品的原料基础，新鲜纳豆在生产时可以选取黄豆、绿芯黑豆、黄芯黑豆等大豆来制作，尤以小粒的黄豆最为常用。

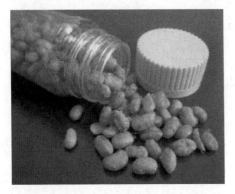

图 2-2　干纳豆

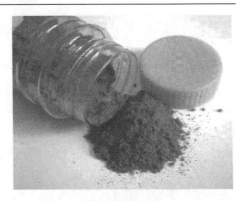

图 2-3　纳豆粉

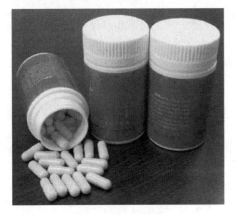

图 2-4　纳豆胶囊

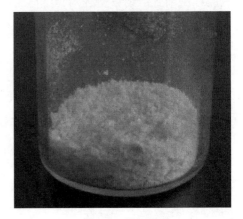

图 2-5　纳豆激酶

### 1. 鲜纳豆的制作[18]

#### 1) 工艺流程

大豆 → 清洗 → 浸泡 → 沥干 → 蒸煮 → 冷却 → 接种 → 发酵 → 后熟 → 纳豆

　　　　　　　　　　　　　　　　　　　　↑

　　　　　　　　　　　　　　　　　　纳豆菌

#### 2) 原料处理

精选大豆，去除坏豆、杂质，清洗干净后，加入 2 倍于大豆体积的凉水中浸泡过夜(根据季节气温不同，一般是 12h)。沥去泡豆水后，放入压力锅进行蒸煮，蒸煮时间为 45～50min。沥水后冷却至 40℃备用。

#### 3) 纳豆菌处理

经购买可以得到纳豆菌粉剂，按经浸泡后大豆质量的 1%～4%接入纳豆菌粉剂(市售)拌匀，也可以将此纳豆菌粉剂用无菌水溶解，溶解后的溶液撒入经处理后的大豆上进行发酵。

4）所用器皿处理

纳豆制作中，所用器皿都应进行蒸煮处理，以免发酵中杂菌污染。

5）发酵控制及后熟

按经浸泡后大豆质量的 1%～4%接入纳豆菌粉剂（市售），装入已经过灭菌的容器，40℃左右发酵 18h，转入 4℃的冰箱中进行后熟，后熟时间 24h。若过度发酵，不仅影响纳豆的风味，还会破坏纳豆杆菌，并有利其他杂菌生长繁殖。后熟结束后即可食用。

2. 纳豆储藏

与其他的无盐发酵食品一样，新鲜纳豆易变质，其品质劣化取决于储藏温度和时间。-18℃冷冻保存 6 个月；0～4℃保存 10 天。5℃干燥，除去部分水后可延长保存时间。低温冷冻干燥至含水量低于 5%或再粉碎成粉末就可较长期保存。禁止将纳豆直接高温加热，否则会破坏纳豆的营养成分。

### 2.1.5　纳豆的食用

新鲜纳豆可直接或拌上白砂糖食用；也可添加适量的香辣酱等调味料或作为凉拌菜食用；还可拌水果块，作为清香爽口的水果纳豆食用；夹在米饭里用紫菜卷成纳豆卷；加入炒饭、泡饭、包子、饺子、面条、菜汤；做点心；泡纳豆酒；制成的干纳豆可作为下酒小菜。经研究，纳豆系列食品的适用对象为：心血管疾病患者；胃肠不好的人群；上班族；骨质疏松、腰酸、肩酸的人群；血液循环不好的人群；每天生活紧张、压力大的人群；少运动的人群等。

吃纳豆有以下注意事项。第一，晚餐吃纳豆效果最好。经证实，纳豆进入人体后 12h 左右酶活性较高，可起到溶血栓作用，而脑梗塞、心肌梗死等各种血栓病多发时段为清晨及星期一，因此每晚或星期日晚餐吃效果最好。第二，不加热吃纳豆。因纳豆中存有多种活性酶类，不耐热，因此生吃效果最好。第三，天天坚持吃纳豆。纳豆中的酶活性在人体内只能维持 12h 左右，如果想长期维持其功效，就需尽可能天天食用纳豆，每天食用 30～100g 为宜。

纳豆虽好，但也不是人人都适合食用。纳豆含有较高的蛋白质及嘌呤等物质，可诱发痛风、加重肾脏负担，患有嘌呤代谢紊乱的痛风患者和血尿酸浓度增高的患者最好不要多吃；慢性肾功能不全的患者也不宜食用；手术后及伤口未愈合的患者也不宜食用。纳豆虽然有很高的药用价值，但因它特有的臭味及黏丝，使一部分人对它敬而远之。那么怎样吃才能使臭味消失、黏丝减少呢？对于讨厌纳豆臭味的人，可以用一些香味大的食品，如圆葱、大葱、虾皮、小鱼等来中和纳豆的臭味，同时还能提高抗酸化能力；讨厌纳豆黏丝的人，可以把纳豆加水稀释 1～2 倍后，再加入酱油等调料一起吃；还可以把纳豆切碎后，加入到凉汤中一起喝。

纳豆的最佳科学组合：纳豆+圆葱、纳豆+大白萝卜末、纳豆+朝鲜辣白菜、纳豆+生蛋黄、纳豆+海带、纳豆+芝麻+蜂蜜。食用纳豆后，12h 之内纳豆致活酶即发挥溶解血栓的作用。纳豆致活酶进入体内后，其活性维持半天左右，所以尽可能每天食用 30g，但以 100g 最为理想。纳豆的保质期为 1 周，保质期稍过也能吃，它在冰箱内低温保存过程中，还在进行着缓慢的低温熟成发酵，纳豆菌为了生存会不断分解蛋白质，这时食用，其臭味会逐渐增加[33]。

　　纳豆作为一种功能性食品在日本一直深受欢迎，但是纳豆有一股特殊的氨臭味而不易被人们接受，对纳豆中特殊氨臭味的处理将成为今后研究的热点，我们有理由相信，随着研究的深入，通过现代加工工艺手段的处理能够使纳豆更容易被人们接受。目前在中国香港、韩国和美国，纳豆也得到不少人的喜爱。在中国大陆，随着人口的不断老龄化，以及人们对纳豆的营养和保健功能的认识，具有多种保健功能的纳豆的开发前景必将十分广阔。

# 2.2 纳豆激酶

## 2.2.1 纳豆激酶概述

　　纳豆激酶(nattokinase，NK)是一种在纳豆发酵过程中由纳豆枯草杆菌(*Bacillus subtilisl natto*)产生的具有强烈溶栓作用的碱性丝氨酸蛋白酶，日本学者Sumi 等[16]于 1987 年最先在日本的传统食品纳豆中发现这一物质，将其提取出来并命名为纳豆激酶。纳豆激酶具有很强的纤溶活性，不但能直接作用于纤溶蛋白，而且还能激活体内纤溶酶原，从而增加内源性纤溶酶的量与作用。日本官方健康营养食品协会制定的纳豆激酶产品的标准单位为"FU"，而非"IU"。"FU"是指每粒纳豆激酶产品的纳豆激酶含量；"FU·g$^{-1}$"是指每克纳豆原料中的纳豆激酶含量，两者存在区别。由于纳豆激酶具有安全性好(口服基本无毒害作用)[33-35]、成本低廉、作用迅速(经口服后可迅速入血)、纤溶活性强、可由细菌发酵生产、作用时间长(比常见溶栓剂尿激酶、链激酶等半衰期长[36])等优点，有望被开发为新一代的口服抗血栓药物或保健品，极具发展前景。研究表明，纳豆激酶除了有强烈的溶栓作用外，还具有抗血小板聚集、降血脂、抗氧化、抗凝血等作用[37]。因此，纳豆激酶会是一种很有潜力的新型溶栓药物，并且还可开发成为多种保健品和功能性食品。

　　在第 1 章里我们已经讲过，纳豆激酶的发现来自著名的"下午两点半实验"：1980 年的一天，从事溶解血栓药物研究的日本心脑血管专家 Sumi 博士突然想起纳豆是纤维蛋白发酵的，而血栓最顽固的部分就是纤维蛋白。于是，下午两点半时，Sumi 博士把纳豆中提取的物质加入到人工血栓中。原本准备第二天看结果的，但五点半的时候，一次偶然的查看，奇迹发生了，血栓居然溶解了 2cm，而平常用尿激酶做溶血栓的实验时，溶解 2cm 需要近两天的时间，也就是说纳豆发酵物溶解血栓的速度是尿激酶的 19 倍之多，于是就将纳豆的这种强力溶栓物命名为 nattokinase，简称纳豆激酶，这就是震惊世界的溶血栓药物研究史上有名的"下午两点半实验"。

### 2.2.2 纳豆激酶的结构

1. 纳豆激酶的核苷酸序列

日本学者 Nakamura 等[38]利用鸟枪法首先在 *E.coli* 宿主载体系统中克隆得到了纳豆激酶基因 *aprN*。该基因长 1473bp，以 GTG 为起始密码子，紧接着是一个含有 1143 个核苷酸的开放阅读框（ORF），以 TAA、TAG、TAA 为终止密码子，转录终止序列为：TAAAAGAAGCAGGT-TCCTCCAT-ACCTGCTTCTTTTA，位于成熟蛋白区域 C 端下游 7bp 处，此段终止序列可形成茎环结构，即 ρ 因子非依赖性终止序列。上游–17～11bp 位点为核糖体结合位点 S-D 序列 AAAGGAG，其在核糖体同 mRNA 结合过程中起着重要的作用。把从 DNA 序列推导出来的氨基酸序列同其他枯草杆菌蛋白酶基因比较发现，纳豆激酶基因编码了一段有 29 个氨基酸残基的信号肽和一段有 77 个氨基酸残基的蛋白肽，位于成熟纳豆激酶（MW271700）的 275 个氨基酸之前[36]。

Wong 等[39]通过质粒整合与噬菌体 PBS1 转导，绘出了与 *aprN* 同源性很好的基因 *aprE* 的图谱，并且研究了该基因启动子区域的 DNA 序列，同样得出基因在成熟的酶蛋白序列之前编码了一段有着 29 个氨基酸序列的信号肽和一段有着 77 个氨基酸残基的蛋白肽，并且确定了基因在 *B.subtilis* 染色体上的位置，其位于 GlyB 和 MetD 之间。他们利用 S1 核酸酶保护试验分析发现，基因的转录在双元启动子位点启动，下游位点的启动子有一个特有的 δ37 识别序列。Tadashi 等[62]用双脱氧链终止法测出了另外一个与 *aprN* 同源性很好的基因 *aprA* 的完整序列，启动密码子为 GTG（Met），两个 TAA 为终止密码子，包括一个 1141bp 核苷酸的开放阅读框，在终止密码子下游的 1150bp 和 1188bp 之间发现了茎环结构和多聚 T（poly T）区域，在开放阅读框的上游，有两段公认的 -35（AGTCTTT）和 –10（GAATTTCT）序列。

2. 纳豆激酶的蛋白质结构

纯化的纳豆激酶在 SDS-PAGE 凝胶上，无论还原剂巯基乙醇是否存在，均只显示出一条带，这说明纳豆激酶是一个单链多肽酶。不同测定方法测得的纳豆激酶的分子量为 $27.3 \times 10^6 \sim 35.0 \times 10^6$ 不等，但根据其基因的 DNA 序列推测氨基酸的一级序列，得出该酶是由 275 个氨基酸残基组成的单链多肽，无二硫键，准确分子量应为 $27.728 \times 10^6$。纳豆激酶的序列中含有 8 个赖氨酸残基，没有半胱氨酸残基，内肽酶可将其水解成为 9 个小肽，成熟肽组成与氨基酸序列测定相符。纳豆激酶是一种丝氨酸蛋白酶，其活性中心为 Asp32、His64 和 Ser221，与底物结合部位在 Ser125、Leu126、Gly127 处。等电点 pI 为 8.6±0.3。纳豆激酶的信号肽包含一个带 3 个正电荷的亲水 N 端，以及一段不带电的疏水残基序列，切割位点位于 Ala-Gln-Ala 保守序列之后[36]。

### 2.2.3 纳豆激酶的理化性质

1. 分子量

由分离纯化的纳豆激酶基因 DNA 序列推出其氨基酸序列，根据该顺序计算出该酶的准确分子量为 $27.728 \times 10^6$，远小于尿激酶的 $54.0 \times 10^6$。

2. 等电点

用 Svunsson 柱型电泳法等电聚焦测得纳豆激酶具有对称的单一纤溶酶峰，其 pI 值为 $8.6 \pm 0.3$[36]。

3. 理化性质

纳豆激酶为白色粉末状、无臭味。其稳定性的影响因素如下。

1）pH

纳豆激酶在 pH 6.0～12.0 范围内比较稳定，pH 小于 5.0 时，迅速变性失活。胃酸环境中的 pH 为 1.2～2，胃液具有强酸性，使其失去生物活性，无法通过胃进入肠道被吸收进入血液，使其降低或丧失应有的医疗效果。但是，当纳豆激酶与黏性物质混合后，如纳豆激酶与煮沸过的小麦或大米提取液、肉汤、血清蛋白和胃黏液蛋白混合后，在 pH 2～3 的酸性环境中，还能保持近 7.5% 的活性。这说明在食用纳豆激酶时，可以和具有一定黏度的食物混合使用，或使用外皮具有黏性特征的软胶囊制剂，从而通过口服达到其药效。

2）温度

40℃保温 30min，酶活无变化，但温度超过 50℃时，活力逐渐丧失，超过 60℃时则因蛋白质变性而迅速失活[40]。研究表明，冻融对纳豆激酶活性影响不大，反复冻融 5 个循环，酶活性仍保持 95% 以上。提高纳豆激酶耐热性的方法有两个：①添加甘油（可使其热稳定性提高 5 倍以上）、丙二醇、牛血清蛋白和海藻酸钠等有利于提高酶的热稳定性；②对纳豆激酶进行分子改造，采用定点突变的方式，找到合适的双硫键位点，引入双硫键 A，在提高耐热性的同时，不改变其他的生物特性。

3）金属离子

纳豆激酶的活性会受金属离子的影响，$Cu^{2+}$、$Zn^{2+}$ 和 $Al^{3+}$ 等金属离子对纳豆激酶有明显的抑制作用，$Hg^{2+}$ 可使其完全失活，而 $Mg^{2+}$ 和 $Co^{2+}$ 对该酶则有显著的激活作用[41]。此外，纳豆激酶可与血浆巨球蛋白按物质的量比2∶1结合而失去活性。

4. 底物特异性

Sumi 等[16]以几种人工合成的小分子短肽作为反应底物来研究纳豆激酶的酰胺水解活性，结果发现纳豆激酶最敏感的底物是血浆纤维蛋白溶酶（plasmin，纤溶酶）S-2251（H-D-Val-Leu-Lys-pNA），对凝血酶（thrombin）底物 S-2238（H-D-Phe-Pip-Arg-pNA）和激肽释放酶（kallikrein）底物 S-2302（H-D-Pro-Phe-Arg-pNA）也有一定活性，而对尿激酶底物 S-2444（Pyro-Glu-Gly-Arg-pNA）和弹性蛋白酶（elastase）底物 S-2484（Pyro-Glu-Pro-Val-pNA）则无明显活性。这说明纳豆激酶有其特异的蛋白水解作用和识别位点。此外，Fujita 等报道表明，纳豆激酶对枯草杆菌蛋白酶和糜蛋白酶（chymotrypsin）的底物 Suc-Ala-Ala-Pro-Phe-pNA 也有高度水解活性[36]。

## 2.2.4 纳豆激酶的分离纯化

纳豆激酶的分离纯化方法很多，当前纳豆激酶产品的生产主要是发酵液经过一系列的分离纯化方法后干燥制得，其酶的生产受纳豆杆菌液体发酵条件的限制。发酵液是一个复杂的多相系统，含有菌体、代谢物和未消耗培养基等成分。分散在其中的固体和胶状物质，具有可压缩性，黏度极大，属非牛顿性液体，使得从发酵液中提纯酶很困难。而且被提取物通常不稳定，遇热、极端 pH、有机溶剂都会失活或分解，特别是蛋白质的生物活性与一些辅助因子、金属离子的存在和分子的空间构型有关。另外，由于提取物起始浓度较低，而最后成品要求达到较高的纯度，加上杂质较多，因此常需多步操作，也需要消耗较多的能量[27]。

纳豆激酶分离纯化的相关研究很多，绝大部分采用的是传统的蛋白质分离纯化手段，交替使用沉淀、盐析、离心、过滤和色谱等技术，逐步除去杂质，但存在诸多缺点。随着分离技术的不断发展，新型分离技术在生物产品分离纯化中的应用已日益广泛，将新型的分离技术应用于纳豆激酶分离纯化，对理论研究及规模生产都有积极的指导意义。

1. 发酵液的预处理[42]

发酵液预处理的目的在于改变发酵液的物理特性，以利于固液分离。发酵液中杂质很多，其中对提取影响最大的是高价无机离子和杂蛋白等。在采用离子交换法提取时，高价无机离子的存在会影响离子交换剂对生化物质的交换容量。杂蛋白的存在，不仅在采用离子交换法时会降低其吸附能力，而且在常规过滤或膜过滤时还使滤速下降、膜受到污染。因此，在预处理时，应尽量除去此类物质。发酵液的前处理包括生理盐水浸提、离心除菌、盐析沉淀除去杂蛋白等操作。

2. 传统的蛋白质分离纯化方法[42]

柱层析是分离纯化蛋白质最常用的方法，具有操作简便、可规模化生产及选择性强等特点，广泛应用于规模化工业生产中。基本工艺流程是：离心除菌—盐析（或有机溶剂沉淀）—超滤浓缩—凝胶过滤层析脱盐—离子交换层析或疏水层析。一般是将凝胶层析、疏水层析、亲和层析和离子交换层析中两种以上的层析方法配合使用来进行酶的分离。

（1）超滤浓缩：中空纤维式超滤器的优点是保留体积小，单位体积中所含过滤面积大，可以逆洗，操作压力较低，动力消耗较少。缺点是料液需要预处理；每个操作单元完成后需要认真清洗，还要注意防腐；单根纤维损坏时，需调换整个模件。

（2）凝胶过滤层析法，又称排阻层析或分子筛方法，主要是根据蛋白质的大小和形状，即蛋白质的质量进行分离和纯化。层析柱中的填料是某些惰性的多孔网状结构物质，多是交联的聚糖（如葡聚糖或琼脂糖）类物质，使蛋白质混合物中的物质按分子大小的不同进行分离。它的突出优点是层析所用的凝胶属于惰性载体，不带电荷，吸附力弱，操作条件比较温和，可在相当广的温度范围下进行，不需要有机溶剂，并且对分离成分理化性质的保持有独到之处。该法对于高分子物质有很好的分离效果。

（3）离子交换层析分离法：蛋白质与离子交换剂的结合是通过蛋白质表面的电荷与层析剂上离子基团之间的静电作用而结合。在偏离等电点的 pH 下，溶液中蛋白质以多价离子状态存在，并为缓冲液中反离子所中和。当样品进入离子交换剂时，蛋白质被吸附，大量反离子被取代出来，这样必定增加了溶液中的离子强度，同时 pH 升高。这样，离子交换的条件发生了变化，交换剂的吸附能力被降低。传统柱层析分离方法在纳豆激酶分离纯化中虽然得到了广泛应用，但是其纯化步骤多、时间长、操作工艺复杂、过程的总产率较低，且这些步骤多为间歇操作，生产效率难以提高，选择性低，从而造成纳豆激酶分离纯化的成本很高。探讨适合于纳豆激酶分离纯化的工业化生产新方法是目前研究的热点。

3. 纳豆激酶的分离纯化步骤

将天然来源或重组表达的酶先经过一些粗提步骤，如离心除菌、硫酸铵沉淀除杂等，使其成为稳定的、可用于层析分离的样品（因为固定床层析需要将介质紧密装填在层析柱内，样品上柱时必须是澄清的，否则层析柱很容易被样品中的固体颗粒杂质堵塞而无法使用）。为了最终获得符合要求的产物，可将样品进行多级层析，目的是先层析浓缩样品和去除杂质，再次层析去除残存杂质、目的蛋白的多聚物或降解片段。凝胶层析和离子交换层析可提出较高纯度的酶，但是应注意介质的选择。不同研究者分离纯化的步骤虽不完全相同，但其原理都与上述无多大差别。例如，高大海等[43]的纳豆激酶分离纯化步骤如下。

1）发酵液的预处理

发酵液 4℃离心，收集上清，将 $(NH_4)_2SO_4$ 按照 20% 的饱和度加入其中，4℃

下离心去沉淀(除去杂蛋白),取上清液加(NH₄)₂SO₄至 60%饱和度,4℃下离心,弃去上清液,沉淀用磷酸缓冲液溶解,获得粗酶液。

2)Superdex 75 凝胶层析

取上述酶液,在 AKTA Explorer100 上,以 1.0mL·min⁻¹ 的流速进行 Superdex 75 凝胶层析,上柱前预先用 10mmol·L⁻¹、pH 6.4 的磷酸缓冲液平衡凝胶柱,上柱后用上述缓冲液洗脱至在 280nm 波长无光吸收,分步收集洗脱液,测定各部分活性并进行电泳。

3)Sepharose Fast Flow 离子交换层析

将 Superdex 75 凝胶层析的洗脱液合并,并以 2.5mL·min⁻¹ 的流速上样,用含 1.0mol·L⁻¹ NaCl 的磷酸盐缓冲液进行梯度洗脱,测定各部分活性并用 SDS-PAGE 法检测纯度。

分离结果得到了高纯度的纳豆激酶,离子交换的纯化倍数和回收率分别为 1.2 和 78.7%。对分离过程中各个阶段的产物进行了 SDS-PAGE 电泳分析。第一列为标准蛋白样品;第二列为粗酶样品;第三列为凝胶过滤后的产品;第四列为离子交换后的纯品蛋白。可以得到以下结论:①经过硫酸铵沉淀后得到的粗酶中杂蛋白不多;②凝胶过滤可分离一部分杂蛋白;③经离子交换后,可得到单一条带的纳豆激酶产品,分子质量为 27.7kDa,这与文献报道的纳豆激酶的精确分子质量 27 752Da 相符。

4. 新型的蛋白质分离纯化方法

1)超顺磁性聚甲基丙烯酸甲酯(PMMA)微球

超顺磁性聚甲基丙烯酸甲酯(PMMA)微球是首先通过喷雾悬浮聚合制备一定大小的磁性 PMMA。然后,与聚乙二醇的酯交换作用而强化其功能,获得表面的氢氧基微球,用氯乙烯进行进一步的修饰来转移表面的氨基修饰的磁性功能微球。通过扫描电镜和傅里叶转换红外线检测磁性微球的形态和表面功能性。一种亲和配基——对氨基苄脒通过戊二醛共价结合在氨基修饰的磁性微球上。Yang 等[44] 应用超顺磁性聚甲基丙烯酸甲酯(PMMA)微球从发酵液中直接纯化纳豆激酶,纯化因子与酶活回收率分别为 8.7 和 85%,通过磁性微球从发酵液中纯化纳豆激酶只需 400min,较传统纯化方法而言,是一种快速的纯化方法。

2)膨胀床吸附

膨胀床吸附分离作为一种新型的蛋白质分离纯化方法,其主要原理是根据静电吸附作用,将带有相反电荷的蛋白酶吸附在离子交换柱上。该分离方法避免了柱层析分离过程中,因复杂的纯化步骤而导致纳豆激酶失活的缺点,具有快速分离纯化的优点。胡洪波等[45]对膨胀床分离纳豆激酶过程的各个阶段进行了考察,发酵液中经离心得上清液,将粗酶溶液的 pH 调节至低于其等电点,采用 Streamline SP 强离子交换吸附剂、Streamline25 膨胀床柱、XK16 层析柱,吸附时最佳的 pH 为 6.0，电导率应低于 6.2mS/cm。然后进行清洗解吸，得到比较纯的纳豆激酶，整个分离过程缩短为 8～10h，回收率提高了约 50%。

3）反胶团萃取

反胶团萃取是针对生物活性蛋白提出的一种液液萃取体系。与传统的蛋白质分离纯化手段相比，它具有分离步骤少、易于放大、高选择性、低成本等优点。从 20 世纪 70 年代末反胶团概念的提出到现在，它一直是生化工程领域研究的热点，积累了大量的应用基础研究资料。纳豆激酶分子小，空间位阻小，易于进入反胶团，同时它是一种碱性蛋白酶，其活性在 pH 7～11 较稳定。以纳豆激酶的氨基酸类酶活抑制剂作为亲和配基，利用亲和反胶团萃取来增加萃取的选择性，可方便地分离纳豆激酶，以提高其分离纯度。纳豆激酶和 Subtilisin Carlsberg 为同源蛋白。刘俊果等[46]以 Subtilisin Carlsberg 为模拟蛋白，以 AOT/isooctane 反胶团体系为有机相，研究了各种萃取条件和反萃取条件对 Subtilisin Carlsberg 萃取过程的影响。在对模拟体系研究的基础上，利用 AOT/isooctane 反胶团体系从发酵液中分离纯化纳豆激酶。结果表明，纳豆激酶的萃取行为和 Subtilisin Carlsberg 非常类似，以目标蛋白的同源蛋白作为模拟蛋白研究萃取规律是合理可行的。纳豆激酶经过一次萃取循环，蛋白质回收率约为 33.25%，酶活收率达到 80.2%，纯化因子为 2.5 左右。但是反胶团萃取一般作为初步纯化技术，若想获得临床上使用的纯品，仍需要采用其他手段进一步纯化。

5. 金属螯合双水相亲和分配技术

金属螯合双水相亲和分配技术（IMAP）把金属螯合亲和作用引入双水相分配，因具有选择性好、分离条件温和、与生物质兼容性好等优点而备受关注，对于表面具有 His-X3-His、His-Gly-His 等位点的天然蛋白质或带有组氨酸标签的基因工程蛋白具有高度的亲和作用。纳豆激酶是由 275 个氨基酸残基组成的单链多肽，氨基酸一级序列结构中存在—H(64)G1H(67)—结构，可以考虑应用 IMAP 技术进行分离。陆瑾等[47]利用金属螯合双水相亲和分配技术考查了双水相系统、聚合物的分子量和浓度、亲和配基加入量、pH、相比以及生物质加入量等因素对亲和分配的影响。结果表明，双聚合物系统比聚合物/无机盐系统更有利于纳豆激酶亲和分配；pH 和亲和配基加入量是影响分配的关键因素。优化的分配条件为：2.6% 聚乙二醇，20.2%羟丙基淀粉，5%亲和配基 PEG-IDA-Cu（Ⅱ），相比 1.2，pH 8.2，发酵液加入量15%。分配系统放大到100g，仍保持一致的酶活收率（90%）和纯化因子（2.0）。设计了两次分配分离流程，纯化因子达到3.52，总收率为81%。

6. 纳豆激酶的纯度鉴定

经分离纯化的酶应设法检验其纯度，以决定是否有进一步纯化的必要。许多分离方法都可用于检验酶的纯度。但必须指出，任何单独一种鉴定方法都只能认为是酶分子均一性的必要条件而非充分条件。由于酶分子结构高度复杂，用一种方法检验均一的酶制剂，用另外一种方法检验可能结果不一致，因此，酶纯度应标明达到哪种纯度，如电泳显示单带为电泳纯、柱层析单峰为层析纯、液相色谱分析单峰为色谱纯；另外还需要检测 N 端走向 C 端氨基酸是否单一，继续纯化比活性不增加，则表明酶分子只由一条多肽链组成，如果酶分子含有多个亚基，则检测的 N 端氨基酸数目与亚基数一致等。

纳豆激酶的纯度鉴定通常采用十二烷基硫酸钠-聚丙烯酰胺凝胶电泳法（SDS-PAGE），用来评价纳豆激酶分离纯化的效果。其原理如下。

（1）在蛋白质混合样品中，各蛋白质组分的迁移率主要取决于分子大小和形状及所带电荷多少。

（2）在聚丙烯酰胺凝胶系统中加入一定量的十二烷基硫酸钠（SDS），SDS 是一种阴离子表面活性剂，加入到电泳系统中能使蛋白质的氢键和疏水键打开，并结合到蛋白质分子上(在一定条件下，大多数蛋白质与 SDS 的结合比为 1.4g SDS/g 蛋白质)，使各种蛋白质-SDS 复合物都带上相同密度的负电荷，其数量远远超过了蛋白质分子原有的电荷量，从而掩盖了不同种类蛋白质间原有的电荷差别。此时，蛋白质分子的电泳迁移率主要取决于它的分子量大小，而其他因素对电泳迁移率的影响几乎可以忽略不计。

（3）当蛋白质的分子量在 15 000～200 000 时，电泳迁移率与分子量的对数值呈线性相关，符合下列方程：$\lg M_r = K - b mR$。式中，$M_r$ 为蛋白质的分子量；$K$ 为常数；$b$ 为斜率；mR 为相对迁移率。在条件一定时，$b$ 和 $K$ 均为常数。若将已知分子量的标准蛋白质的迁移率对分子量的对数作图，可获得一条标准曲线。未知蛋白质在相同条件下进行电泳，根据它的电泳迁移率即可在标准曲线上求得分子量。

利用此方法测得产物的分子量与标准纳豆激酶的分子量或文献报道的纳豆激酶的分子量相比较，即得产物的纯度。

### 2.2.5 纳豆激酶的活性测定

纳豆激酶的活性直接反映纳豆激酶的医疗保健效果，因此，对纳豆激酶活性的测定显得极为重要。纳豆激酶的活性测定方法大致可分为两类。一是通过生物学方法，利用纳豆激酶溶解纤维蛋白的特性测定其纤溶活性，如经典的溶栓酶的测活方法、琼脂糖-纤维蛋白平板法、纤维蛋白块溶解时间法、试管法、玻珠法、酶标板法等，这些方法专属性较好，但灵敏度较低。另外一种是以纳豆激酶的水解活性为基础来测定其活性，如 TAME 法、酪蛋白水解法、四肽底物法等，这些方法灵敏度较高[48-61]。

纳豆激酶活性的测定方法多种多样，各有其优缺点，但由于成本、操作等方面的考虑，目前使用最普遍的还是纤维蛋白平板法。具体方法详见本书第 7 章 7.1 节 "纳豆激酶活性测定的方法"。

### 2.2.6　纳豆激酶的基因克隆与分子改造

1. 基因克隆

近年来，随着 DNA 的内部结构和遗传基质的秘密逐渐地呈现在人们眼前，特别是当人们了解到遗传密码是由 RNA 转录表达的以后，生物学家将一种生物的 DNA 中某个遗传密码片段连接到另外一种生物的 DNA 链上去，将 DNA 重新组织一下，就可以按照人类的愿望，设计出新的遗传物质并创造出新的生物类型，这与过去培育繁殖后代的传统做法完全不同。这种做法就像技术工程的科学设计，按照人类的需要把这种生物的这个 "基因" 与那种生物的那个 "基因" 重新 "施工"，"组装" 成新的基因组合，创造出新的生物。这种完全按照人的意愿，由重新组装基因到新生物产生的生物科学技术，就称为 "基因工程"，或者说是 "遗传工程"。

通过重组 DNA 技术获得目的基因和表达产物已成为一种有效的技术手段，基因克隆的最终目的是获得有用的表达产物。

国外研究者们在纳豆激酶基因的表达系统上做了一些尝试，主要以原核表达系统为主。Nakamura 等[38]将用鸟枪法得到的纳豆激酶基因克隆到质粒 pUC119 上，再将连接物转化 E.coli HB101 受体，所选质粒具有氨苄青霉素抗性，经筛选得到重组质粒，发酵研究表明该基因工程菌具有胞外蛋白酶活性，但不能诱导异丙基-$\beta$-D-硫代半乳糖苷酶的产生，重组菌在 LB 液体培养基中培养 24h 后，用 fluorogenic 底物分析了菌液的蛋白质水解活性。Wong 等[39,62]研究表明，克隆化的枯草杆菌蛋白酶基因只在静止生长期表达，并且其表达受 δ37 启动子的控制。Yoshimoto 等[63]利用穿梭质粒载体 pHY300PLK 克隆 aprA，得到重组质粒 pTH1，在 E.coli RR1 受体中扩增重组质粒，然后再将此重组质粒转化到 4 种不同的枯草芽孢杆菌中 (ISW1214、MI111、1A510 及 1A274)，结果所有的转化菌在 LM 平板上均出现明亮区域，而受体 E.coli RR1 和仅含 pHY300PLK 转化子的细胞即便经过夜培养，也仅形成微弱的晕圈。在大豆饼提取物培养基上培养 30h 后，对它们的蛋白质水解活性进行比较，发现转化菌株 (ISW1214/pTH1) 发酵滤液的蛋白质水解活性分别是枯草芽孢杆菌和宿主菌 (ISW1214) 的 4 倍和 20 倍，获得了较高的表达量。Mark 等[64]将目的基因克隆到穿梭载体 pBS42 上，转入 E.coli 中扩增重组质粒，然后将扩增的重组质粒转化枯草杆菌，经表达测定其丝氨酸蛋白酶活性是野生型的 5 倍，并且该酶能够直接分泌到细胞外。Yoshimoto 等利用穿梭质粒载体 pHY300PLK 克隆 amylosac-charitwus 基因，转化到 4 种不同的枯草杆菌中 (ISW1214、M1111、IA510 及 IA274)，发现转化菌株 (ISW1214/pTH1) 的蛋白水解酶产率比宿主菌和基因供给菌分别提高 20 倍和 4 倍[62]。Takagi 等将枯草杆菌蛋白酶 E 基因克隆到嗜热表达载体上，实现了在嗜热杆菌中的表达[65]。

国内学者对纳豆激酶进行了研究和开发，在纳豆激酶基因的克隆、表达、纯化及表达产物的产量和活性方面取得了很大进展。刘北域等[66,67]先后从纳豆芽孢杆菌基因组中扩增了纳豆激酶原基因和全长基因，将前者重组到温控型表达载体 pLY4 上，转化到 E.coli JFI125 受体菌中，实现了在大肠埃希氏菌中的表达。表达产物为 38kDa 的纳豆激酶原，表达总产物约占菌体蛋白的 18%。用纳豆激酶全长基因构建了穿梭表达质粒 pBLNK，转化到枯草杆菌中并成功表达，表达产物为 28kDa 的纳豆激酶。表达产物纯化后，1L 发酵液可得纯度高达 95%的重组纳豆激酶约 100mg，与 t-PA 比较，比活性达 12 000U·mg⁻¹，收率为 60%。谢秋玲等[68]克隆了纳豆激酶原基因，重组到温控型表达载体 pBV220 上，转化到 E.coli DH5α 受体菌中表达后，SDS-PAGE 电泳表明分子质量为 38kDa，表达蛋白以包涵体形式存在，包涵体经变性、复性后具有溶栓活性。彭勇等[69,70]从解淀粉芽孢杆菌 DC-4 基因组中克隆了豆豉溶栓酶成熟肽(DFE)基因，随后又从纳豆杆菌基因组 DNA 中克隆了纳豆激酶成熟肽基因序列，分析表明所克隆的基因序列和氨基酸序列与文献已报道序列同源性较高，通过构建成融合表达载体，转化 E.coli BL21，在 IPTG 诱导下表达的融合蛋白分别占菌体可溶性蛋白的 40%和 26%，表明豆豉溶栓酶可能是一种新型溶栓酶。

张淑梅等[71]虽然也扩增得到纳豆激酶成熟肽基因，但通过构建表达载体 pETNK，实现了在大肠埃希氏菌 E.coli DH5α 中高效表达，并分离纯化出单一的、具有溶栓活性的纳豆激酶蛋白。闫达中等[72]以纳豆芽孢杆菌基因组 DNA 为模板，PCR 扩增了纳豆激酶基因中编码前肽、成熟肽的核苷酸序列，构建大肠埃希氏菌表达质粒 pTYB102，转化大肠埃希氏菌 ER2566。发酵结果经薄层扫描测定表达的纳豆激酶占菌体总蛋白的 30%以上。黄志立等[73]从纳豆杆菌中克隆了纳豆激酶原基因，重组到温控型表达载体 pBV220 上，转化 E.coli HB101，实现了在大肠埃希氏菌中表达，表达产物的表达率达 12%，用 CLT 法测定具有溶栓活性，1mL 菌液的溶栓活性相当于 120U 尿激酶。有研究表明[74,75]，克隆了纳豆激酶结构基因，其基因序列与文献报道的核苷酸序列完全相同，并将该基因重组到 pPICZaA 表达载体上，转化到毕赤酵母 GS115 中，研究了外源基因在真核表达系统酵母中的遗传稳定性，结果表明，外源基因在酵母中具有很好的遗传稳定性。

黄磊等[76]构建了大肠埃希氏菌表达质粒 pET28a-NK 表达前纳豆激酶原基因，以及大肠埃希氏菌-枯草杆菌穿梭质粒 pHT315-NK 表达纳豆激酶原基因和纳豆激酶基因，实现了纳豆激酶基因在大肠埃希氏菌及枯草芽孢杆菌中的的表达，并进行了活性分析。童煜等[77]经 PCR 扩增，获得了纳豆激酶成熟肽基因，经分别转化宿主菌 ER2566、BL21 和 ER2566，获得了转纳豆激酶基因重组菌。表达出的 1mg

纳豆激酶干粉的溶栓活性相当于 600U 尿激酶。

汪江波等[78]将纳豆激酶基因在 3 株毕赤酵母菌 KM71、GS115、SMD116 中成功实现了分泌表达。石有斐[54]成功克隆了枯草杆菌纳豆激酶的基因，并进行了序列分析及其在家兔体内的药代动力学研究。张锋等[79]通过 PCR 扩增得到了 1140bp 左右的目的片段，并进行了 pBST-NK 载体的构建和鉴定研究，构建的植物表达载体可用于烟草、马铃薯、玉米、番茄等植物的转化，从而为用植物作为生物反应器生产药用蛋白提供了依据。

姜媛媛等[80]将纳豆激酶基因插入原核表达载体 pTWIN1 中，使之与几丁质结合域(CBD)—内含肽(intein)融合，获得原核表达质粒 prWIN1/NK，转化宿主菌 E.coli BL21(DE3)，在 IPTG 诱导下进行了纳豆激酶的表达研究。蔡立涛等[81]将纳豆激酶基因克隆到毕赤酵母表达载体 pHBM905A 中，甲醇诱导表达，SDS-PAGE 结果显示纳豆激酶已成功表达，纤维蛋白平板试验结果显示表达产物具有较好的纤溶活性，以纯化产物为抗原制备兔抗纳豆激酶血清，为建立双抗体夹心酶联免疫吸附反应法测定生物体内纳豆激酶含量及进一步研究纳豆激酶在体内代谢与功能奠定了基础。

从目前来看，对纳豆激酶基因的克隆表达在大肠埃希氏菌中较多，而在酵母中较少，主要有以下原因：①酵母转化步骤稍复杂，其转化常有电转化法、原生质体法、PEG1000 和 LiCl 法，而大肠埃希氏菌表达一般采用热激转化法；②酵母表达的发酵周期长，大肠埃希氏菌表达一般采用 IPTG 诱导培养，培养时间一般在几小时到 1 天，而酵母发酵培养采用甲醇诱导，培养时间一般要到 3 天以上才会有目的蛋白大量表达；③酵母表达相对大肠埃希氏菌表达而言试剂较贵。因此，虽然目前看来酵母表达所得杂蛋白较少，但前期表达要在实验室充分利用酵母表达的优势，还需寻找更好的策略与方法。

2. 分子改造

纳豆激酶对纤维蛋白有高度的亲和性，能够直接作用于交联的纤维蛋白，应用后引起全身出血的倾向小。纳豆激酶能否成为新一代的溶栓制剂主要取决于纳豆激酶性能的提高，如延长半衰期、提高酶活力和热稳定性等。由于人们对纳豆激酶分子的结构已很清楚，并且已能熟练操作纳豆激酶基因，针对纳豆激酶的缺点，可以有目的地进行纳豆激酶分子的改造研究。

Hiroshi 等[82]采用定点突变使 Gly[61] 和 Ser[98] 变为 Cys[61]/Cys[98] 突变株，再利用计算机分析，找到合适的双硫键位点。双硫键的引入提高了酶的耐热性而不改变其催化性能。引入双硫键后，Cys[61]/Cys[98] 突变株的半衰期是野生型的 2～3 倍，热稳定性提高了 4.5℃。

Hiroshi 等[83]采用定点突变的方法，改变活性中心 Asp[32] 附近的 Ile[31]，然后将突变基因转入 E.coli 中表达，获得了较高的酶活力，其催化效率是野生型的 2～

6 倍，作为对照，他们在 Ile[31] 位点引入了 8 种不同的氨基酸残基(Cys、Ser、Thr、Gly、Ala、Val、Leu、Phe)，结果发现只有 Val[31] 和 Leu[31] 突变株表现出酶活力增加，其中 Leu[31] 突变株的酶活力显著增加，其他 6 种突变株的酶活力均明显下降。这表明在 31 位点的侧链氨基酸对纳豆激酶活力的表现是非常重要的，并且酶活力表现的水平依赖于侧链基团的结构。

### 2.2.7　纳豆激酶的优点与缺点

现阶段普遍使用的抗血栓药物主要分为抗血小板类药物、抗凝血药物和溶血栓药物三大类。溶血栓药又称为纤维蛋白溶解药，作用机制是直接或间接水解血液中纤维蛋白进而使血栓溶解。第 1 代的溶血栓药物以链激酶(SK)为代表，链激酶会引起体内的免疫反应，有些患者用药后会表现出血压下降或皮肤潮红等过敏现象，由于链激酶在人体内半衰期短，故需大量用药，可能会导致体内出血。第 2 代溶栓药物为重组组织纤溶酶原激活物(rt-PA)，对纤维蛋白有特殊的亲和力，具有一定的导向性，但在人体内半衰期依然很短，仍需大量服药，也会出现纤溶酶血症、纤维蛋白原下降及意外出血。目前所使用的溶栓药物在带来一定疗效的同时，也带来相应的毒副作用，新一代研发中的溶栓药物力求疗效更好、体内半衰期长、不需要大量用药，并具有一定的导向性[84]。

纳豆激酶是目前发现的近 200 种具有口服溶纤作用的物质中最具潜力的溶纤蛋白酶。在体外试验中可看到纳豆激酶与纤维蛋白溶酶原共同作用可以将纤维蛋白凝块明显溶解。在以大鼠为对象的动物试验中，经过静脉注射发现纳豆激酶的纤溶能力是血纤蛋白溶酶的 4 倍以上。目前，应用的溶栓药物如尿激酶、链激酶等在人体内的半衰期短，只有 4～12min，要使其达到应有的疗效，必须大剂量长期用药，所以具有产生全身性出血的倾向。而纳豆激酶在体内的半衰期长达 8h，能温和持续地提高血液的纤溶活性，作为溶栓药物应用时，不易引起出血。

纳豆激酶由生物发酵技术发酵而来，使用安全。1999 年，日本生物科学实验室曾发表对小鼠进行大剂量喂服纳豆激酶的毒性研究报告，未发现畸形和其他病变。日本上千年来食用纳豆的历史也说明了纳豆激酶的安全性[85]。自 1980 年发现纳豆激酶以来，人们已经对纳豆激酶进行了广泛的研究，分离出了纯酶，测出了纳豆激酶的氨基酸顺序及其基因序列，对其生化特性有了详尽的了解。人们还进一步对纳豆激酶的药理进行了研究，在对鼠的十二指肠给药纳豆激酶试验中，发现纳豆激酶可以被鼠的消化道吸收，并在鼠体内产生了溶栓效应；在对其他动物的试验中也表现出了相似的溶栓效果。进一步开展了人的口服纳豆激酶试验，同样表现出了良好的溶栓效果，它不但能直接作用于纤维蛋白，而且还能激活体内的纤溶酶原。

1. 纳豆激酶的优点

与传统的溶栓剂相比较，纳豆激酶具有许多优点。

(1)分子量小，易于吸收：氨基酸序列分析证明纳豆激酶是由 275 个氨基酸组成的单链多肽，分子量为 27 728，远远小于尿激酶(分子量为 5 万～6 万)等其他生物活性酶，因此在作为药物方面具有易被人体吸收的优点。

(2)酶活性高，溶栓效率高：纳豆激酶无论体内或体外试验，都证明其纤溶活性为其他生物活性酶的 2～4 倍以上，不仅自身具有降解血浆中交联纤维蛋白的作用，而且还可以促进组织内 t-PA 的合成，因而具有双重作用，溶栓效率更高。

(3)速效，起效时间短：在纳豆激酶服用者的血中观察优球蛋白溶解时间(ELT)、优球蛋白纤溶活性(EFA)及纤维蛋白降解产物(FOP)的变化，发现 EFA提高，且在口服后第 4 天达到最高，并且维持到第 8 天；同时 FOP 在口服后第 1天即迅速达到最高值。可见纳豆激酶不仅作用迅速，而且维持时间长。

(4)半衰期长，药物作用时间长：目前临床上应用的以生物活性酶为有效成分的溶栓药物，其体内作用时间多为 20～30min，半衰期相当短。以尿激酶为例，尿激酶的体内半衰期仅为 4～20min，因此，上述药物只能作为注射药物，而纳豆激酶的体内半衰期为 8h，且体内作用时间可维持到第 8 天。

(5)溶栓机制明确，具有明确靶向作用：作为丝氨酸蛋白酶，其活性中心为Asp32、His64、Ser221，它可以有效分解血栓的主要成分——纤维蛋白等合成基质，表现出血浆纤维蛋白溶酶相似的特异性，溶栓机制明确，具有明确的靶向作用。

(6)抗水解，易吸收，方便口服：纳豆激酶的等电点为 $8.6\pm0.3$，且具有抗胰酶水解能力。实验证明纳豆激酶可经人体小肠吸收进入血液，所以纳豆激酶可以说是唯一一种能够通过加工口服给药的强效溶栓剂。

(7)无内出血倾向，稳定，安全：大多数溶栓药物如尿激酶、链激酶、t-PA 等都是纤溶酶原激活剂，均通过激活纤维酶原转变为纤溶酶而发挥溶栓作用。降解纤溶酶原可导致全身性内出血，为此，上述药物的使用患者均应住院且在医师的监督下严格控制剂量应用。而纳豆激酶在发挥纤溶作用时，并不激活纤溶酶原，它直接作用于交联纤维蛋白，对交联纤维蛋白有很强的水解活性，但对纤维蛋白酶原却并不敏感。实验证明，纳豆激酶的纤维蛋白酶原水解活性远低于纤溶酶原和弹性酶原，甚至低于尿激酶，而与 t-PA 基本相同，因此纳豆激酶在发挥纤溶作用的同时，不易引起出血倾向。

(8)来源于食品，安全性能好：源于传统发酵食品，有近 2000 年安全食用历史，安全性能好。

2. 纳豆激酶的缺点

任何事物都具有两面性，纳豆激酶也不例外。虽然纳豆激酶在溶解血栓方面有良好功效，但也存在着天然的缺陷。

(1)耐高温能力差：纳豆激酶在低于 45℃时活性相对稳定，高于 50℃逐渐失活。人体胃液具有强酸性，当纳豆激酶进入胃部，因胃酸的影响会快速升温，使其失去生物活性，无法通过肠道的吸收进入血液，减低或丧失应有的医疗效果。

(2)耐酸性能较差：纳豆激酶在 pH 从 6 升至 12 时，10s 内稳定；pH 低于 5时，迅速变性失活。胃酸环境中的 pH 只有 1.2～2 时，纳豆激酶则无法通过胃部进入肠道。

(3)使用局限性：纳豆激酶不适合以下人群使用：脑溢血和其他因血管破裂造成出血的患者；皮肤、内脏器官出血、渗血者；治疗中使用大剂量溶栓药物者；支架术后及短期内进行过其他手术者，也不适合作为心脑血管保健品长期使用。

因纳豆激酶在体内过于活跃，容易造成血液黏度过稀，当出现伤口的时候，血液将无法凝固、结痂，引起血流不止，甚至大出血，威胁患者生命。

3. 解决方式

人类的智慧是无限的，发现事物的矛盾总能找到合适的解决方法。针对纳豆激酶的某些缺陷，对其进行加工和改良，使其更适合实际应用，发挥其良好的医疗效果，为众多心脑血管疾病患者的身体健康保驾护航。

(1)耐高温能力差的解决方法：①添加甘油、丙二醇、牛血清蛋白、明胶、海藻酸钠等有利于提高蛋白酶的热稳定性。②对纳豆激酶分子的改造。采用定点突变的方式，找到合适的双硫键位点，引入双硫键 A，在提高耐热性的同时，不改变其他的生物特性。

(2)耐酸性能力差的解决方法：纳豆激酶与黏性物质混合，如纳豆激酶与煮沸过的小麦或大米提取液、肉汤及血清蛋白和胃黏液蛋白混合后，在 pH 2～3 的酸性环境中，还能保持近 7.5% 的活性。这说明在食用纳豆激酶时，可以和具有一定黏度的食物混合使用，或使用外皮具有黏性特征的软胶囊制剂，从而通过口服达到其药效。

(3)使用局限性的解决方法：纳豆激酶实际使用中的局限性是由于它本身所具有的超强溶栓能力所决定的。正是由于这种能力，它才被广泛认可，多被制造成针剂，用于心梗、脑梗等急性心脑血管疾病及其他血栓症。因为它超强的溶栓作用会使血液浓度变稀，很难凝固，一旦受伤或突发流血，容易出现流血不止的现象，而纳豆里含有的另一物质维生素 $K_2$ 又具有凝血的效果，能够中和纳豆激酶的强烈溶栓作用。而且，纳豆还具有更多纳豆激酶不具有的其他医疗、保健功效。

# 参 考 文 献

[1] 黄占旺. 营养健康食品——纳豆. 江西食品工业, 2003, 25(2): 21-22.

[2] 王旭冰, 娄永江. 纳豆芽孢杆菌的开发与利用. 中国调味品, 2010, 35(4): 28-31.

[3] 刘振杰, 郭伟鹏, 张菊梅, 等. 纳豆的保健功效及开发应用. 热带农业工程, 2010, 34(3): 25-29.

[4] Muramatsu K, Nagai T, Sato S, et al. Stimulative effect of phytone on the production of sticky materials in *Bacillus subtilis* (natto). Journal of Japanese Society of Food Science and Technology, 1997, 44(11): 812-815.

[5] Tamura Y, Takenaka T. Antioxidative activity of water soluble extracts from okara fermented with *Bacillus natto* and *Rhizopus oligosporus*. Journal of Japanese Society of Food Science and Technology, 1999, 46(9): 561-569.

[6] Ono R, Yamaguchi M. Increase in bone components of rats orally administered isoflavone-containing soybean extract (Nijiru). Journal of Health Science, 1999, 45(2): 66-69.

[7] 刘野, 苏杭, 宋焕禄, 等. 8 种纳豆挥发性香气成分的比较研究. 食品工业科技. 2016, 37(5): 302-307.

[8] Iwai K, Nakaya N, Kawasaki Y, et al. Antioxidative functions of natto, a kind of fermented soybeans: Effect on LDL oxidation and lipid metabolism in cholesterol-fedrats. J Agric Food Chem, 2002, 12(5): 3597-3601.

[9] 张玉洁. 多功能保健食品纳豆的营养价值. 湖南农机, 2013, 3(40): 238.

[10] 齐凤兰, 奚锐华, 陈有容. 纳豆中营养与活性成分的分析研究. 食品工业, 2004, 10(2): 33-35.

[11] 马毓霞, 王勇, 黄威, 等. 纳豆开发前景广阔. 农产品加工, 2004, 2(11): 37-38.

[12] 鞠洪荣. 纳豆的保健性及制作方法. 中国酿造, 2000, 19(6): 6-8.

[13] 高阳. 纳豆的营养与医疗保健价值. 食品与生活, 2004, 26(2): 12.

[14] 张晓敏, 徐宝才. 纳豆——一种值得开发的功能性食品. 中国食品添加剂, 2007, 18(2): 187-192.

[15] 齐海萍, 钱和, 王璋, 等. 纳豆——一种值得开发的食品. 中国调味品, 2003, 28(2): 11-14.

[16] Sumi H, Hamada H, Tsushima H, et al. 1987. A novel fibrinolytic enzyme (nattokinase) in the vegetable cheese Natto; a typical and popular soybean food in the Japanese diet. Experientia, 1987, 43(10): 1110-1111.

[17] Ikeda Y, Iki M, Morita A, et al. Intake of fermented soybeans, natto, is associated with reduced bone loss in postmenopausal women: Japanese population-based osteoporosis (JPOS) study. J Nutr, 2006, 136(5): 1323-1328.

[18] 庄志发, 赵超, 王凤艳, 等. 纳豆的营养保健作用及制作技术. 山东食品发酵, 2007, 37(2): 36-38.

[19] 安晓琼, 李梦琴. 纳豆的生理功能. 食品与药品, 2006, 16(8): 68.

[20] Fukutake M, Takahashi M, Ishida K, et al. Quantification of genisterin and genistin in soybeans and soybean products. Food Chem, 1996, 34: 457-461.

[21] Takahashi C, Kikuchi N, Katou N, et al. Possible anti-tumor-pronoting activity of components in Japanese soybean fermented food, natto: Effect on gap junction intercellu-lar communication. Carcinogenesis, 1995, 16(3): 471-477.

[22] Charles K, Rosenberg C N. Natto, the newest soy. Nutr Sci, 2000, 19(4): 52-56.

[23] American Cancer Society. Graphical data, cancer around the world, 1992-1995. In cancer facts and figures, 1998, 12(3): 398-407.

[24] 张丽靖, 杨郁. 纳豆菌作为食品防腐剂的研究进展. 食品研究与开发, 2008, 29(5): 188-190.

[25] 纪宁, 孔繁东, 祖国仁, 等. 纳豆菌抗菌作用的研究现状与展望. 食品研究与开发, 2006, 27(1): 138-141.

[26] 李麒, 武井直树. 纳豆在保健和医疗上的应用价值. 中国微生态学杂志, 2002, 14(4): 243-246.

[27] 熊岳, 曹敏章, 潘晶华, 等. 纳豆保健作用及其栽培新品种选育. 大豆通报, 2002, 10(4): 19.

[28] Okamata A. Antihypertensive substances in viscous material of fermented soybean, natto. Plant Foods Hum Nutr. 1995, 47(1): 39-47.

[29] 谢秋玲, 郭勇. 纳豆——一种多功能食品. 食品工业科技, 1999, 20(1): 71-72.

[30] Tanegashimia, Chixuko, Isehizaki. Studies on volatile flavor components of commerial natto. Mukogawa Joshi Daigak Kiyo Shokumotsuhen, 1979, 27(6): 37-38.

[31] 钟青萍, 石木标, 王斌. 多功能保健食品——纳豆. 食品研究与开发, 2003, 24(4): 81-83.

[32] 陆兆新. 值得开发的保健食品榔啥笋. 中国食品报, 2000, 11: 1.

[33] 徐小川. 纳豆的制作与食用. 农产品加工, 2011, 10(8): 32-33.

[34] 付玉生, 李永利, 张焱, 等. 纳豆激酶胶囊毒理学安全性评价. 实用预防医学, 2012, 19(11): 1714-1717.

[35] 黄晓曼, 杨鹊, 邱志健, 等. 纳豆激酶的安全性试验. 中国食品添加剂, 2009, 19(2): 109-112.

[36] 缪仕伟, 孙智杰. 纳豆激酶的研究进展. 生物学通报, 2008, 43(7): 3-7.

[37] 黄志立, 罗立新. 纳豆激酶. 生命的化学, 2000, 20(2): 82-83.

[38] Nakamura T, Youher Y, Eiji I. Nucleotide sequence of the Subtilisin NAT, aprN, of *Bacillus subtilis* (*natto*). Biosci Biotech Biochem, 1992, 56(11): 1869.

[39] Wong S L, Chester W. The subtilisin E gene of *Bacillus subtilis* is transcribed froma σ$^{37}$ promoter *in vivo*. Proc Natl Acad Sci USA, 1984, 71(81): 1184-1188.

[40] 奚新伟, 王佳龙, 赵晓宇. 纳豆激酶基因工程研究进展. 生物技术, 2004, 14(3): 69-70.

[41] 江晓, 董明盛, 江汉湖. 一种食源性纤溶酶(纳豆激酶)酶学性质的研究. 中国酿造, 2002, 21(1): 23-25.

[42] 史斗坤, 刘建军, 赵祥颖, 等. 纳豆激酶分离纯化技术的研究. 山东新工业学院学报, 2008, 3(22): 24-28.

[43] 高大海, 梅乐和, 盛清. 硫酸铵沉淀和层析法分离纯化纳豆激酶的研究. 高校化学工程学报, 2006, 20(1): 63-67.

[44] Yang C L, Xing J M, Guan Y P. Superparmagnetic ploy (methyl methacrylate) beads for nattolinase purification from fermentation broth. Appl Mierobiol Biotechmol, 2006, 72: 616-622.

[45] 胡洪波, 张雪洪, 梅乐和, 等. 膨胀床离子交换吸附分离纳豆激酶. 化学工程, 2005, 33(4): 1-4.

[46] 刘俊果, 刑建民, 畅天狮. 反胶团萃取分离纯化纳豆激酶. 科学通报, 2006, 51(2): 133-137.

[47] 陆瑾, 赵君, 林东强. 金属螯合双水相亲和分配技术分离纳豆激酶的研究. 高校化学工程学报, 2004, 18(4): 465-470.

[48] 谢秋玲, 郭勇, 林剑. 纳豆激酶活性测定方法. 广东药学, 2000, 6(10): 8-10.

[49] 李晶, 王玉霞, 王佳龙, 等. 纳豆激酶活性测定方法的比较. 黑龙江医药, 2003, 16(6): 507-509.

[50] 陈颖萍, 李延辉, 李瑞芬. 酪蛋白为底物测定豆豉溶栓酶活性的实验研究. 中医药学刊, 2003, 21(6): 924-925.

[51] 赵明, 潘映红, 冯定胜, 等. 薄层聚丙烯酰胺纤维蛋白平板法对纤溶酶活性的体外检测. 四川师范大学学报 (自然科学版), 2005, 28(2): 228-230.

[52] 原敏夫, 田所优子, 里山俊哉, 等. 简便血栓溶解酵素活性测定法. 日本食品科学杂志. 1996, 43(2): 172-175.

[53] Sumi Hiroyuki, Nakajima Nobuka, Tase Naoto. The method of determination of the thrombolytic enzyme nattokinase. J Brew Soc Japan, 1993, 88(6): 482-486.

[54] 石有斐. 纳豆激酶的基因克隆及其在家兔体内的药代动力学研究. 呼和浩特: 内蒙古农业大学硕士学位论文, 2004.

[55] 三三尺悟, 竹内尚人. 纤溶性蛋白质的制造法. 日本公开特许公报. 平 6-153977, 1994-06-03.

[56] 王贤舜, 路阳, 张治州, 等. 枯草杆菌碱性蛋白酶 E 的纯化和性质. 生物化学与生物物理进展. 1992, 19(5): 398-400.

[57] 杨明俊, 杨晓彤, 冯慧琴, 等. 两种纳豆激酶活性测定方法对比及相关性分析. 食品研究与开发, 2008, 2(29): 137-140.

[58] Ploug J, Kjeldgaard NO. Urokinase an activator of plasminogen from human urine. Biochimica et biophysica ACTA, 1957, 24(10): 278-282.

[59] 苏丽, 张林可, 徐康森. 以 TAME 为底物测定蚓激酶效价. 药物分析杂志, 1995, 15(3): 39.

[60] 熊迎新, 尹宗宁, 杨超, 等. 纳豆激酶活性测定方法的研究. 药物生物技术, 2006, 13(2): 140-143.

[61] Yuki Y, Nakagawa T, Fujita M, et al. A Samdwich enzyme-linked immunosorbent assay for natto. Biosci Biotechnol Biochem, 1994, 58(2): 366-370.

[62] Maria Y, Yang. Cloning of the neutral protease gene of *Bacillus subtilis* and the use of the clone to create an in vitro-derived deletion mutant. J Bacteriology, 1984, 160(1): 15.

[63] Yoshimoto T, Oyama H, Honda T, et al. Cloning and expression of subtilisin amylosacchariticus gene. J Biochem, 1988, 103(6): 1060.

[64] Mark L, Eugenio F. Replacement of the *Bacillus subtilis* subtilisin structural gene with and in vitro-derived deletion mutation. J Bacteriology, 1984, 158(2): 411.

[65] Takagi H, Suzumura A. Gene expression of bacillus subtilisin E in therrnus thermophilus. J Znd Miembiol Biotechnol, 1999, 23(3): 214-217.

[66] 刘北域, 宫孝群, 宋后艳, 等. 纳豆激酶原的基因克隆及在大肠杆菌中的表达, 上海医科大学学报, 1999, 26(6): 401-404.

[67] 刘北域, 宋后燕. 纳豆激酶基因的克隆及其在枯草芽孢杆菌中的表达. 生物化学与生物物理学报, 2002, 34(3): 338-340.

[68] 谢秋玲, 孙奋勇, 廖美德, 等. 纳豆激酶原基因的克隆及表达. 华南理工大学学报, 2002, 30(6): 19-21.

[69] 彭勇, 黄庆, 张义正, 等. 纳豆杆菌纳豆激酶成熟肽基因的克隆与同源性分析. 四川大学学报, 2002, 39(S1): 35-38.

[70] 彭勇, 张义正. 解淀粉芽孢杆菌 DC-4 豆豉溶栓酶成熟肽编码序列的克隆及表达. 应用环境生物学报, 2002, 8(3): 285-289.

[71] 张淑梅, 李晶, 王玉霞, 等. 纳豆激酶基因的表达及纯化. 生物技术, 2003, 13(6): 12-15.

[72] 闫达中, 许芳, 李洁, 等. 纳豆激酶基因克隆及其在大肠杆菌中活性表达研究. 湖北大学学报, 2003, 25(1): 69-72.

[73] 黄志立, 罗立新, 杨汝德, 等. 纳豆激酶基因的克隆及其在大肠杆菌中的表达. 广东药学院学报, 2000, 16(4): 264-267.

[74] 黄志立, 罗立新, 杨汝德, 等. 纳豆激酶基因重组质粒在大肠杆菌与毕赤酵母中的稳定性. 广东药学院学报, 2001, 17(4): 254-259.

[75] 黄志立, 罗立新, 凌均建, 等. 纳豆激酶基因重组表达载体的构建及其稳定性. 华南理工大学学报, 2001, 29(4): 60-62.

[76] 黄磊, 谢玉娟, 李丹, 等. 纳豆激酶基因的克隆及其在大肠杆菌和枯草芽孢杆菌中的表达. 食品科学, 2007, 28(5): 199-201.

[77] 童煜, 陈守春, 张恩伸. 纳豆激酶原核表达载体的构建及其活性鉴定. 应用与环境生物学报, 2007, 13(3): 369-372.

[78] 汪江波, 许芳, 张婧芳. 纳豆激酶原基因在毕赤酵母中的分泌表达. 中国酿造, 2008, 10(19): 40-42.

[79] 张锋, 金杰, 解成骏, 等. 纳豆激酶植物高效表达载体的勾建. 西北农业学报, 2005, 14(3): 159-162.

[80] 姜媛媛, 王曙文, 王铁东, 等. 纳豆激酶基因的克隆及表达研究. 吉林农业大学学报, 2009, 31(4): 398-401.

[81] 蔡云涛, 徐祥, 王婷婷, 等. 纳豆激酶基因在毕赤酵母中的表达纯化及抗体制备. 中国生化药物杂志, 2010, 3(1): 10-13.

[82] Hiroshi T, Biochem J. Enhancement of the thermostability of subtilisin E by introduction of a disulfide bond engineered on the basis of structural comparison with a thermophilyic. Serine Protease, 1990, 265(12): 6874.

[83] Hiroshi T. Mutant subtilisin E with enhanced protease activity obtained by site-directed mutagenesis. J Biol Chem, 1988, 263(36): 19592.

[84] 钱小红. 导向溶血栓剂的研究进展. 国外医学药学分册, 1994, 21(5): 275-279.

[85] Sumi H. Single oral dose toxicity stuay of nattokinase(NSK-FD) powder in rats. Japan Bio Science Laboratory, 1999, 26(2): 110-113.

# 第3章 纳 豆 菌

纳豆菌(*Bacillus natto*)，又称纳豆芽孢杆菌，属于细菌科、芽孢杆菌属，是枯草芽孢杆菌的一个亚种[1]，属于好氧的革兰氏阳性菌[2]。纳豆是以大豆为原料，经纳豆菌发酵而成，具有独特的风味和黏性，不仅营养丰富，还具有保健的功能。因此，将大豆加工成纳豆后其营养价值倍增。纳豆菌能分解蛋白质、碳水化合物、脂肪等大分子物质，使发酵产品中富含氨基酸、有机酸、寡聚糖等多种易被人体吸收的成分，同时，纳豆菌能增强益生菌群的生长；繁殖快，能消耗肠道中的氧，从而抑制有害需氧菌的生长；能产生多种酶类，促进人体对营养物质的吸收，增强机体的免疫功能，保证肠功能的正常[3]。目前，国内外针对纳豆菌的研究主要集中在其代谢产物——纳豆激酶，对纳豆菌抗菌作用的研究较少，未见对纳豆菌抗菌成分的研究报道。近年来，开发并利用天然防腐剂已成为食品工业的一个热点。从传统发酵食品的微生物代谢产物中寻找天然防腐剂是一个安全有效的方法。据报道，纳豆中起抗菌作用的是纳豆杆菌及其代谢产物，因此可以考虑将纳豆杆菌及其代谢物的抗菌作用应用在食品防腐保鲜方面。天然防腐剂对人体健康无害，有些还具有一定的营养价值，而且成本低，因此，对纳豆杆菌天然防腐剂的开发利用具有一定潜在价值[4]。

## 3.1 纳豆菌的起源、种类及特点

传统制作纳豆是采用稻草作为发酵菌剂的来源，将煮熟的黄豆冷却后用稻草包裹，于温湿度比较高的地方自然发酵 1~2 天，待黄豆表面出现一种白色的黏液状物质即可。而目前在日本，纳豆食品生产基本实现了纳豆菌发酵的工业化、连续化和商品化。1905 年日本的 Sawamura 教授首次从纳豆中筛选出杆菌，命名为纳豆杆菌[5]，之后的研究学者发现其属于细菌科的芽孢杆菌属，与枯草芽孢杆菌(*Bacillus subtilis*)的同源性很高，是枯草芽孢杆菌的一个亚种[6]。自从 1934 年北海道大学农学部半询教授首次成功地将分离的纯种纳豆菌(*Bacillus natto* No.1)应用于纳豆的工业化生产后，至今已知与纳豆生产相关的主要纯菌种包括：*Bacillus subtils* IFO 3007、*Bacillus natto* Sawamura 06、*Bacillus natto* Sawamura IFO 3339 等[5]。

枯草芽孢杆菌为革兰氏阳性菌，短杆状，两端钝圆，芽孢位于菌体中央，小于菌体，在电镜下为透明部分；菌落特点为白色不规则形，表面有皱褶，边缘不整齐，无光泽，不透明；该菌在营养肉汤中生长不混浊，表面覆盖一层乳白色、有皱褶的菌膜。芽孢杆菌属的重要特点是能够分泌各种胞外酶，包括蛋白酶、淀粉酶、谷氨酰转肽酶(GTP)、脂肪酶、果聚糖蔗糖酶和植酸酶，纳豆菌分泌的酶比其他枯草芽孢杆菌分泌的酶活性高几十倍[7]。纳豆菌是传统发酵食品纳豆的生产用菌种，可在发酵纳豆的过程中产生具有多种保健功能的生理活性物质，分泌的具有纤溶作用的枯草菌素类碱性丝氨酸蛋白酶为纳豆激酶。1983 年日本学者小泽恭辅研究认为，纳豆菌的芽孢对病原性大肠埃希氏菌及沙门氏菌具有拮抗作用，还能杀死肠道出血性大肠埃希氏菌。而在我国，杭州师范大学测定了纳豆芽孢杆菌对大白鼠肠道菌群的影响，发现纳豆对常见的食品污染菌有抗菌作用，并研究了抗菌物质的稳定性[8]。纳豆菌是在 20 世纪中期被发现并分离出来的，研究表明它不仅具有分解蛋白质、碳水化合物、脂肪等大分子物质的功能，使发酵产品中富含氨基酸、有机酸、寡聚糖等多种易被人体吸收的成分，而且在纳豆中还发现一些生理活性物质而使纳豆具有多种保健功能，如溶血栓、抗肿瘤、降血压、抗菌等，还可预防骨质疏松、提高蛋白质的消化率、抗氧化等。纳豆菌还能分泌各种酶和维生素，从而可促进小肠黏膜细胞的增殖，保证肠功能的正常[9]。纳豆菌能使肠道酸化而有利于铁、钙及维生素等的吸收；它能明显提高蛋白酶、脂肪酶和淀粉酶的活性；纳豆芽孢杆菌能促进双歧杆菌、乳酸杆菌和梭菌等厌氧菌的生长，有效抑制肠道中肠杆菌和肠球菌等需氧菌的生长，促进宿主肠道正常菌群生长，保持微生态平衡[10]。纳豆菌是嗜氧菌，接触空气才能繁殖，革兰氏染色呈阳性，菌体一般呈杆状或短杆状，大小一般为 $(0.7\sim0.8)\,\mu m \times (2.1\sim2.1)\,\mu m$[11]，具有鞭毛，可运动；该菌种生长适宜的温度为 30～45℃，最低为 5～20℃；最适生长 pH 6.0～8.0[12]。纳豆菌属于芽孢杆菌属，可在不利条件下于菌体中部或者近中部形成椭圆形或柱状的芽孢，使自身具有耐碱、耐酸、耐高盐、耐高温(110℃)、耐挤压等特性[13]，从而在生产加工过程中抵抗外界不利因素，保持高度的稳定性；该菌种耐盐性较强，在含盐量 8% 的条件下仍能较好生长[14]。

### 3.1.1 纳豆芽孢杆菌的功能特性

试验研究发现，纳豆芽孢杆菌及其发酵产物可明显提高鱼类的非特异性免疫功能。采用纳豆芽孢杆菌的培养物，按每日投饵摄入的方式，可使鱼类血清溶菌酶的活力在一定时间内迅速增加。采用连续投饵的方式可使鱼类血清溶菌酶的活力在保持一定水平的基础上持续稳定地上升。鱼类血清溶菌酶是鱼类非特异性免疫系统中的重要指标，而纳豆芽孢杆菌的培养物可明显促进鱼类血清溶菌酶的合成和分泌，或直接作用于溶菌酶的活性中心，大大提高鱼类血清溶菌酶的活力和水平，从而增强鱼类的非特异性免疫功能。其机制为：纳豆芽孢杆菌的培养混合物中富含寡糖、果聚糖[15]等多种成分，具有一定的生理活性，这些糖类广泛存在于微生物的细胞壁中，作为一种最古老的微生物细胞壁的成分，鱼类在进化过程中已形成一种识别它的机制，把它作为一种潜在的病原细菌和真菌，从而刺激机体产生免疫应答。

### 3.1.2 发酵制备高蛋白微生态血粉

纳豆芽孢杆菌在发酵过程中，可分泌大量的蛋白酶[16]，将血粉中的大分子量蛋白降解成氨基酸和小分子量的肽类，从而导致总蛋白含量下降，可溶蛋白与游离氨基酸含量上升。另外，发酵过程中纳豆芽孢杆菌大量生长，产生的菌体蛋白被水解也可提高发酵血粉的氨基酸含量，改善其氨基酸组成和产品风味。经纳豆芽孢杆菌发酵后，发酵液中可溶性氮含量由发酵前的 $0.35g \cdot L^{-1}$ 增加至 $4.24g \cdot L^{-1}$，游离氨基酸含量由发酵前的 $0.17g \cdot L^{-1}$ 增加至 $1.09g \cdot L^{-1}$，发酵液中的蛋白质含量下降了29%，蛋白酶活力达到 $1576U \cdot mL^{-1}$。发酵血粉蛋白的可降解性大大提高，产物中含有大量的纳豆芽孢杆菌活菌体($8.8 \times 10^8 cfu \cdot mL^{-1}$)，并具有较高的蛋白酶活力，血粉发酵液的成分可作为潜力巨大的高蛋白益生菌产品使用。

### 3.1.3 纳豆芽孢杆菌对肠道微生态系统的影响

据相关文献报道[17]，大白鼠大量摄取纳豆芽孢杆菌后，促进了以厌氧菌为优势菌群的肠道正常菌群的生长，尤其对双歧杆菌具有良好的促生长作用。作为肠道中重要的生理菌群，双歧杆菌能大量合成动物所需的营养物质和维生素，对多种肠道病原微生物产生拮抗，调节肠道菌群，增强机体免疫力，还能抗肿瘤、抗衰老、抗感染，以及提高人体对放射线的耐受力。此外，纳豆芽孢杆菌对乳酸杆菌、梭菌等的生长也有一定促进作用，但对肠道中肠杆菌、肠球菌等需氧菌均有抑制生长的作用。由此可见，纳豆芽孢杆菌有助于调整宿主肠道正常菌群，使其保持微生态平衡。试验结果还表明，纳豆芽孢杆菌不但能在肠道中定植，而且可以在肠道中繁殖。纳豆芽孢杆菌对厌氧菌的促生长作用的机制可能是：其在肠道中的迅速繁殖，消耗了肠道中的大量氧气，降低了肠内氧浓度，改善了双歧杆菌等厌氧菌的生长环境，同时也使肠道中原本存在的需氧菌肠杆菌和肠球菌等的生长因缺氧受到抑制。

陈兵等[18]对 AA 鸡(艾拔益加鸡)生长性能和十二指肠消化酶的影响进行了研究。通过对 AA 鸡采取相同环境下不同饲料饲养，设实验组和对照组，实验表明，日粮中添加适宜用量的纳豆芽孢杆菌剂能显著提高肉用仔鸡生长性能，但过多的添加量并不能达到好的效果；纳豆芽孢杆菌剂能提高 AA 鸡十二指肠消化酶的活力，并可作为 AA 鸡有效的生长促进剂之一。综合考虑成本因素、生长性能及其对鸡十二指肠消化酶活力的影响，日粮中纳豆芽孢杆菌剂的用量宜为 $200mg \cdot kg^{-1}$ 左右。当添加量为 $200mg \cdot kg^{-1}$ 时，平均日增重(ADG)和平均日采食量(ADFI)达到最大，分别比对照组提高 2.47g 和 5.11g。纳豆芽孢杆菌剂能使十二指肠消化酶（总蛋白酶、淀粉酶、脂肪酶）的活力提高 52.2%～89.2%。

### 3.1.4 纳豆芽孢杆菌的固液态发酵

#### 1. 纳豆芽孢杆菌的固态发酵

广义上讲，固态发酵是指一类使用不溶性固体基质来培养微生物的工艺过程，既包括将固态材料悬浮在液体中的深层发酵，也包括在没有（或几乎没有）游离水的湿固体材料上培养微生物的工艺过程。多数情况下，固态发酵是指在没有或几乎没有自由水存在下，在有一定湿度的水不溶性固态基质中，用一种或多种微生物发酵的一个生物反应过程。狭义上讲，固态发酵是指利用自然底物作为碳源及能源，或利用惰性底物作为固体支持物，其体系无水或接近于无水的发酵过程。固态发酵的方法在纳豆芽孢杆菌的发酵过程中有很大的作用。例如，根据纳豆芽孢杆菌水解淀粉的生物学特性，采用稀释平板分离法，从中国传统食品豆豉中筛选出纳豆芽孢杆菌优势菌株。固态发酵条件[19]（种龄、接种量、发酵时间、培养基初始 pH 和含水量）对固态发酵有较大的影响。随着种龄的增大，活菌数、芽孢数呈先增加后减少的变化趋势，种龄为 15h 时达到峰值。纳豆芽孢杆菌发酵过程中的大多数反应是酶促反应，pH 随代谢产物及培养基成分的变化而变化，故需要摸索适宜的初始 pH。随着培养基 pH 的升高，活菌数、芽孢数呈先增加后减少的变化趋势，在 pH 8.0 时达到峰值。活菌数和芽孢数是衡量益生菌制剂质量优劣的重要指标，在固态发酵中，发酵时间对固态发酵后活菌数和芽孢数有相当大的影响：发酵时间过短，细菌菌体和芽孢没有充分形成，活菌数和芽孢数比较少；发酵时间过长，不仅菌体活力会降低，而且菌体还会自溶死亡，使活菌数和芽孢数减少。37℃为菌种适宜的生长和发酵温度，当温度低于或高于 37℃时，菌种生长和发酵受到一定的影响，活菌数和芽孢数均有所降低。

#### 2. 纳豆芽孢杆菌的液态发酵

种龄、接种量、装液量、转速、温度、初始 pH、摇瓶发酵周期都是影响纳豆芽孢杆菌液态发酵的因素。研究发现，0～9h 为纳豆芽孢杆菌生长停滞期，细菌数量极少；9～21h 为对数生长期，菌体数量急剧增多；21～27h 为纳豆芽孢杆菌生长的稳定期，菌体生长缓慢。自 27h 后细菌数量开始减少，纳豆芽孢杆菌进入生长的衰亡期。纳豆芽孢杆菌的最佳种龄是 21h；菌体生长过程中 pH 主要通过影响菌体细胞膜、电荷、膜渗透性及营养物质离子化程度，从而影响菌体对养分的吸收，pH 5.5～8.5 能较好地生长，在 pH 7.0 时吸光度出现最大值，即在此培养基的基础上，最适 pH 为 7.0。纳豆芽孢杆菌是好氧型菌，通过改变装液量调节通气量，装液量越大则通气量越小，越不利于生长；装液量小则通气量大，溶氧量高，但此时剪切力过大，也不利于菌体生长。随着接种量的增加，发酵液的菌体悬浊液的吸光度值增大，即菌体量增多。当接种量达到 4%以后，吸光度值出现下降的趋势，表明在 4%的接种量时菌体能更好地生长。纳豆芽孢杆菌是好氧性细菌，液体摇瓶培养的装液量和转速是调节通气量和溶氧量的两个关键因素：当转速为 $200r \cdot min^{-1}$ 时，菌体生物量最大，说明在一定范围内，随着转速的升高，通气效果增强，溶氧性增大，菌体生长旺盛，生物量增多；转速过高时，可能会引起机械损伤，影响细胞生长或者引起菌体自溶，使生物量减少。

# 3.2　纳豆菌的分离、筛选及鉴定

## 3.2.1　纳豆菌的分离方法

据文献报道，从不同来源的材料(稻草、土壤和纳豆)中均可以分离筛选出多种纳豆菌。纳豆菌的分离筛选方法多种多样，但原理和方法大同小异，可根据文献方法[26]进行分离，步骤如下。

1. 纳豆菌的培养

用接种环挑取一环菌群于无菌生理盐水中，振荡器上充分振荡 30min，然后进行梯度稀释，取 0.1mL 到牛肉膏蛋白胨平板上，涂布器涂抹均匀，37℃倒置培养 1～2 天。

2. 梯度稀释法分离纳豆菌

(1)样品中总细菌：分别将 3 种制备好的样品悬液用 8.5%的生理盐水 10 倍梯度稀释，取 $10^8$、$10^9$ 和 $10^{10}$ 三个稀释度涂布营养琼脂平板，在 37℃条件下培养 24h 后，进行总细菌菌落计数。

(2)样品中总芽孢杆菌：分别将 3 种制备好的样品悬液在 80℃下水浴 15 min，冷却后用 8.5%的生理盐水 10 倍梯度稀释，取 $10^5$、$10^6$ 和 $10^7$ 三个稀释度涂布营养琼脂平板，在 37℃条件下培养 24h 后，菌落计数。在 3 种纳豆的芽孢杆菌计数平板上分别挑取 3 个具有纳豆芽孢杆菌典型菌落特征的单菌落，编号为 NB-1、NB-2、NB-3、ND-1、ND-2、ND-3、NR-1、NR-2 和 NR-3 进行革兰氏染色，镜检，并连续划线培养至纯。

(3)称取市售纳豆 10g 置于装有 90mL 无菌生理盐水的 500mL 三角瓶中浸泡72h，间隔 20min 振荡 1 次。72h 后用 80～90℃水浴加热 10～15min，冷却，梯度稀释后，取 0.2mL 加入无菌平皿，倾入淀粉培养基，立即摇匀。37℃倒置培养 24～48h.挑取淀粉水解圈直径与菌落直径比值(C/H 值)较大的菌落接入肉膏蛋白胨斜面培养基培养。分离的过程受到培养基组成成分、pH、振荡时间间隔、温度等因素的影响，最后分离完还应进一步纯化。

3. 稀释涂布分离法

在无菌条件下分别称取 6 种不同品牌的纳豆样品 1.00g 加入到装有 9mL 生理盐水的试管中浸泡 0.5h,并且振荡。将 6 种制备好的样品悬液在 80℃下水浴 10min,迅速冷却至室温,此菌悬液作为原始菌液。从原始菌悬液中吸取 0.5mL 加入到 4.5mL 的无菌生理盐水中制成菌液,依此类推,将活化后的菌液不断稀释。然后吸取一定稀释度的菌液 100μL 注入营养琼脂培养基的培养皿中,用无菌的涂布棒将菌液均匀地涂到整个平板表面。在 37℃条件下恒温培养箱中培养 24h 后,菌落计数。

4. 沉淀及柱层析分离法

利用改良的培养基-纤维蛋白平板法,从我国传统食品豆豉中筛选出具有高纤溶活性的纳豆杆菌菌株;菌株液体发酵法制得粗酶液,采用沉淀法及柱层析等方法从发酵液中初步分离纳豆激酶;应用体外溶栓实验考察分析了纳豆激酶的纤溶活性,为开发新型溶栓药物及保健食品提供了实验参考依据。

盐析法分离:将研细的固体 $(NH_4)_2SO_4$ 按不同饱和度(%)分别加入到两种粗酶液中,于 4℃搅拌过夜,次日 $8000r \cdot min^{-1}$ 离心 20min。取 70%饱和度 $(NH_4)_2SO_4$ 溶液中的两种粗酶液沉淀各 5g,分别用 $0.025mol \cdot L^{-1}$、pH 7.0 磷酸盐缓冲液 10mL 溶解并检测纤溶活性。

5. 其他分离方法

孙妍等[20]以北京、大连和日本 3 个产地的纳豆产品为试验材料,从中筛选可用于畜禽生产的纳豆芽孢杆菌(Bacillus subtilis natto)蛋白酶高产菌株。先通过酪蛋白平板初筛得到 9 株芽孢杆菌,再以 N1 型纳豆芽孢杆菌为模式菌株,对初筛得到的菌株进行菌落和菌体形态观察、生理生化鉴定,确定有 5 个菌株为纳豆芽孢杆菌。测定 5 个菌株 48h 发酵液中蛋白质的酶活性,结果表明:菌株 NB-1 为蛋白酶高产菌株,发酵液中蛋白酶活性为 $19.41U \cdot mL^{-1}$,产蛋白酶特性在 6 代内可保持稳定。

田亚红和刘辉[13]利用纤维蛋白平板进行初筛,得到 6 株能形成透明纤维蛋白水解圈的菌株。在平板上挑选透明圈最大的单菌落,即纤溶活力最高的菌种作为发酵菌种,命名为 NK-1。观察菌落特征:菌落形状呈圆形,低凸起,规则,放射状,边缘叶状,表面皱褶,无光泽,呈乳白色或灰白色,不透明,菌落直径 2.0~5.4mm。显微镜下观察单细胞呈杆状,革兰氏染色呈阳性,有明显的芽孢,呈椭圆状或柱状,无明显膨大,中生或近中生。

王萍等[21]从日本传统食品纳豆中筛选出具有较高纤溶活性的 8 株芽孢杆菌,根据菌落形态、生理生化特征,鉴定为纳豆芽孢杆菌。NK-4 菌株经过发酵培养,酶活高达 $1762U \cdot mL^{-1}$,其液体培养指数生长期 2~10h,最佳产酶条件是 pH 7.0,

培养温度 37℃，装液量 100mL·500$^{-1}$mL$^{-1}$。

马明等[22]为开发具有特定生理活性的新型纳豆保健品，对能产生纳豆激酶的菌株进行了分离筛选，得到了具有较高纤溶活性的 4 株，考虑到发酵后的纳豆感官，最终选择编号为 4411、465 的菌株作为生产用菌种。根据其形态、生理生化特征以及与枯草芽孢杆菌的比较，初步判断这两株菌株为枯草芽孢杆菌（*Bacillus subtilis*）。

黄占旺等[23]根据纳豆芽孢杆菌水解淀粉的生物学特性，采用稀释平板分离法，从中国传统食品豆豉中筛选出 2 株纳豆芽孢杆菌优势益生菌株。通过比较这两个分离菌株与实验室保存的纳豆芽孢杆菌菌株的耐受性和抑菌能力，从中选出 1 株最优菌株 B2。

马明等[24]对能产生纳豆激酶的菌群进行了筛选，分离得到了 1 株具有较高纤溶活性的菌株 N391，其纳豆激酶相当于 1722.4U·mL$^{-1}$尿激酶的酶活。利用菌 16S rDNA 通用引物对其 16S rRNA 进行 PCR 扩增，得到 1511bp 的片段，该 PCR 产物序列通过 Blast 软件在 NCBI 网站中进行同源性比较，使用 DNA MAN 和 MAG E 3.1 软件绘制系统发育树，结果表明，菌株 N391 的 16S rRNA 序列（DQ90 6100）与枯草芽孢杆菌（*Bacillus subtilis*）的 16S rRNA 序列的同源性在 99%以上，在系统发育树中，菌株 N391 与 *Bacillus subtilis* 在同一分支，且遗传距离最短。结合常规的形态、生理生化鉴定，N391 的形态及大部分生理生化特征与 *Bacillus subtilis* 极为相似，表明菌株 N391 是属于 *Bacillus subtilis* 的 1 个菌株。

苟金霞和杨茜[25]从日本传统食品纳豆中筛选获得一株高产纳豆激酶的盐芽孢杆菌菌株，其产酶能力为 227IU·g$^{-1}$。其菌落形态近似圆形，直径 2~5mm，灰白色，不透明，菌落表面褶皱粗糙，边缘不整齐，用接种针挑菌落有拉丝现象。镜检结果显示，细胞为杆状，幼龄时期呈革兰氏阳性，培养 5~7h 就出现少量的芽孢，继续培养芽孢数量明显增多。该菌株在 37℃、150r·min$^{-1}$的条件下，培养 3h 内处于生长延滞期，培养 4.5~9h 内是菌体生长对数期，而超过 10h 菌体则进入了稳定期和衰亡期。根据生物理化特性，该菌有能产芽孢、杆状、好氧、不能分解木质素并且嗜盐等特征，参照《常见细菌系统鉴定手册》，可初步判断该菌株为盐芽孢杆菌属。

奚晓琦等[26]分别从北京、大连和日本三个产地的纳豆食品中分离纯化得到了 9 个具有纳豆芽孢杆菌典型菌落特征的芽孢杆菌单菌落，与模式菌株纳豆芽孢杆菌 N1 株分别从菌落形态、个体形态和生理生化试验三个方面进行对比鉴定，结果表明，其中 5 株芽孢杆菌为纳豆芽孢杆菌。将这 5 株纳豆芽孢杆菌分别在酪素平板上划线初选，得到了 298 株具有蛋白酶活力的菌株，从中筛选出活性最高的 5 株命名为 NB、NC、ND、NE 和 NF。测定各株发酵液的纳豆激酶酶活力，结果表明 NB、NC 和 ND 3 株具有较高纳豆激酶活性，酶活力分别达到 1041.37IU·mL$^{-1}$、

1125.13IU·mL$^{-1}$ 和 1804.64IU·mL$^{-1}$。

王欢等[27]以日本顺食真、北京燕京及大连美屋的鲜纳豆作为供试材料，从 3 个地区的鲜纳豆中共分离得到了 17 个菌株，将分离得到的 17 个菌株用牙签点种于脱脂牛奶培养基上，每个平板点 4 次，37℃培养 18h，测定菌落及透明圈直径，透明圈直径/菌落直径表示水解圈大小，其值越大，表示产蛋白酶能力越强。分离出的 17 个菌株在脱脂牛奶培养基上均产生了透明圈，说明均具有产蛋白酶的能力，其中从产地 A 中分离的 6 株菌中 A1 产酶能力最强，从产地 B 中分离出的 6 株菌中 B2 产酶能力最强，从产地 C 中分离出的 5 株菌中 C2 产酶能力最强。以枯草芽孢杆菌为对照，对这 3 株菌进行了生理生化验证试验，结果判定 A1、B2、C2 均为纳豆菌。其中，纳豆菌 C2 在发酵纳豆过程中，活菌数增殖最快，黏液产率为 5.93%，拉丝长度最长且感官评价较高；纳豆菌 B2 在发酵过程中活菌数增殖最慢，尽管发酵的纳豆中活菌数最高，但黏液产率及拉丝长度均不理想，发酵的产品颜色呈红褐色，整体评价偏低；纳豆菌 A1 在发酵过程中，活菌数增加了 32.48 倍，黏液产率为 4.10%。

钱泽栋等[28]采用酪蛋白平板初筛，从日本北海道生产的纳豆食品中筛选出 5 株产纳豆激酶的菌株，分别编号 XD1～5；再采用纤维蛋白平板复筛，通过比较透明圈大小筛得到高产纳豆激酶菌株 XD2，并通过 16S rDNA 基因序列对其进行鉴定。结果表明，5 个菌株均能产纳豆激酶并能分解纤维蛋白，其中，菌株 XD2 所产纳豆激酶的酶活最高，为 989.3U·mL$^{-1}$；16S rDNA 基因序列鉴定菌株 XD2 为枯草芽孢杆菌。

### 3.2.2 纳豆菌的筛选

纳豆菌可根据不同用途而用不同方法来进行筛选，筛选一般分为初选和复选，最后进行遗传稳定性试验的测定。

1. 筛选条件

筛选是根据所要得到的理想菌株而进行选择，例如，可以在工艺条件下筛选出对人体消化道逆环境有较强耐受力的纳豆芽孢杆菌。从纳豆菌的基本生理特性、特点、生长影响因素等方面进行筛选。

2. 筛选方法

1) 纳豆菌筛选方法一

(1) 在无菌条件下分别称取 3 种市售纳豆 1.00g，置于装有 9mL 生理盐水的试管中浸泡 30min 后充分振荡，梯度稀释后，分别涂布于酪蛋白平板、CMC-Na 平板和淀粉平板，37℃培养 48h 后，酪蛋白平板可直接观测水解圈；CMC-Na 平板需用 0.2%的刚果红染色 30min，然后依次用蒸馏水和 1mol·L$^{-1}$ 的 NaCl 洗去染液，再用 5%($m/V$)的乙酸液固定后观测水解圈;淀粉平板采用革兰氏碘液染色后观测水解圈。用游标卡尺测量水解圈直径与菌落直径的比值(Hc 值)[29]。

(2)用接种环挑取一环保藏的菌群于无菌生理盐水中,振荡器上充分振荡 30min,然后进行梯度稀释,取 0.1mL 到牛肉膏蛋白胨平板上,涂布器涂抹均匀,37℃倒置培养 1～2 天。分离到的单菌落同时点接到牛奶培养基、酪素水解培养基上,每株菌作两个平行,37℃培养观察水解圈形成情况(初筛)。将培养 24h 的单菌落接种到液体种子培养基中(装液量 30mL·250$^{-1}$mL$^{-1}$),37℃、180r·min$^{-1}$恒温培养。每隔 3h 取种子液进行稀释平板计数,以确定最佳菌龄(复筛)。

(3)酪蛋白平板初筛:挑取琼脂平板培养基上培养的单菌落接种于新鲜的 LB 斜面,30℃活化 24h 后,制备菌悬液。以十倍稀释法稀释至 10$^{-3}$,分别取 10$^{-1}$、10$^{-2}$、10$^{-3}$ 稀释度菌悬液各 0.1mL 涂布于初筛酪蛋白培养基平板,30℃培养 24h 后,观察平板透明圈情况并进行测量,选取透明圈直径大者转接斜面培养。摇瓶复筛:取初筛所得的菌株,并将其转接于新鲜的 LB 培养基斜面,活化 24h 后,接入液体种子培养基,在 30℃,150r·min$^{-1}$ 的摇床培养 24h。随后按 4%的接种量将种子液接种至装液量为 25mL·250$^{-1}$mL$^{-1}$的液体发酵培养基,在 30℃、150r·min$^{-1}$ 摇床上培养,分别发酵 24h 和 72h,取发酵液测定酶活。

(4)纳豆芽孢杆菌具有一定的耐盐、耐 pH 及耐热性,为了从分离的菌株中筛选出符合需要的优势菌株,选择了含盐量 7%、pH 5.0、温度 55℃和淀粉水解圈直径与菌落直径比值(C/H)四项指标进行初筛,获得两个纳豆芽孢杆菌单菌株 B2、B15,并进行了菌株鉴定确认。

(5)菌悬液制备:从活化好的 BSNK-5 平板接种单菌落到 20mL LB 液体培养基,30℃培养至对数生长期,离心收集菌体(6000r·min$^{-1}$,5min),生理盐水清洗 2 次,用等体积生理盐水溶解,备用,菌液浓度约为 1.5×10$^6$ 个·mL$^{-1}$。取 1mL 上述菌液,加入 9mL 生理盐水,准备 6 管,设置 6 个辐照梯度(400Gy、800Gy、1200Gy、1600Gy、2000Gy、2400Gy)送北京大学化学与分子工程学院应用化学系进行辐照诱变。将未照射菌液和不同剂量辐照诱变菌液进行倍比稀释,取 100μL 涂酪蛋白平板,每个梯度涂 10 个酪蛋白平板,30℃过夜培养。次日取出,选合适的浓度梯度进行菌落计数和溶解圈表型观察,计算辐照诱变的致死率。

$$辐照诱变致死率/\% = (A-B) \div A \times 100\%$$

式中,$A$ 为未经诱变平板菌落数;$B$ 为诱变后平板菌落数。

2)纳豆菌筛选方法二

豆豉用生理盐水浸提 72h,间隔 20min 振荡一次;72h 后将提取液于 12 000r·min$^{-1}$离心 5min,取上清 10μL 点样到纤维蛋白平板上,37℃恒温箱中放置,每隔 1h 观察纤溶情况。取在纤维蛋白平板上溶圈大的浸提液 10 倍梯度稀释,再取 50μL 涂布 LB 平板，37℃ 倒置培养 10h，富集单菌落，对应地挑到改良培养基-纤维蛋白平板(制作方法为在纤维蛋白平板中加 25% LB 培养基)上，置于 37℃ 恒温箱，动态观察(间隔 1h)，从有较高纤溶活性的菌落(DC-1、DC-3)中各选出 5 个菌落保存。此方法是对纤维蛋白平板法的改良，在其中加入少许培养基，既能使菌生长，又可作为筛选平板。初筛能分泌纤溶活性物质的菌落，发酵液再经纤维蛋白平板检测，便可筛选到高纤溶活性的菌株。

3)纳豆菌筛选方法三

(1)将分离得到的菌株接种在限制培养基上，37℃ 培养 24h。从限制性培养基上逐个挑取菌落，对应点接在基本培养基和生物素补充培养基平板上，37℃ 培养 48h。挑选生物素补充培养基平板上生长而基本培养基平板上不生长的菌落，作为初筛菌株。

(2)将初筛菌株接入液体种子培养基(装液量 30mL·250$^{-1}$mL)，37℃、200r·min$^{-1}$，培养 24h。以 2%接种量接种至液体发酵培养基(装液量为 100mL·500$^{-1}$mL)，37℃、200r·min$^{-1}$ 摇荡培养。分别于不同的发酵时间点取一定体积的发酵液进行离心，以 5000r·min$^{-1}$ 离心 10min。将上清液稀释适当倍数，取 10μL 点样于纤维蛋白平板上，37℃，恒温 18h 后测量每个样品的溶解纤维蛋白的透明圈直径，计算酶活。最终分离得到了一株具有较高产酶活性的菌株，命名为 DCK-B。

### 3.2.3 纳豆菌的鉴定

不同来源的菌落形态不规则，在相同成分或状态的培养基上生长的群体特征有差异，主要表现在菌落形状、大小、表面粗糙度等方面。还可以根据生理生化特征和 16S rRNA 序列分析进行鉴定。个体形态主要包含形状、长、宽、位置、大小、鞭毛及运动性。根据《伯杰氏细菌鉴定手册》(第八版)[6]和《常见细菌系统鉴定手册》，并与模式菌株纳豆芽孢杆菌 1.1086 株对比，进行生理生化鉴定试验，包括革兰氏染色、过氧化氢酶试验、淀粉水解试验、耐盐试验(2%、5%、7%、10%)、不同温度生长试验(10℃、15℃、55℃、60℃)、不同 pH 生长试验(pH 5.6、pH 6.9)、明胶液化试验、乙酰甲基醇试验(V-P)、D-葡萄糖发酵试验、D-甘露醇发酵试验、硝酸盐还原试验、对氧需求、酪蛋白水解、硝酸盐还原试验、柠檬酸盐试验、石蕊牛奶试验。可根据这些基本特性来进行鉴定。

1. 培养特征观察

(1)在葡萄糖蛋白胨液体培养基中的培养：将试验菌接种在葡萄糖蛋白胨培养基试管中，30℃ 培养 1~2 天，观察菌体是否形成菌膜、菌环或沉淀(絮状沉淀或颗粒状沉淀)，或者是均匀浑浊。

(2)在牛肉膏蛋白胨固体培养基上的菌落形态：将菌种划线接种于平板上，培养 24h，观察并记录单菌落的形态特征。

2. 细菌个体形态观察

(1)制片：常规涂片、干燥、固定。

(2)初染：滴加结晶紫染色 1min，水洗。

(3)媒染：滴加 Lugol 碘液冲去残水，并覆盖 1min，水洗。

(4)脱色：用滤纸吸去玻片上的残水，倾斜玻片，并衬以白纸，用滴管滴加 95%的乙醇。

(5)复染：滴加番红染色液 3～5min，水洗。

(6)镜检：干燥后，油镜下观察颜色，观察细菌的个体形态，并用测微尺测量菌体的大小。乙醇脱色，直至流出的乙醇无色，立即水洗。

3. 理化鉴定

1)运动性观察

在载玻片加一滴无菌生理盐水，接种环取少许菌(培养 12～18 h)，轻轻移入无菌生理盐水中，不要搅动或涂抹，让有运动能力的菌自然游入生理盐水中，呈轻度浑浊为宜。镊子夹持洁净的盖玻片覆盖于菌液上。放置时，盖玻片一端先接触菌液。光学显微镜下观察。

2)淀粉水解试验

将菌种(培养 24～48h)点种于平板上，适温培养 2～4 天，形成菌落后，在平板上滴加 Lugol 碘液，以铺满菌落周围为度，平板呈蓝色，而菌落周围如有无色透明圈出现，说明淀粉已被水解。透明圈的大小可说明水解淀粉的能力。

3)油脂水解试验

(1)将融化的固体油脂培养基冷却至 50℃左右时，充分摇荡，使油脂均匀分布，无菌操作倒入平板，待凝。

(2)用记号笔在平板底部划成两部分，分别标上菌名。

(3)将待试菌株和枯草芽孢杆菌分别用无菌操作画"十"字接种于平板相对应部分的中心。

(4)将平板倒置，于 37℃恒温箱中培养 24h。

(5)取出平板，观察菌苔颜色，如出现红色斑点，说明脂肪水解，为阳性反应。

4)明胶液化试验

穿刺法接种于试管中央，在 20℃恒温箱中培养 1 个月，随时观察明胶液化现象。如细菌在此温度下不能生长，则必须培养在所需要的最适温度下，观察时，将试管置于冰浴中，才能观察明胶液化。

5)石蕊牛奶试验

(1)石蕊溶液的制备：石蕊 2.5g，水 100 mL，将石蕊浸泡在蒸馏水中过夜，使石蕊变软而易于溶解，溶解后过滤，即可用于配制石蕊牛奶培养基。

（2）培养基加入石蕊指示剂后，颜色以丁香花紫色为宜，分装试管，牛奶高度4cm左右。

细菌对牛奶的作用有以下几种情况：

①产酸：细菌发酵乳糖产酸，使石蕊变红。

②产碱：细菌分解酪蛋白产生碱性物质，使石蕊变蓝。

③胨化：细菌产生蛋白酶，使酪蛋白分离，故牛奶变得比较澄清。

④酸凝固：细菌发酵乳糖产酸，使石蕊变红，当酸度很高时，可使牛奶凝固。

⑤凝乳酶凝固：有些细菌能产生凝乳酶使牛奶的酪蛋白凝固，此时石蕊呈蓝色或者不变色。

⑥还原：细菌生长旺盛时，使培养基氧化还原电位降低，因而石蕊褪色。

6）硝酸盐还原试验

将试验菌种接种于硝酸盐液体培养基中（需做不接种的对照管），适温培养1天、3天、5天。取两支干净的试管（或在白色瓷盘小孔中）倒入少许培养液，然后在其中分别各滴一滴试剂A液和B液，在对照管中同样加试剂。当培养液变为粉红色、玫瑰色、橙色或棕色等时，表示有亚硝酸盐存在，为硝酸盐还原阳性；如无红色出现，则可滴加1～2滴二苯胺试剂，此时如呈蓝色，则表示培养基中仍有硝酸盐；如不呈蓝色，表示硝酸盐和新形成的亚硝酸盐都已还原成其他物质，故仍应按硝酸盐还原阳性处理。

7）甲基红（MP）试验

取葡萄糖蛋白胨液体培养基试管3支，于其上分别做好培养基名称和试验菌种、空白样等标记，然后无菌操作将试验菌、枯草杆菌接种到相应的试管中，连同空白对照置于（36±1）℃恒温箱中培养48h。在试验试管及空白管中，各加入甲基红试剂5～6滴，呈鲜红色者为甲基红试验阳性，呈橘红色者为弱阳性，呈橘黄色者为阴性[11]。

4. 基因型鉴定（16S rDNA 基因型鉴定）

1）引物合成

采用扩增细菌16S rDNA的通用引物，由北京三博远志公司合成。上游引物：5′-AGAGTTTGATCCTGGCTCAG-3′；下游引物：5′-GGCTACCTTGTTACGACT-3′

2）细菌基因组 DNA 提取

（1）将 DCK-B 菌种在液体培养基上37℃增菌18～24h，取细菌培养液1mL，10 000r·min$^{-1}$（11 500g）离心1min，尽量吸净上清。

（2）向菌体沉淀中加入200μL缓冲液GA，振荡至菌体彻底悬浮。

（3）向管中加入20μL蛋白酶K溶液，混匀。

（4）加入220μL缓冲液GB，振荡15s，70℃放置10min，溶液应变清亮，简短离心以去除管盖内壁的水珠。

(5)加220μL无水乙醇，充分振荡混匀15s，此时可能会出现絮状沉淀，简短离心以去除管盖内壁的水珠。

(6)将上一步所得溶液和絮状沉淀都加入一个吸附柱CB3中，12 000r·min$^{-1}$(13 400g)离心30s，倒掉废液，将吸附柱CB3放入收集管中。

(7)向吸附柱CB3中加入500μL缓冲液GD(使用前先检查是否已加入无水乙醇)，12 000r·min$^{-1}$(13 400g)离心30s，倒掉废液，将吸附柱CB3放入收集管中。

(8)向吸附柱CB3中加入700μL漂洗液PW(使用前先检查是否已加入无水乙醇)，12 000r·min$^{-1}$(13 400g)离心30s，倒掉废液，将吸附柱CB3放入收集管中。

(9)向吸附柱CB3中加入500μL漂洗液PW，12 000r·min$^{-1}$(13 400g)离心30s，倒掉废液，将吸附柱CB3放入收集管中。

(10)将吸附柱CB3放回收集管中，12 000r·min$^{-1}$(13 400g)离心2min，倒掉废液。将吸附柱CB3置于室温放置10min，以彻底晾干吸附材料中残余的漂洗液。

(11)将吸附柱CB3转入一个干净的离心管中，向吸附膜的中间部位悬空滴加100μL洗脱缓冲液TE，室温放置5min，12 000r·min$^{-1}$(13 400g)离心2min，将溶液收集到离心管中。

(12)将离心得到的溶液再加入吸附柱CB3中，室温放置2min，12 000r·min$^{-1}$(13 400g)离心2min。所得即为细菌基因组DNA，−20℃保存备用。

3)扩增16S rDNA基因

以基因组DNA为模板扩增其16S rDNA基因。PCR反应体系见表3-1。PCR反应条件：94℃预变性5min；94℃变性30s；55℃退火45s；72℃延伸1min45s；35个循环；72℃再延伸5min。PCR反应结束后取5μL PCR产物用1%琼脂糖凝胶电泳检测。电泳条带单一的PCR产物送北京三博远志公司测序，测序结果在NCBI网站上用Blast进行同源性序列检索，并在GenBank中注册。

**表3-1 PCR反应体系**

| 试剂 | 体积/μL |
| --- | --- |
| 模板 | 1 |
| 上游引物/(10μmol·L$^{-1}$) | 1 |
| 上游引物/(10μmol·L$^{-1}$) | 1 |
| 2×PCR Master Mix | 12.5 |
| ddH$_2$O | 9.5 |
| 总体积 | 25 |

4)琼脂糖1%凝胶电泳的操作步骤

(1)制备1×TAE电泳缓冲液：Tris 24.2g，乙酸5.71mL，0.5mol·L$^{-1}$的EDTA

10mL，加 ddH$_2$O 至 100mL，转到试剂瓶备用。

（2）制备 1%琼脂糖凝胶：称取 0.5g 琼脂糖置于锥形瓶中，加入 1×TAE 50mL，微波炉加热煮沸 3 次至琼脂糖全部融化，摇匀，待冷却到 60℃左右加入 5μL EB（10mg·mL$^{-1}$）即成。

（3）胶板制备：取电泳槽内的有机玻璃内槽（制胶槽）洗干净，晾干，将内槽置于水平位置，并在固定位置放好梳子。将冷却到 65℃左右的琼脂糖凝胶液混匀，小心地倒入内槽玻璃板上，使胶液缓慢展开，直到整个玻璃板表面形成均匀胶层。室温下静置直至凝胶完全凝固，垂直轻拔梳子，将凝胶及内槽放入电泳槽中。添加 1×TAE 电泳缓冲液至没过胶板为止。

（4）加样：在点样板上混合 DNA 样品和上样缓冲液，上样缓冲液的最终稀释倍数应不小于 1×。用 10μL 微量移液器分别将样品加入胶板的样品小槽内，每加完一个样品，应更换一个加样头，以防污染，加样时勿碰坏样品孔周围的凝胶面（注意：加样前要先记下加样的顺序）。

（5）电泳：加样后的凝胶板立即通电进行电泳，电压 60～100V，样品由负极（黑色）向正极（红色）方向移动。电压升高，琼脂糖凝胶的有效分离范围降低。当溴酚蓝移动到距离胶板下沿约 1cm 处时，停止电泳。

5）结果

以菌株 DCK-B 的基因组 DNA 为模板，用细菌 16S rDNA 通用引物进行 PCR 扩增，产物经 1%琼脂糖凝胶电泳检测，结果在略低于 1500bp 的位置得到单一的扩增条带，见图 3-1，图中 M 左侧的 8 个样品条带为做 PCR 时不同管中的扩增产物，Marker 右侧的 4 个样品条带不是本实验的样品。该 PCR 产物经序列测定全长为 1433bp。将此序列上传到 GenBank，获得登录号：FJ850963，将此序列用 Blast 进行同源性序列检索，有 109 个结果与 DCK-B 有 99%的相似性，均为枯草芽孢杆菌属，最相似的前 5 个菌株见表 3-2。

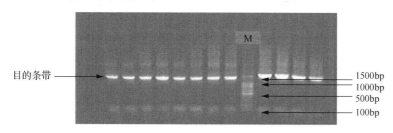

图 3-1　DCK-B 菌株的 16S rDNA 基因电泳图

综合 DCK-B 菌株的形态、生理生化及 16S rDNA 的鉴定结果，可以认为我们分离得到的溶栓激酶高产菌株 DCK-B 属于枯草芽孢杆菌 *Bacillus subtilis*。

**表 3-2　DCK-B 菌株的 16S rDNA 基因与 GenBank 中同类基因的同源性比较**

| 登录号 | 菌种名 | 菌株名 | 碱基长度/bp | 分值 | 比对碱基数 | 相似性 |
|---|---|---|---|---|---|---|
| AY973493.1 | *Bacillus subtilis* | KCC103 | 1435 | 2614 | 1428/1433 | 99% |
| EU915719.1 | *Bacillus subtilis* | sp.ZSA | 1454 | 2608 | 1427/1433 | 99% |
| EU729126.1 | *Bacillus subtilis* | JSU-2 | 1453 | 2608 | 1427/1433 | 99% |
| EU090295.1 | *Bacillus subtilis* | CD-6 | 1464 | 2608 | 1425/1430 | 99% |
| AY917141.1 | *Bacillus subtilis* | CICC10076 | 1496 | 2608 | 1424/1429 | 99% |

测序结果如下：共 1433bp

ATTTCACTTGGCGGCTGCTCTAAAAGGTTACCTCACCGACTTCGGGTGTTAC
AAACTCTCGTGGTGTGACGGGCGGTGTGTACAAGGCCCGGGAACGTATTCA
CCGCGGCATGCTGATCCGCGATTACTAGCGATTCCAGCTTCACGCAGTCGAG
TTGCAGACTGCGATCCGAACTGAGAACAGATTTGTGGGATTGGCTTAACCTC
GCGGTTTCGCTGCCCTTTGTTCTGTCCATTGTAGCACGTGTGTAGCCCAGGT
CATAAGGGGCATGATGATTTGACGTCATCCCCACCTTCCTCCGGTTTGTCACC
GGCAGTCACCTTAGAGTGCCCAACTGAATGCTGGCAACTAAGATCAAGGGT
TGCGCTCGTTGCGGGACTTAACCCAACATCTCACGACACGAGCTGACGACA
ACCATGCACCACCTGTCACTCTGCCCCCGAAGGGGACGTCCTATCTCTAGGA
TTGTCAGAGGATGTCAAGACCTGGTAAGGTTCTTCGCGTTGCTTCGAATTAA
ACCACATGCTCCACCGCTTGTGCGGGCCCCCGTCAATTCCTTTGAGTTTCAG
TCTTGCGACCGTACTCCCCAGGCGGAGTGCTTAATGCGTTAGCTGCAGCACT
AAGGGGCGGAAACCCCCTAACACTTAGCACTCATCGTTTACGGCGTGGACT
ACCAGGGTATCTAATCCTGTTCGCTCCCCACGCTTTCGCTCCTCAGCGTCAG
TTACAGACCAGAGAGTCGCCTTCGCCACTGGTGTTCCTCCACATCTCTACGC
ATTTCACCGCTACACGTGGAATTCCACTCTCCTCTTCTGCACTCAAGTTCCCC
AGTTTCCAATGACCCTCCCCGGTTGAGCCGGGGGCTTTCACATCAGACTTAA
GAAACCGCCTGCGAGCCCTTTACGCCCAATAATTCCGGACAACGCTTGCCAC
CTACGTATTACCGCGGCTGCTGGCACGTAGTTAGCCGTGGCTTTCTGGTTAG
GTACCGTCAAGGTACCGCCCTATTCGAACGGTACTTGTTCTTCCCTAACAAC
AGAGCTTTACGATCCGAAAACCTTCATCACTCACGCGGCGTTGCTCCGTCAG
ACTTTCGTCCATTGCGGAAGATTCCCTACTGCTGCCTCCCGTAGGAGTCTGG
GCCGTGTCTCAGTCCCAGTGTGGCCGATCACCCTCTCAGGTCGGCTACGCAT
CGTCGCCTTGGTGAGCCGTTACCTCACCAACTAGCTAATGCGCCGCGGGTCC
ATCTGTAAGTGGTAGCCGAAGCCACCTTTTATGTTTGAACCATGCGGTTCAA
ACAACCATCCGGTATTAGCCCCGGTTTCCCGGAGTTATCCCAGTCTTACAGG

CAGGTTACCCACGTGTTACTCACCCGTCCGCCGCTAACATCAGGGAGCAAG
CTCCCATCTTCCGCTCGACTTGCATGATAGAC

本实验研究了一株从贵阳豆豉中分离出的具有纤溶活性的细菌，全面分析了该菌株的形态学、生理生化反应及 16S rDNA 序列，系统、准确地将所得菌株 DCK-B 进行了种属鉴定。在生理生化反应中，硝酸盐还原、D-阿拉伯糖、甘露醇、水杨素、D-海藻糖五项生化指标与文献上报道的枯草芽孢杆菌不同，究其原因可能是不同来源、不同地域的差异导致 DCK-B 菌种与其他枯草芽孢杆菌间的差别，这些差别也许是从贵州分离出的菌株的独特之处，也可能是 DCK-B 菌种产酶能力较高的原因之一。究竟是什么原因造成生理生化指标的差异，尚需进一步的研究。

## 3.3 纳豆菌的基本特性及 DNA 测序

### 3.3.1 基本特性

纳豆菌菌种生长适宜条件：温度 30~45℃；通风，转速 140r·min⁻¹，500mL 三角瓶装液量 100mL；pH 7.0；培养时间 24h；接种量 2%~5%；该菌种耐盐性较强，在含盐量 8%的条件下仍能较好生长[23]。

1. 抑菌性

纳豆菌具有广谱抗菌作用，对革兰氏阳性菌、革兰氏阴性菌、酵母菌和霉菌皆有一定的拮抗作用，特别是对痢疾志贺氏菌、金黄色葡萄球菌和异常汉逊酵母具有较强的抗菌作用[3]。日本专家研究认为纳豆黏液里含有吡啶二羧酸，对原发性大肠埃希氏菌及沙门氏菌具有较强抗菌作用。纳豆菌生命力很强，可以在人的肠道增殖，有效地抑制一些致病性大肠埃希氏菌的生长，尤其能拮抗 O157 大肠埃希氏菌的繁衍，防治 O157 大肠埃希氏菌所引起的食物中毒。动物试验发现，纳豆菌不但能抑止葡萄球菌的生长繁殖，还能降低葡萄球菌肠毒素的毒性，从而提高机体免疫力。纳豆芽孢杆菌是一组人体有益菌群，这种细菌对革兰氏阳性菌有较大的拮抗性，特别对伤寒、副伤寒、痢疾等传染病的作用较为明显。日本民间常以纳豆食药两用，防治腹胀、腹泻、水土不服、肠道感染等疾病[30]。

2. 耐受性

纳豆芽孢杆菌具有一定的耐高温能力，其培养液在经过 37~65℃、10min 处理后，生物量仍在增加，而培养液在经过 70~90℃、10min 处理后，生物量有下降趋势，生长受到抑制，但在短时间内基本能保持其活菌浓度。

纳豆芽孢杆菌的存活率随 pH 升高呈上升趋势。纳豆芽孢杆菌经过 pH 2～6 处理后存活率较低，在 pH 4 时出现低谷，pH 7 时存活率达到高峰。

耐胆盐和人工胃液的能力：实验证明纳豆芽孢杆菌存活率随猪胆盐浓度的升高呈二次项关系[31]。

### 3. 免疫性和分解性

Inooka[32]研究发现，纳豆芽孢杆菌能够增强雏鸡抗绵羊红细胞抗体的产生，该菌能显著提高仔鸡脾脏 T、B 淋巴细胞比例，增强鸡的细胞免疫功能。刘克琳等[33]报道，凝结芽孢杆菌试验组鸡的免疫器官生长发育较对照组迅速，血中 T 细胞值较对照组高。潘康成等[34]还发现地衣芽孢杆菌对家兔体液免疫功能有促进作用。周国勤等[35]以鱼为研究对象，在投喂纳豆芽孢杆菌培养物的受试鱼上发现类血液 NBT 阳性细胞数量和血清溶菌酶活力显著上升，表明纳豆芽孢杆菌及其发酵产物可明显提高鱼类的非特异性免疫功能。免疫刺激作为芽孢杆菌发挥益生作用的作用机制之一已逐渐被证实。Duc[36]的研究结果表明，给鼠口服芽孢杆菌，刺激了鼠全身性的 IgG 反应。这表明，芽孢杆菌芽孢可刺激产生免疫反应。枯草芽孢杆菌芽孢能够进入淋巴结和肠系膜淋巴结，与肠相关淋巴样组织作用从而产生体液免疫。在这个研究中还提到，枯草芽孢杆菌芽孢刺激了肠相关淋巴样组织中的细胞因子反应，表明非特异性抗原提呈细胞也能在免疫调控机制中起到很重要的作用。另外，纳豆芽孢杆菌的活菌体可以分泌复杂的纤维素酶、蛋白酶、淀粉酶等胞外酶系等[37]，从而促进营养物的消化和吸收。

### 4. 易变性

有实验显示(相关资料)，紫外线、氯化锂复合物可以改变纳豆菌的生理活性，诱变育种可以筛选出具有较高抑菌活性的突变株，使得产纳豆激酶的效率大大得到改善。

## 3.3.2　纳豆菌(DCK-B 菌株)菌体形态及生理生化实验[38-41]

取斜面保存的菌株接到种子培养基和平板培养基上培养 24h，进行个体形态、群体形态特征的观察。取平板培养基上培养 24h 的菌体进行革兰氏染色光镜观察、扫描电镜和共聚焦电镜观察。

### 1. 革兰氏染色

取一干净载玻片，无菌操作法滴一小滴生理盐水于载玻片中央，用接种环从过夜培养的平板中取少许待测菌落于水滴中涂成 0.5～1cm 直径的涂面，混合均匀并涂成薄膜，室温自然干燥或将载玻片的涂面朝上，通过火焰 2～3 次，以使细胞质凝固，固定细胞形态，使之牢固附着在载玻片上。固定好后，滴加结晶紫(以刚好将菌膜覆盖为宜）初染 1min，用水冲净结晶紫后，用 Lugol 碘液覆盖 1min，流水冲洗，95%乙醇脱色约 0.5min，流水冲洗；然后滴加稀释石炭酸复红复染约 1min，流水冲洗，用滤纸吸去载玻片上的残水，油镜下镜检。菌体红色为革兰氏染色阴性，紫色为革兰氏染色阳性。

2. 运动性观察

在载玻片中央涂一圈凡士林，加一滴无菌生理盐水于其中，接种环取少许菌（培养 12～18h），轻轻移入无菌生理盐水中，使成轻度浑浊为宜。镊子夹持洁净的盖玻片覆盖于菌液上，光学显微镜下观察。

3. 厌氧培养

取斜面保存的菌株接到平板培养基上，置于厌氧罐内，放入耗氧试剂迅速盖上罐盖，置培养箱中 37℃培养 96h 后观察生长情况。

4. 其他培养

硝酸盐还原、产气（碳水化合）、D-阿拉伯糖、菊糖、甘露醇、水杨素、D-海藻糖、葡萄糖、淀粉水解、蔗糖、枸橼酸盐、尿素分解、硫化氢产生、卵磷脂酶、水解淀粉、精氨酸双水解酶、吲哚产生、明胶水解的鉴定反应均取斜面保存的菌株经平板活化 18～24h 接到相应生化管中，按生化管使用说明要求培养一定时间后观察结果。

5. 结果

取 DCK-B 菌株接到种子培养基和平板培养基上培养 24h，进行个体形态、群体形态特征的观察。按照实验方法部分所述，观察平板培养的菌落、液体培养的形态，革兰氏染色光镜观察，结果见图 3-2～图 3-4。对菌株的生理生化特征做相应的鉴定，结果见表 3-3。结果表明，菌株 DCK-B 的形态及生理生化特征与枯草芽孢杆菌基本一致。

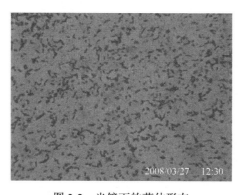

图 3-2 光镜下的菌体形态

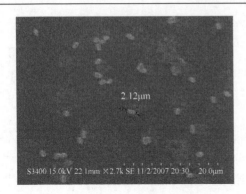

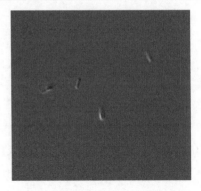

2.12μm

S3400 15.0kV 22.1mm ×2.7k SE 11/2/2007 20:30　20.0μm

图 3-3　扫描电镜下的菌体形态　　　　　图 3-4　共聚焦电镜下的菌体形态

**表 3-3　DCK-B 菌株的形态及生理生化特征**

| 菌株 | 菌体 | | | 芽孢 | | | | 生长温度/℃ | |
|---|---|---|---|---|---|---|---|---|---|
| | 长/μm | 宽/μm | 革兰氏染色 | 椭圆或柱状 | 中生或近中生 | 次端生或端生 | 芽孢囊膨大 | 最高 | 最低 |
| DCK-B | 1.7~2.2 | 0.8~0.98 | + | + | + | + | + | 55 | 20 |
| 枯草芽孢杆菌 | 2~3 | 0.7~0.8 | + | + | + | + | | 45~55 | 5~20 |

| 菌株 | 琼脂平板上菌落特征 | | | | | 液体培养基中形态 | | |
|---|---|---|---|---|---|---|---|---|
| | 形态 | 质地 | 边缘 | 光学特征 | 色素 | 菌膜 | 浑浊 | 沉淀 |
| DCK-B | 圆形 | 表面有皱褶、湿润 | 不整齐 | 不透明 | 否 | 皱褶 | 否 | 无 |
| 枯草芽孢杆菌 | 圆形 | 表面有皱褶、湿润 | 不整齐 | 不透明 | 否 | 皱褶 | 否 | 无 |

| 菌株 | 链状排列 | 动力 | 厌氧生长 | 卵磷脂酶 | 水解淀粉 | 精氨酸双水解酶 | 吲哚产生 | 明胶水解 |
|---|---|---|---|---|---|---|---|---|
| DCK-B | − | − | − | − | + | − | − | + |
| 枯草芽孢杆菌 | − | − | − | − | + | − | − | + |

| 菌株 | 硝酸盐还原 | 产气(碳水化合) | D-阿拉伯糖 | 菊糖 | 甘露醇 | 水杨素 | D-海藻糖 | 葡萄糖 | 淀粉水解 | 蔗糖 | 枸橼酸盐 | 尿素分解 | 硫化氢产生 |
|---|---|---|---|---|---|---|---|---|---|---|---|---|---|
| DCK-B | − | + | − | − | − | − | − | + | + | + | − | − | − |
| 枯草芽孢杆菌 | + | + | + | − | + | + | + | + | + | + | − | − | − |

# 3.4　纳豆菌工程菌的构建

　　1987 年，日本的 Sumi 等[42]首次报道在纳豆中存在一种具有强烈纤溶活性的纳豆激酶。1992 年，Nakamura 等[43]首次克隆了纳豆激酶基因并测定了全基因序列，包括 1143bp 可读框编码的 29 个氨基酸信号肽、77 个氨基酸前肽及 275 个氨基酸成熟肽。1993 年，Fujita 等[38]用胰蛋白酶和胰凝乳蛋白酶水解纳豆激酶成小肽，再用反相 HPLC 层析分离出单一的肽，经测序确定了纳豆激酶的氨基酸序列，这与 Nakamura 克隆的 NK 基因推导的氨基酸序列完全一致。

应用基因工程技术生产纳豆菌不仅产量高、活性强，而且有利于代谢产物的分离、纯化。朱立成和张耀洲[44]将编码信号肽、前导肽和成熟肽在内的 NK 基因克隆到原核表达载体 pET28a+中，获得重组表达质粒 pETNK，将此重组表达载体质粒转化到大肠埃希氏菌 BL21 中。结果表达的 NK 融合蛋白分子质量大约为31kDa，利用蛋白质印迹分析 NK 融合蛋白，酶免疫法检测该蛋白质具有较好的纤溶活性。张立全等[45]PCR 扩增获得 837bp 的 DNA 片段，将该基因片段克隆到pMD182T 载体上，构建重组表达载体，然后将其转化至大肠埃希氏菌 BL21（DE3）plysS 后，经 IPTG 诱导在大肠埃希氏菌中高效表达，应用 Bandscan 软件分析融合蛋白分子质量约为 33.4kDa，约占菌体总蛋白质的 29.4%。此外，应用 DNA重组技术构建一些能够适应发酵过程中部分不利影响因子的工程菌，以改良纳豆菌的生产代谢。Chen 和 Chao[46]应用基因重组技术，构建重组 NK 产生菌，消除发酵培养基中谷氨酸盐和一些金属离子等抑制因子对 NK 生产的不利影响，将 NK酶的产量提高了 4 倍。张锋等[47]将编码 NK 的基因克隆到含 CaMV 35S 启动子的双元表达载体 pCAMBIA1300 中，再将重组子导入根癌农杆菌 LBA4404 中，从而成功地构建了能在植物中高效表达的植物反应器，为生产 NK 开辟了一条新途径。

采用优化启动子和信号肽、选用蛋白酶缺失的菌株以降低纳豆激酶降解或者直接改造纳豆激酶基因序列等技术手段可以达到提高 NK 产量的目的。例如，Wu等[48]利用枯草芽孢杆菌（Bacillus subtilis）作为宿主菌构建了 NK 基因工程菌，实现了其可溶性表达，并通过优化启动子使其酶活力增加了 136%。其他细菌，如大肠埃希氏菌（Escherichia coli）[49, 50]、地衣芽孢杆菌[51]、乳酸链球菌[52]和酵母菌[53]等也被作为宿主菌经过基因工程发酵生产纳豆激酶[54]。但这些技术也存在一些问题，如 E. coli 中表达出没有活性的包涵体；在其他工程菌中纳豆激酶虽然能够可溶性表达，但酶产量低[54-57]，纯化精制过程复杂[58]，因此工程菌的构建策略有待进一步优化。当前，选择合适宿主菌株和采用恰当的基因工程手段构建 NK 基因工程菌株成为了研究热点。

Nishito 等[59]已经证明，B. subtilis natto 属于 B. subtilis 的一个亚种；Spizizen等发现 B. subtilis 168 能够形成天然感受态，从而使得外源基因能够顺利进入细胞内。随着基因工程和分子生物学的不断发展，枯草芽孢杆菌被用作基因工程的表达系统得到了迅速的发展，这主要源于枯草芽孢杆菌具备以下一些突出的优点：①枯草芽孢杆菌是非致病性菌株，只有个别品种（蜡样芽孢杆菌和炭疽芽孢杆菌）对人畜有害，安全性好，这是大肠埃希氏菌所无法比拟的；②目前已有多株枯草芽孢杆菌完成全基因组测序，如 B. subtilis 168、B. subtilis BSn5、B. subtilis6051-HGW 等，因此其遗传背景研究较为详细；③枯草芽孢杆菌对营养要求不高，在营养物质相对简单的培养基中生长密度就可以达到较高水平，因此具备良好的发酵基础；④许多质粒或噬菌体都可用作枯草芽孢杆菌的克隆表达载体，且不存在密码子偏好性；⑤能够分泌大量的胞外蛋白，且不会发生聚集现象，易于分离纯化；⑥细胞壁组成成分简单，只含有肽聚糖和磷壁酸，因此在分泌的胞外蛋白产品中不会混入类似热源性脂多糖等革兰氏阴性菌细胞壁中的化学物质，从而简化了蛋白质纯化过程。

许多原核及真核基因利用枯草芽孢杆菌的表达系统得到了克隆和表达，并且部分产品已经得到了工业化规模的生产。然而作为外源基因的表达载体，枯草芽孢杆菌也存在一定的缺陷：①枯草芽孢杆菌的感受态形成率较低，持续时间较短，导致其分子克隆效率较低；②会分泌大量的胞外蛋白酶，从而易造成大量表达产物的降解；③有些菌株存在限制外源基因进入的机制和自身修饰系统，导致重组质粒较难转入或转入后在细胞内不能稳定复制或表达；④当需要表达的外源蛋白对细胞生长有害时，会影响细胞的正常生长，从而降低目的蛋白的表达率。因此在利用枯草芽孢杆菌表达系统进行工业化生产的同时，科研人员对枯草芽孢杆菌工程菌株构建过程中所需的转化载体和转化方法也进行了大量的研究和探索，以期寻得转化和表达效率最佳的方法。

刘北域和宋后燕[60]从纳豆芽孢杆菌基因组中采用 PCR 方法扩增了纳豆激酶酶原基因，其核苷酸序列与文献报道完全一致，将该基因重组到温控型表达载体 pLY-4 上，构建成表达质粒 pESX-1，转化到 E.coli JF1l25 受体菌中，实现了在大肠埃希氏菌中的表达。表达产物为 38kDa 的纳豆激酶酶原和 28kDa 的纳豆激酶，表达总产物约占菌体蛋白的 18%，其中成熟 NK 占表达总产物的 50%，纤维蛋白平板法测定显示 NK 具有纤溶活性。2002 年又从纳豆芽孢杆菌基因组中克隆了包括启动子、信号肽、前导肽、成熟肽及 3′非翻译区在内的 NK 全长基因，构建了大肠埃希氏菌-枯草杆菌穿梭表达质粒 pBLNK，转化到枯草杆菌中并成功表达。表达产物用超滤浓缩、分子筛、离子交换等技术多步纯化，每升发酵液可得纯度高达 95%的重组 NK 约 100mg，与 t-PA 比较，比活性达 12 000U·mg$^{-1}$，收率为 60%[61]。

张淑梅等[62]从分泌纳豆激酶的枯草杆菌基因组 DNA 中克隆了 NK 成熟肽基因，其核苷酸序列与文献报道仅有一个碱基不同，同源性达 98.8%，重组到融合谷胱甘肽的融合型表达载体 pRIT2T 上，转化到 E.coli N4830 受体菌中，在大肠埃希氏菌中得到表达，表达的融合蛋白具有溶解纤维蛋白活性，表达蛋白占菌体蛋白的 15.2%。近年来，又成功克隆到与文献报道完全一致的 NK 成熟肽基因，重组到高效表达载体 pET230 上，在大肠埃希氏菌 DH5α 中的表达率达 20.5%，并且将表达产物经过 DEAE-Cellulose DE52 和 Sephadex G100 两个柱分离纯化出 NK 蛋白，每升发酵液可得 100mg NK 蛋白，与尿激酶比较，纤溶活性达 2000U·mg$^{-1}$。

谢秋玲等[63]克隆了纳豆激酶酶原基因，重组到温控型表达载体 pBV220 上，转化到 E.coli DH5α 受体菌中，温度诱导表达后，SDS-PAGE 电泳表明在 38kDa 处有一条明显的表达带，表达蛋白占菌体蛋白的 20%左右，表达蛋白以包涵体形式存在，包涵体经变性、复性后，用 CLT 法测定具有溶栓活性。

彭勇等[64]从解淀粉芽孢杆菌 DC-4 基因组中克隆了豆豉溶栓酶成熟肽(DFE) 基因，序列分析表明 DFE 的基因长 825bp，编码 275 个氨基酸，分子量为 $27.7 \times 10^3$，表明豆豉溶栓酶可能是一种新型的溶栓酶。同源性分析表明，DFE 成熟肽编码区的核苷酸和氨基酸序列与日本纳豆激酶的同源性分别为 80.0%和 86.5%，这提示豆豉溶栓酶可能是一种新型的溶栓酶。将表达质粒 pETNde 转化 E. coli BL21 (DE3)中，IPTG 可诱导表达大量的 DFE 融合蛋白，占菌体可溶性蛋白的 40%，主要以包涵体的形式存在。同年，又从纳豆杆菌基因组 DNA 中克隆了纳豆激酶成熟肽基因，与文献报道的核苷酸序列和氨基酸序列分别有 93.4%和 94.5%的同源性，重组到融合型表达载体上，经 IPTG 诱导后，表达的融合蛋白占菌体可溶性蛋白的 26%[61]。

李莹等[65]在日本纳豆中分离鉴定出高产纳豆杆菌 N07 并提取该菌株的全基因组；通过 PCR 手段扩增出能编码纳豆激酶信号肽、前导肽和成熟肽的前纳豆激酶酶原基因 NK1，以及能编码纳豆激酶成熟肽的纳豆激酶基因 NK2，构建了纳豆激酶基因的表达载体 pET30a-NK1 和 pET30a-NK2，转化 E. coli BL21 后在大肠埃希氏菌中表达，并进行了活性分析。结果发现，纳豆激酶酶原基因片段 NK1 能成功表达出有活性的分泌型纳豆激酶；而纳豆激酶基因片段 NK2 的表达产物为无活性的包涵体。在对 NK1 和 NK2 的比较研究后可知，纳豆激酶酶原基因片段 NK1 能在大肠埃希氏菌中很好地分泌表达。

张景华等[66]通过优化纳豆生产工艺中的碳氮比、发酵时间、接种量等条件来获得气味和口感良好的纳豆。然而要从根本上解决氨臭味这个问题，改善纳豆的品质，必须改造纳豆芽孢杆菌的代谢途径，消除其在二次发酵过程中的产氨能力。因此，实验中设计和构建了纳豆芽孢杆菌 rocG 基因及 ure 基因的敲除载体，为利用同源重组机制构建低产氨纳豆芽孢杆菌工程菌株奠定了基础。

## 3.5　纳豆菌的菌种优化

### 3.5.1　培养基的优化

1. 高产纳豆激酶液态发酵影响条件

适宜氮源的选择、适宜碳源的选择、适宜碳氮比的选择、pH、添加离子、发酵温度、摇床转速、接种量等，都是影响工艺优化的因素。鉴于多种因素的不确定性，可采用正交试验来选择工艺的最佳方法。试验表明应用优化后发酵条件生产 NK，在降低生产成本和工作强度的同时，酶活由优化前的 $1314\text{U} \cdot \text{mL}^{-1}$

发酵液提高到 4300U·mL$^{-1}$ 发酵液，单位产量提高了 2.27 倍。

2. 碳源对菌种优化的影响

实验研究发现，纳豆菌培养基中添加碳源对纳豆菌的生长有较大的促进作用，同时其对金黄色葡萄球菌的抑菌作用受到一定影响。其中，碳源为乳糖时，纳豆菌的增长倍数最大，达到 1500 倍，加入此纳豆菌上清液的金黄色葡萄球菌培养液的 OD$_{595}$ 值最小。而乳糖可以作为优化培养基的碳源。在抑菌方面，纳豆菌对大肠埃希氏菌抑菌的较优培养基组合为：乳糖 2%，蛋白胨 4%，Na$_2$HPO$_4$ 0.2%，L2 赖氨酸 0.2%。优化培养的纳豆菌上清液表现出对金黄色葡萄球菌较好的抑制作用[67]。

### 3.5.2 纳豆菌的工艺优化

工艺优化顾名思义是对原有的工艺流程重组或改进，以达到提高运行效率、降低生产成本、严格控制工艺的目的，即优于现行工艺的一种方法。纳豆菌的工艺优化是获得高产蛋白菌株的前提，通过工艺的优化可筛选出更好的菌株。

1. 豆粕、豆饼粉为原料固体发酵生产纳豆激酶的工艺条件优化

采用单因素试验和正交试验，以豆粕、豆饼粉为原料对纳豆芽孢杆菌固体发酵生产纳豆激酶的工艺条件进行优化。结果表明，豆粕比豆饼粉更适宜作为发酵原料。以豆粕为原料进行固体发酵的最佳条件为：豆粕：麸皮=3∶1(质量比)，初始 pH 8.0，初始含水量 65%，接种量 10%，培养温度 33℃，发酵 4 天达到发酵终点。该工艺下产酶量可达到 3691IU·g$^{-1}$[68]。

2. 单因素试验优化纳豆菌液体发酵条件

通过蛋白凝块溶解时间法测定纳豆激酶活力，筛选出最佳培养条件。液态发酵选用甘油、乳糖，以及木糖与葡萄糖的混合糖代替基础培养基中的麦芽糖；用酵母膏、干酪素、胰蛋白胨和黄豆汁代替基础培养基中的麸皮进行发酵产酶试验，筛选出最佳碳、氮源，并在此基础上变换不同的碳、氮源浓度，筛选出最佳的碳氮比。试验结果表明，液态发酵最佳条件为：甘油 10%，酵母膏 2%，明胶 0.5%，NaCl 0.5%，KH$_2$PO$_4$ 0.1%，K$_2$HPO$_4$ 0.4%，MgSO$_4$ 0.05%，初始 pH 7.0。在此条件下培养，测得的纳豆激酶活力相当于尿激酶(1081.22IU·mL$^{-1}$)[69]。分别以 1%～5%乳糖、甘油、木糖与葡萄糖混合糖(以 1∶1 混合)代替基础培养基中 2%的麦芽糖进行发酵产酶试验，测定纳豆菌产酶活力。单因素试验结果表明，碳氮比为 5∶1 (即甘油∶酵母膏为 10%∶2%)时，纳豆菌产酶活力最高，纳豆菌发酵产酶试验就是在此条件下进行的。纳豆菌产酶活力有明显提高，说明在此条件下纳豆菌生长良好、产酶活力较高，是纳豆菌液态发酵的最佳培养条件。

3. 直投式纳豆菌剂工艺优化

采用常压鼓风干燥法制备直投式纳豆菌剂，通过优化直投式纳豆菌剂的制备条件，得到其最佳制备工艺，并测定该菌剂的发酵性能和储藏稳定性。结果表明，直投式纳豆菌剂的最佳制备工艺为：复合干燥保护剂为 11.07%脱脂乳粉、6.41%谷氨酸钠和 14.76%枸橼酸钠；纳豆菌菌泥与复合保护剂的混合比为 1∶7 $(g \cdot mL^{-1})$、复合保护剂的 pH 为 6.0、菌泥与复合保护剂的平衡时间为 35min；纳豆菌的载体基质为碎米粉，菌悬液与碎米粉的混合比为 1∶2 $(mL \cdot g^{-1})$；菌剂的干燥条件为 50℃干燥 9h，在此条件下制备出的纳豆菌剂活菌率达 82.66%，含菌量为 $7.93 \times 10^{10} cfu \cdot g^{-1}$，该菌剂发酵性能和储藏稳定性较好，在 4℃或–20℃条件下储藏 180 天后活菌数及发酵活力无明显变化。

### 3.5.3 产生抗菌物质的培养条件优化

对纳豆菌产生抗菌物质的培养基组成进行了优化，并探讨了温度、pH、培养方式和接种量对纳豆菌生长及抗菌作用的影响。发酵的适宜温度为 25～30℃，培养基的最适初始 pH 为 6.5～7.5，最适接种量 6%，振荡培养优于静置培养。如果培养基中加入不同种类和浓度的碳源，例如，以甘油为碳源不利于纳豆菌生物量的积累和抗菌物质的产生；而以葡萄糖、蔗糖和可溶性淀粉为碳源皆可获得较高的生物量，且抗菌活性较高，其中，以 2%的葡萄糖为碳源时，抗菌效价达 51 200AU $\cdot mL^{-1}$；在培养基中分别添加 0.05%的不同氨基酸，研究发现 Glu、His 和 Ala 能大幅度提高纳豆菌的抗菌活性，可能这些氨基酸是抗菌物质合成所需要的，其促进抗菌物质合成所需酶的大量产生，或者对酶的活性中心产生影响；另外，将纳豆菌分别接入不同 pH 的培养基中 30℃摇床振荡培养 48h，分别测定效价及菌体增长倍数。结果表明，发酵培养基的起始 pH 为 5.5～7.5 时，随着 pH 的增大，纳豆菌生长加快[70]；pH 大于 8.0 时，纳豆菌生长减慢。在中性培养基中，抗菌活性最大。

### 3.5.4 响应面法优化纳豆菌发酵工艺

响应面法是在科学研究中经常用到的一种工艺优化的试验方法。响应面法适用于解决非线性数据处理的相关问题。响应面法相对于正交试验法，可以连续地对试验的各个水平进行分析，所得结果更加合理、可靠。响应面法是指通过一系列确定性试验，用多项式函数来近似隐式极限状态函数。通过合理地选取试验点和迭代策略，来保证多项式函数能够在失效概率上收敛于真实的隐式极限状态函数的失效概率。当真实的极限状态函数非线性程度不大时，线性响应面具有较高的近似精度。二次不含交叉项的响应面法(quadratic polynomial without cross terms)的基本思想与线性响应面法类似，只不过它选取二次不含交叉项的多项式来近似隐式功能函数。

### 1. 纳豆菌产量的工艺优化

通过响应面法对影响纳豆菌产量的条件进行优化研究，可以降低纳豆菌的生产成本。只添加少许葡萄糖和氯化钠，以废弃物啤酒糟为主要发酵原料，通过响应面法对影响纳豆菌产量的条件进行优化研究。采用 Plackett-Burman 试验设计，从影响纳豆菌生长的众多发酵因子中，筛选出转速、发酵时间、起始 pH 为发酵的显著性因子。经过爬坡试验寻求优化区域后，以响应面试验设计分析法得到了纳豆菌发酵的最优条件。试验表明最优条件为：转速 $180 r \cdot min^{-1}$、发酵时间 24h，起始 pH 8.0，在此优化条件下所得纳豆菌体数最高为 $2.5 \times 10^{12} cfu \cdot mL^{-1[71]}$。采用啤酒糟为主要发酵基质，只添加了少许葡萄糖和氯化钠，不需要添加其他成分，其成本相对于大豆或豆粕更低。啤酒糟可用来增殖纳豆益生菌，表明啤酒糟是微生物培养很好的发酵基质，为啤酒糟提供了很好的利用途径。

### 2. 优化纳豆菌糖肽超声提取工艺[72]

采用响应面分析法优化超声辅助提取纳豆菌糖肽工艺。在单因素试验的基础上，研究液料比、NaCl 浓度、超声时间对纳豆菌糖肽提取得率的影响。通过 Box-Behnken 试验设计和响应面分析法确定提取 BNP 的最佳工艺条件。试验结果表明，超声辅助提取纳豆菌糖肽的最佳工艺条件是：液料比 $24 : 1 (mL \cdot g^{-1})$，NaCl 浓度 $0.15 mol \cdot L^{-1}$，提取时间 41min。在此条件下，BNP 最高提取得率为 1.89%。

多糖又称多聚糖(polysaccharide)，是一类具有生物活性的高分子化合物，大量药理及临床研究证实多糖具有抗氧化、抗衰老、抑制肿瘤、免疫调节、降血糖、降血脂等多种生理功能。随着糖生物学研究的迅速发展，研究发现糖蛋白(糖肽)是体现糖类化合物最重要生物活性的生物分子之一，在细胞-细胞识别、细胞的信号调节、细胞分化及免疫应答等重要生物学过程中发挥着重要作用。对于纳豆菌糖肽(BNP)的提取，以纳豆冻干粉为研究对象，采用响应面分析法对超声提取 BNP 工艺进行优化，以期获得较高的提取率，为后续 BNP 活性研究提供试验基础。

优化提取的具体方法如下。

#### 1)纳豆菌糖肽的提取

称取脱脂纳豆冻干粉，加入适量的提取液于涡旋混合器中充分混合，提取一定的时间后，离心($3000 r \cdot min^{-1}$，15min)，收集提取液，加入无水乙醇，至乙醇的体积分数为 75%，离心($3900 r \cdot min^{-1}$，20min)，收集沉淀，定容，备用。

#### 2)苯酚-硫酸法葡萄糖标准曲线[73]绘制

准确称取烘干至恒质量的葡萄糖 0.0625g，定容至 500mL，即得到 $125 \mu g \cdot mL^{-1}$ 的标准葡萄糖溶液。分别取 20μL、30μL、40μL、50μL、60μL、70μL、80μL 标准

溶液于具塞试管中，用蒸馏水补齐至 1mL，然后加入 1mL 6%的苯酚溶液和 5mL 浓硫酸，摇匀，静置 30min，以 1mL 蒸馏水作对照，按同样方法显色，于 490nm 波长处测定吸光度。以吸光度为纵坐标、糖含量为横坐标，绘制标准曲线。标准曲线线性回归方程为：

$$Y=1.1153X+0.0094，\ R^2=0.9980。$$

3）换算系数的计算

$$f=实际的 BNP 粗品质量/测定的理论 BNP 质量。$$

BNP 粗品的制备：脱脂纳豆冻干粉经水提醇沉后，沉淀用少量的水溶解，冷冻干燥后得 BNP 粗品。理论 BNP 质量：称取 5mg BNP 粗品定容至 50mL，分别取 1.0mL 至 3 支具塞试管中，显色，490nm 波长处测定吸光度，以 1.0mL 蒸馏水为空白。最后根据回归方程计算理论 BNP 含量。

4）单因素试验

准确称取脱脂纳豆冻干粉 0.5g 若干份，以一定浓度的 NaCl 溶液作为提取溶剂，考察液料比、NaCl 浓度、超声时间、超声功率及提取次数对 BNP 提取得率的影响。

5）结果、分析、结论

超声辅助提取纳豆菌糖肽，是利用超声波的空化作用，即一定频率的超声波使细胞壁产生机械的修剪力，导致细胞破裂，加速有效成分的溶出，提高提取效率。采用响应面分析法研究超声辅助提取 BNP 的工艺参数，在单因素试验基础上，得出超声辅助提取 BNP 的最佳工艺参数：液料比 24∶1（mL·g$^{-1}$），NaCl 浓度 0.15mol·L$^{-1}$，超声时间 41min，在此条件下，BNP 得率为 1.89%，与响应面法设计的试验预测值 1.97%差异不显著，验证了实验模型的可行性，故所得 BNP 提取工艺条件切实可行，具有实际应用价值。

# 3.6 纳豆菌的生物活性及应用

## 3.6.1 纳豆菌的生物活性

纳豆菌能发酵大豆产生纳豆激酶、抗菌物质、维生素、异黄酮、皂苷等多种生物活性成分，使发酵制品具备溶血栓、抗菌、降血压、抗癌、预防骨质疏松等多种医疗保健功能[74]。

纳豆菌是用以制备纳豆的发酵菌，是一组人体有益菌群。这种细菌对革兰氏阳性菌有较大的拮抗性，特别对伤寒、副伤寒、痢疾等传染病的作用较为明显。日本民间常以纳豆食、药两用，防治腹胀、腹泻、水土不服、肠道感染等疾病。纳豆菌生命力很强，可以在人的肠道增殖，有效地抑制一些致病性大肠埃希氏菌的生长，尤其能拮抗 O157 大肠埃希氏菌的繁衍，防治 O157 大肠埃希氏菌所引起的食物中毒[75]。

1. 防治骨质疏松症

纳豆菌是目前世界上发现的唯一能够产生维生素 $K_2$ 的细菌，其发酵后的大豆可产生相当多的维生素 $K_2$，平均每 100g 纳豆中大约含有 1mg 的维生素 $K_2$。维生素 $K_2$ 可生成骨蛋白质 osteocalein，这种蛋白质可与钙共同生成骨质，增加骨的密度。每天食用 10g 纳豆就可提供机体足够的维生素 $K_2$[76]。

纳豆周围的黏性物质的主要成分是 $γ$-PGA。它可在维生素 $K_2$ 的参与下与 Ca 离子耦合，提高人体对钙的吸收。在日本，60 岁以上的人患骨质疏松症的很多，尤其是女性，50% 以上患此病症。含 $γ$-羧基谷氨酸(Gla)的蛋白质可在骨的微粒体中合成，此蛋白通过 Gla 与羟基磷灰石结合，在骨石灰质的分配中有重要作用。含 Gla 蛋白质的存在与维生素 $K_2$ 有很大关系。值得注意的是，血栓症的形成，并非维生素 $K_2$ 过剩所致，而是因为血液凝固亢进及纤溶活性低下造成的。不过，有心血管疾病的人还是应注意食物的选择[77]。

2. 调整肠功能

枯草杆菌是对人体没有致病原的安全菌株。它不产生毒素，且分泌很多酶类，如淀粉酶、蛋白酶等。利用它发酵大豆不仅可保持大豆几乎不含胆固醇、必需氨基酸含量高、营养平衡好的优点，而且可使大豆的消化率提高。据报道，枯草杆菌发酵大豆后，在蛋白酶的作用下，促进了大豆组织的分解和蛋白质的水解，蛋白质的消化吸收率可从原来的 50% 增加到 90% 以上。有 50%~60% 的大豆蛋白质转化为肽和氨基酸，其中 10% 是氨基酸，特别是谷氨酸较多，因此纳豆味道鲜美。转化的同时还会产生独特的风味物质，如丁酸、丙酸和丁二酸等酸类。纸上层析法检查了纳豆香气的主要成分是双乙酰。

食用纳豆后，纳豆菌营养体在肠中增殖，作为营养物质能在肠内生活几周，分泌各种酶和维生素，促进小肠黏膜细胞的增殖；同时纳豆中的纤维素类物质可以与寡糖耦合，从而促进双歧杆菌增殖，对肠道菌群的微生态平衡起重要的调节作用，保证肠功能的正常[71]。

3. 抗癌作用

纳豆中含有大量的染料木素(genistein)和染料木苷(genistin)，染料木素是抗癌的主要活性成分，因此常食用纳豆可以有效降低癌症的发生率[78]。

4. 抗致病菌

纳豆菌具有广谱抗菌作用，对革兰氏阳性菌、革兰氏阴性菌、酵母菌和霉菌都有一定的拮抗作用，对异常汉逊酵母具有强抗菌作用；尤其对革兰氏阳性致病菌有更大的拮抗力，能抑杀伤寒、副伤寒、痢疾等劣性菌及其他传染病[79]。纳豆菌可以产生的抗生素如杆菌肽、多黏菌素、2,6-吡啶二羧酸(dipicolinic acid)，具有抑制金黄色葡萄球菌、沙门氏菌、伤寒菌、痢疾菌及 O157：H7 大肠埃希氏菌等致病菌的作用，可以起到抗生素的作用[80]。纳豆菌是一种多功能性的抑菌和杀菌的保健食品，也是一种强有力的微生态制剂。某成品中纳豆菌活体约达 10 亿个·$g^{-1}$ 以上。

纳豆菌对白假丝酵母菌也有拮抗作用[78]。白假丝酵母菌通常存在于人的口腔、上呼吸道、肠道等部位，当机体发生菌群失调或抵抗力下降时，可引起白假丝酵母菌病。白假丝酵母菌可侵犯人体多个部位，如口腔、阴道、皮肤、肺、肠、肾和脑等。近年来，由于抗菌药物、激素和免疫抑制剂在临床上的大量使用，假丝酵母菌感染日益增多。目前，白假丝酵母菌已成为医院感染中最常见的病原菌之一。白假丝酵母菌属条件致病性真菌，也是烧伤、肿瘤、器官移植和艾滋病患者等主要的感染性微生物。

纳豆杆菌对白假丝酵母菌拮抗作用的机制可能是多方面的。纳豆杆菌的大量增殖，可通过营养竞争抑制白假丝酵母菌的生长[81]；纳豆杆菌产生的吡啶二羧酸和其他大量短链脂肪酸可抑制白假丝酵母菌的生长，丁酸可通过抑制几丁质合成酶、破坏真菌细胞壁而阻止真菌发生形态改变。

纳豆杆菌是拮抗白假丝酵母菌的理想生产菌株。纳豆杆菌属于需氧菌中的非致病菌，这类细菌在条件不利的情况下能形成芽孢，将自己保护起来，复活率高。在使用时多制成该菌休眠状态的活菌制剂。由于纳豆杆菌具有芽孢，因而能耐酸、耐碱、耐高温(100℃)及耐挤压，在制粒过程及酸性胃环境中均能保持高度的稳定性。纳豆杆菌的需氧特性能促进有益厌氧菌的生长，抑制需氧菌的生长。纳豆杆菌具有很强的分泌蛋白酶、脂肪酶、淀粉酶等活性。纳豆杆菌的这些生物学特性使其具备了微生态制剂理想菌株的条件，值得深入研究。

### 3.6.2 纳豆菌的应用

随着我们社会的进步、生活水平的提高，人们的生活方式也发生了巨大的变化。根据纳豆菌所具有的基本生理特性和特点(如抑菌性、抗氧化性、降血压等)，可将其应用到我们的食品和保健品当中。

1. 应用大豆发酵食品纳豆及系列深加工产品的生产

日本纳豆作为一种传统发酵食品一直是日本国民膳食结构的主要组成部分。纳豆菌在发酵大豆的过程中，豆粒周围产生的黏性物质中含有大量的 $\gamma$-多聚谷氨酸、果聚糖、多种氨基酸及许多挥发性脂肪酸(如乙偶姻、2,3-丁二醇)，还含有大量的风味物质吡嗪，经加工后可制成风味独特的调味品。

2. 微生态制剂

微生态制剂是用益生菌(probiotics)经培养而制成的活菌制剂，产品无污染、无毒副作用，在使用时多制成该菌休眠状态的活菌制剂。微生态制剂具有以下作用：①调整微生态平衡，强化有益菌群的竞争优势；②改善胃肠环境，保护消化道；③产生有益代谢物，提高酶的活性，促进营养物质消化吸收；④促进微循环及机体的免疫力。纳豆菌是一种微生态制剂的理想生产菌株，根据我国制定的《中华人民共和国食品卫生法》《保健食品管理办法》的有关规定，益生菌类保健食品系指能够促进肠内菌群生态平衡，对人体起有益作用的微生态制剂。益生菌菌种必须是人体正常菌群的成员，可利用其活菌、死菌及其代谢产物。益生菌类保健食品必须安全可靠，即食用安全，无不良反应；生产用菌种的生物学、遗传学、功效学特性明确和稳定。纳豆芽孢杆菌具备了上述基本特性。现在已经有很多学者在研究纳豆菌、乳酸菌、酵母菌等益生菌共同发酵生产具有特定功能的口服液、胶囊或口含片等，作为保健食品和特殊人群的药品使用。

罗慧等在蛋鸡饲料中添加益生素，产蛋率可提高 8.1%，蛋重提高 31.4%，破蛋率降低 1.1%，经检测，鸡蛋中无农药和激素类药物的残留[82,83]。Lejeune 等试验结果表明，在肉牛饲料中添加微生态制剂后，可有效减少牛粪中的大肠埃希氏菌 O157，从而减少了有害菌对环境和食品的污染。在母猪日粮中添加微生态制剂可增加肠道内挥发性脂肪酸和细菌发酵终产物的产量，有利于母猪养分利用和产奶量的增加[85]。

1) 微生态制剂稳定性

正常人胃液 pH 的大小根据饮食结构不同而波动很大，通常 pH 为 3.0 左右，空腹或食用酸性食物时 pH 可达 1.5，而食用碱性食物时 pH 可达 4~5，且食物(尤其是流体)通过胃的时间相对较短，一般 1~2h。因此，活菌制剂须具备较好的 pH 稳定性，才能耐受胃酸环境，顺利到达肠道而起作用。实验研究发现 pH 对纳豆菌的影响较大，在中性条件下纳豆菌最稳定，随着 pH 偏离中性，纳豆菌活菌数逐渐下降。虽然 pH 1.0 纳豆的活菌数较 pH 7.0 降低了 $1.85×10^9$ cfu·$g^{-1}$，但仍然含有 $6.35×10^9$ cfu·$g^{-1}$ 活菌，仅下降了 22.56%[84]。可见，纳豆菌具有较好的耐受胃酸的能力，能顺利到达小肠而发挥作用。胆盐是一种混合物，由于其能溶解细菌细胞的某些结构成分，因而具有抗菌特性，常被用作细菌培养基中的抑菌剂，而纳豆菌对胆盐具有很好的耐受性。胃蛋白酶是胃液中的主要消化酶，它在酸性环境下起作用，纳豆菌具有较好的耐受胃蛋白酶的能力，在相当于小肠的中性环境下，纳豆菌制剂仍能保持较好的稳定性。

纳豆菌制剂对温度影响不敏感，80℃处理 60min 后，活菌数几乎无变化；在室温下保藏具有很好的稳定性，加保护剂的纳豆菌制剂和未加保护剂的纳豆菌制剂在室温储存 90 天后，活菌数基本不变，在 120 天时存活率仍分别为 74% 和 90%；在 4℃低温冷藏下，纳豆菌制剂具有较好的稳定性，但 –20℃冷冻保藏效果较差。保护剂对提高纳豆菌制剂的保藏稳定性有一定的作用。

2) 微生态制剂的制备工艺

采用单因素及正交试验对纳豆芽孢杆菌发酵培养基、pH、温度、发酵时间等条件进行了考察，利用喷雾干燥法制备菌剂，考察了环糊精、蔗糖、可溶性淀粉及脱脂奶粉作为保护剂对菌剂制备的影响，并研究了储藏时间及条件对菌剂发酵活力的影响，综合得出了一条较为合理的纳豆芽孢杆菌菌剂制备的工艺路线[85]。纳豆芽孢杆菌发酵培养基为黄豆浸汁培养基：黄豆以 5 倍水体积浸泡 8~14h，121~126℃，0.1~0.15MPa 处理 1h，滤除黄豆，取豆水，加入 5% 的葡萄糖和 0.02% $K_2HPO_4$，调 pH 至 7.0。最优发酵工艺：初始 pH 7.0，37℃发酵 10h；喷雾干燥最佳保护剂为 5-脱脂奶粉；菌剂 4℃冷藏 180 天以内不影响发酵活力，发酵生产纳豆激酶性能良好。

3. 利用纳豆菌开发生产天然防腐剂或细菌素

开发微生物天然防腐剂是食品防腐剂研究的一个热点，目前在食品中研究使用较多是尼辛(Nisin)和纳他霉素(Natamycin)。由于纳豆菌能够分泌的多种抗菌物质，利用这种性质可开发天然食品防腐剂，提高食品的安全和有效期，改变食品的味道[3, 87]。

4. γ-聚谷氨酸的发酵生产

纳豆菌在发酵大豆的过程中，豆粒周围产生的黏性物质中含有大量的 γ-聚谷氨酸(γ-poly-glutamic acid，γ-PGA)。γ-PGA 是一种多功能天然物质，它是由谷氨酸(glutamic acid，GA)单体内 γ 位的羧基(—COOH)与另一个 GA 单体的氨基(—NH_2)连接，依序聚合而成为高分子聚合物，分子量为 50 万~300 万，由于 γ-PGA 具有很高的吸水性、分解性、保湿性、无毒性、安全性等，将成为功能性产品极其重要的素材。例如，Oligo γ-PGA(较低分子量的 PGA)可以增强维生素及多种矿物质的吸收，作为下列保健食品的优良素材：膳食用天然纤维食品；在制造其他保健食品、保健饮料中使用，以改进营养和保健价值；作为甜味剂、增稠剂、乳化剂，以增加口感，可应用于制造高品质冷冻食品；作为保湿剂、抗氧化剂，以改进产品品质；作为天然抗菌剂、天然添加剂，以保持高品质和稳定性。因此，通过一些技术手段使纳豆菌变成发酵生产活性高、产率高、便于提取的聚谷氨酸发酵菌株；作为谷氨酸转移酶的生产菌株提供酶制剂生产应用于食品生产；对纳豆芽孢杆菌采用诱变或细胞融合等技术，使纳豆杆菌变成某种单一酶生产的优良菌株，从而使纳豆菌在 $\gamma$-PGA 生产上得到应用。另外，我国是谷氨酸生产大国，利用纳豆菌提取的高活性酶制剂转化谷氨酸生产 $\gamma$-PGA 在技术上是完全可行的[9]。

　　5. 利用纳豆菌开发安全的心血管药物

　　由于纳豆菌发酵大豆后能够产生大量溶解血栓的纳豆激酶，且其溶解血栓的能力远比治疗血栓药品如尿激酶强，并且无毒副作用，因此纳豆激酶（NK）的研究是纳豆研究中的热点问题。学者们通过对纳豆菌进行诱变处理，尽量提高产酶的活性，使菌株 NK 活力高且有高的外分泌能力。据报道，NK 生产已经实现了三角瓶摇瓶培养，在 5L 的发酵槽中装入 2L 基础培养基后，在 pH-stat 控制下追加 1L 料，发酵 48h，NK 活性达 900～1100FU·mL$^{-1}$，但发酵体系中还有其他成分，对 NK 的提取造成干扰。作为 NK 生产菌，可以将纳豆菌通过分子生物学的方法控制调节基因，利用转基因技术组建基因工程菌可以使酶产量提高到 40～400 倍。研究内容主要包括：纳豆激酶基因的克隆、鉴定及在宿主菌中的高效表达；纳豆芽孢杆菌固体发酵生产纳豆激酶工艺优化；纳豆菌液体深层发酵生产纳豆激酶工艺优化；采用胶团和反胶团方法高效分离纳豆激酶，但如何保持纳豆激酶的高活性是此工艺中的关键问题。

# 参 考 文 献

[1] 张丽靖, 杨郁. 1 株纳豆菌抑菌活性及其培养基优化. 微生物学杂志, 2010, 30(1): 43-46.

[2] 宋凯凯, 卢伟东, 徐丽丽, 等. ERIC-PCR 指纹图谱及电镜技术在纳豆生产菌鉴定中的应用. 江苏农业科学, 2014, 42(10): 300-302.

[3] 钟青萍, 谢俊杰, 余世望. 纳豆菌的分离鉴定及其抗菌活性. 食品科学, 2002, 23(10): 109-112.

[4] 王发祥, 钟青萍, 钟士清. 纳豆菌的研究和应用. 广州食品工业科技, 2003, 19(S1): 93-95.

[5] 蒋立文, 周传云, 黄香华. 纳豆菌的研究现状和应用进展. 中国食物与营养, 2007, 13(6): 24-26.

[6] 布坎南 RE, 吉本斯 N E. 伯杰氏细菌鉴定手册(第八版). 北京: 科学出版社, 1984.

[7] 朱立成, 张耀洲. 纳豆激酶原核表达纯化及多克隆抗体的制备. 浙江大学学报(理学版), 2006, 33(4): 447-450.

[8] 钟青萍, 石木标, 王斌, 等. 多功能保健食品-纳豆. 食品研究与开发, 2003, 24(4): 81-83.

[9] 陈丽花, 陈有容, 齐凤兰, 等. 功能性食品-纳豆的研制. 上海水产大学学报, 2001, 10(2): 187-189.

[10] 朱向辉, 王德利, 苏菊. 纳豆异黄酮及其预防治疗骨质疏松症的研究. 生物技术, 2005, 15(8): 93-95.

[11] 陈建军, 黄纯纯, 张巧央, 等. 微波等离子体选育高抗菌活性纳豆杆菌研究. 食品与发酵科技, 2012, 48(2): 20-22.

[12] 黄占旺, 帅明, 牛丽亚. 纳豆芽孢杆菌益生菌株 B2 的筛选与鉴定. 江西农业大学学报, 2007, 29(6): 1006-1011.

[13] 田亚红, 刘辉. 豆豉中纳豆芽孢杆菌的筛选及其发酵工艺的研究. 中国酿造, 2009, 28(4): 45-48.

[14] 刘天. HACCP 管理体系在纳豆生产中的应用. 中国调味品, 2016, 41(10): 124-127.

[15] 周国勤, 杜宣, 吴伟. 纳豆芽孢杆菌对鱼类非特异性免疫功能的影响. 水利业, 2006, 26(1): 101-103.

[16] 潘梅梅, 李彦红, 袁丽娟. 纳豆芽孢杆菌发酵制备高蛋白微生态血粉的研究. 中国饲料, 2015, 26(9): 26-29.

[17] 陈兵, 朱凤香, 陈巧云, 等. 纳豆芽孢杆菌分离纯化及对大白鼠肠道微生态系统的影响. 浙江农业学报, 2003, 15(4): 223-227.

[18] 陈兵, 何世山, 朱凤香, 等. 纳豆芽孢杆菌剂对 AA 鸡生产性能和十二指肠消化酶的影响. 浙江农业学报, 2003, 15(5): 289-292.

[19] 高尚, 杨艳燕, 马立新, 等. 纳豆杆菌的筛选. 湖北大学学报(自然科学版), 2000, 22(专辑): 184-185.

[20] 孙妍, 王加启, 奚晓琦, 等. 高产蛋白酶纳豆芽孢杆菌的分离筛选与鉴定. 沈阳农业大学学报, 2010, 41(2): 175-180.

[21] 王萍, 杜连祥, 路福平, 等. 高产纳豆激酶菌株的筛选鉴定及发酵条件优化. 2005 中国工业微生物学术研讨会论文集工业微生物进展. 北京, 中国轻工业出版社: 363-366, 371.

[22] 马明, 杜金华, 于玲, 等. 高纳豆激酶活枯草芽孢杆菌的筛选及菌种鉴定. 中国食物与营养, 2006, 12(8): 29-32.

[23] 黄占旺, 魏萍, 刘海林, 等. 纳豆菌生物学特性研究. 江西农业大学学报, 2004, 26(1): 83-85.

[24] 马明, 杜金华, 王囡, 等. 一株产纳豆激酶菌株的分离筛选及鉴定. 食品与发酵工业, 2007, 33(5): 37-41.

[25] 苟金霞, 杨茜. 纳豆激酶高产菌株的筛选及纳豆激酶的初步分离研究. 科学研究, 2009, 29(3): 17-19.

[26] 奚晓琦, 王加启, 卜登, 等. 纳豆芽孢杆菌的分离鉴定及纳豆激酶高产菌株的筛选. 东北农业大学学报, 2009, 40(11): 69-74.

[27] 王欢, 李宏梁, 杜磊, 等. 纳豆菌的分离、筛选、鉴定及发酵特性对比研究. 中国调味品, 2018, 43(11): 1-5.

[28] 钱泽栋, 张佑红, 卢育兵, 等. 纳豆菌的分离筛选与鉴定. 化学与生物工程, 2018, 35(8): 41-44.

[29] 杨英歌, 谢昕, 李荣. 高产纳豆激酶菌株的筛选鉴定. 黑龙江畜牧兽医, 2016, 59(15): 138-141.

[30] 王娟, 陈渝, 鲍金勇, 等. 纳豆菌的功能、培养条件及其应用. 广州食品工业科技, 2004, 20(z1): 102-104.

[31] 董尚智, 陈远凤, 黄燕华, 等. 纳豆芽孢杆菌的饲料学特性研究. 动物营养学报, 2009, 21(3): 371-378.

[32] Inooka S, Kimura M. The effect of *Bacillus natto* in feed o the sheep red blood cell antibody response in chickens. Avian Dis, 1983, 27(4): 1086-1089.

[33] 刘克琳, 何明清, 余成瑶, 等. 鸡微生物饲料添加剂对肉鸡免疫功能影响的研究. 四川农业大学学报, 1994, 12(S1): 606-612.

[34] 潘康成, 何明清. 地衣芽孢杆菌对家兔体液免疫功能的影响研究. 中国微生态学杂志, 1998, 10(4): 204-206.

[35] 周国勤, 杜宣, 吴伟. 纳豆芽孢杆菌对鱼类非特异性免疫功能的影响. 水利渔业, 2006, 26(1): 101-103.

[36] Duc L H, Huynh A, Hong, et al. Characterization of *Bacillus* probiotics available for human use. Applied and Environmental Microbiology, 2004, 70(4): 2161-2171.

[37] 刘学剑. 饲用芽孢杆菌的研究和应用. 广东饲料, 2005, 14(2): 30-32.

[38] 钱存柔. 微生物学实验教程. 北京: 北京大学出版社, 2001.

[39] 张纪忠. 微生物分类学. 上海: 复旦大学出版社, 1990.

[40] 诸葛健. 现代发酵微生物实验技术. 北京: 化学工业出版社, 2005.

[41] 王羽. 全国临床检验操作规程. 南京: 东南大学出版社, 2006.

[42] Sumi H, Hamada H, Tsushima H, et al. A novel fibrinolytic enzyme (nattokinase) in the vegetable cheese Natto: A typical and popular Soybean food in the japanese diet. Experiential, 1987, 43(10): 1110-1111.

[43] Nakamura T, Youher Y, Eiji I, Nucleotide sequence of the subtilisin Nat aprN of *Bacillus subtilis* (natto). Biosci Biotechnol Biochem, 1992, 56(11): 1869.

[44] 朱立成, 张耀洲. 纳豆激酶原核表达纯化及多克隆抗体的制备. 浙江大学学报(理学版), 2006, 33(4): 447-450.

[45] 张立全, 刘慧, 苏慧敏. 枯草杆菌纳豆激酶基因的克隆及其在 E. coliBL21(DE3) plysS 中的表达. 内蒙古大学学报(自然科学版), 2005, 36(3): 284-287.

[46] Chen P T, Chao Y P. Enhanced production of recombinant nattokinase in *Bacillus subtilis* by the elimination of limiting factors. Biotechnol Lett, 2006, 28(19): 1595-1600.

[47] 张锋, 金杰, 解成骏, 等. 纳豆激酶植物高效表达载体的构建. 西北农业学报, 2005, 14(3): 159-162.

[48] Wu S M, Feng C, Zhong J, et al. Enhanced production of recombinant nattokinase in *Bacillus subtilis* by promoter optimization. World Journal of Microbiology and Biotechnology, 2011, 27(1): 99-106.

[49] Chiang C J, Chen H C, Chad Y P, et al. Efficient system of artificial oil bodies for functional expression and purification of recombinant nattokinase in *Escherichia coli*. Journal of Agricultural & Food Chemistry, 2005, 53(12): 4799-4804.

[50] 黄磊, 谢玉娟, 李申, 等. 纳豆激酶基因的克隆及其在大肠杆菌和枯草芽孢杆菌中的表达. 食品科学, 2007, 28(5): 199-202.

[51] Wei X, Zhou Y, Chen J, et al. Efficient expression of nattokinase in *Bacillus licheniformis*: Host strain construction and signal peptide optimization. Industrial Microbiology & Biotechnology, 2016, 42(2): 287-295.

[52] Liang X B, Zhang L X, Zhong J, et al. Secretory expression of a heterologous nattokinase in *Lactococcus lactis*. Applied Microbiology and Biotechnology, 2007, 75(1): 95-101.

[53] 敬俊锋, 陈斌, 李莹, 等. 纳豆激酶基因的克隆及其在毕赤酵母中的表达. 生物学杂志, 2011, 28(5): 55-60.

[54] 季顺利, 蔡俊秀, 崔青, 等. 纳豆激酶的制备及其改性研究进展. 中国酿造, 2016, 35(6): 6-10.

[55] Peng Y, Yang X, Zhang Y, et al. Microbial fibrinolytic enzymes: An overview of source, production, properties, and thrombolytic activity *in vivo*. Applied Microbiology and Biotechnology, 2005, 69(2): 126-132.

[56] Cereghing J L, Cregg J M. Heterologous protein expression in the methylotrophic yeast *Pichia pastoris*. Fems Microbiology Reviews, 2000, 24(1): 45-66.

[57] Liang X, Jia S, Sun Y, et al. Secretory expression of nattokinase from *Bacillus subtilis* YF38 in *Escherichia coli*. Molecular Biotechnology, 2007, 37(3): 187-194.

[58] Borah D, Shahin L, Sangra A, et al. Production, purification and characterization of nattokinase from *Bacillus subtilis*, isolated from tea garden soil samples of Dibrugarh, Assam. Asian Journal of Pharmaceutical & Clinical Research, 2012, 5(3): 124-125.

[59] Nishito Y, Osana Y, Hachiya T, et al. Whole genome assembly of anatto production strain *Bacillus subtilis natto* from very short read data. BMC Genomic, 2010, 11(1): 243.

[60] 刘北域, 宋后燕. 纳豆激酶基因的克隆及其在枯草杆菌中的表达. 生物化学与生物物理学报, 2002, 34(3): 338-340.

[61] 周明, 蔡云清. 纳豆的功能与开发. 第二届长三角科技论坛——营养专题论坛论文集. 杭州: 浙江省科学技术协会, 2005.

[62] 张淑梅, 李晶, 王玉霞, 等. 纳豆激酶基因的表达及纯化. 生物技术, 2003, 13(6): 13-15.

[63] 谢秋玲, 孙奋勇, 廖美德, 等. 纳豆激酶原基因的克隆及表达. 华南理工大学学报, 2002, 30(6): 19-21.

[64] 彭勇, 张义正. 解淀粉芽孢杆菌 DC-4 豆豉溶栓酶成熟肽编码序列的克隆及表达. 应用与环境生物学报, 2002, 8(3): 285-289.

[65] 李莹, 陈斌, 等. 纳豆激酶基因的克隆及其在大肠杆菌中的表达. 重庆师范大学学报(自然科学版), 2012, 29(1): 77-80.

[66] 张景华, 王萍, 何候军, 等. 纳豆提取物和纳豆菌的体外抑菌作用研究. 江西畜牧兽医杂志, 2006, 25(6): 8, 42.

[67] 张丽靖, 杨郁. 1株纳豆菌抑菌活性及其培养基优化. 微生物学杂志, 2010, 30(1): 43-46.

[68] 高大响, 黄小忠, 张雪松. 1 株产纳豆激酶芽孢杆菌固态发酵工艺的优化. 江苏农业科学, 2013, 41(12): 377-379.

[69] 郑丰杰, 高云. 纳豆菌液态产酶条件的优化. 黄冈师范学院学报, 2009, 29(6): 41-44, 58.

[70] 钟青萍, 佘世望, 梁胜媛. 纳豆菌产生抗菌物质的培养条件的优化. 生物学杂志, 2001, 18(6): 16-18.

[71] 邹正, 陈力力, 王雅君, 等. 响应面法优化纳豆菌产量的生产工艺. 中国酿造, 2011, 30(11): 121-125.

[72] 沈柱英, 黄占旺, 吴少福, 等. 响应面法优化纳豆菌糖肽超声提取工艺. 中国食品学报, 2014, 17(7): 110-117.

[73] 李如亮. 生物化学实验. 武汉: 武汉大学出版社, 1998: 21-22.

[74] 张静, 曹基辉. 纳豆的保健作用及临床意义. 国外医学·流行病学传染病学分册, 2002, 29(2): 100-112.

[75] 孙宇峰, 沙长青, 张介平. 纳豆异黄酮在预防与治疗前列腺癌和乳腺癌中的作用研究. 生物技术, 2005, 15(6): 88-89.

[76] 吴杰忱, 张伟, 张友芹. 纳豆和纳豆激酶在预防和治疗疾病中的作用. 黑龙江医药, 2003, 16(1): 36-37.

[77] 王俊菊, 李培锋, 关红. 纳豆激酶抗凝血作用的研究. 中国生化药物杂志, 2004, 25(5): 276-278.

[78] 毛娜娜, 谢梅林, 顾振纶, 等. 纳豆激酶对急性血瘀模型大鼠血液流变学及血小板聚集的影响. 中成药, 2009, 31(5): 679-682.

[79] 李麒. 肠道出血性大肠杆菌 O-157 的克星——纳豆. 中国食物与营养, 2004, 10(6): 60.

[80] 钟青萍, 石木标, 王斌, 等. 多功能保健食品——纳豆. 食品研究与开发, 2003, 24(4): 81-83.

[81] 陈丽花, 陈有容, 齐凤兰. 纳豆芽孢杆菌的功能及其应用. 食品工业, 2001, 22(4): 39-41.

[82] 尹聪, 许啸. 纳豆菌微生态制剂的研究进展. 北方牧业, 2012, 10(1): 14.

[83] 罗慧, 杨勇, 于洪意. 益生素作用机理及其在现代畜牧生产中的应用. 中国畜牧兽医, 2008, 35(3): 17-20.

[84] 钟青萍, 王发祥, 钟士清, 等. 纳豆菌微生态制剂的稳定性研究. 食品科学, 2006, 27(3): 133-136.

[85] 尹聪, 许啸. 纳豆菌微生态制剂的研究进展. 饲料与畜牧: 新饲料, 2011, 25(10): 38-42.

[86] 帅明, 黄占旺, 牛丽亚. 纳豆芽孢杆菌的固态发酵条件. 食品与生物技术学报, 2009, 28(1): 122-126.

[87] 黄占旺, 黄庆. 纳豆菌的分离与抗菌特性研究. 食品科技, 2003, 29(11): 7-8, 15.

# 第4章 纳豆的生产工艺

纳豆(natto)是传统的发酵食品,它是以大豆为原料,经过纳豆芽孢杆菌发酵而成。近几年来科学研究表明纳豆具有多种医疗保健功能,经常食用纳豆不仅能排出体内多余的胆固醇、分解体内脂肪酸、使异常血压恢复正常,而且纳豆激酶最明显的就是强有效的溶解血栓的能力。通过食用纳豆食品获得纳豆激酶来预防血栓性疾病,成本较低、安全性较好,且在肠胃内稳定性较好。所以,越来越多的人开始食用纳豆。除了工业化生产外,很多家庭还自制纳豆。新鲜纳豆颜色金黄,用筷子可以挑起很长的拉丝样黏液物质,有一种纳豆特有的香气。

纳豆的发酵方法包括固体发酵和液体发酵。纳豆的固体发酵是纳豆菌在不溶性固体基质上发酵大豆,将生大豆在一定湿度下发酵以获得纳豆产品。固体发酵具有原料制备简单、酶生产活性高的优点[1]。液体发酵是指当发酵醪是液态时对纳豆进行发酵。液体发酵原料利用率高,发酵快,生产周期短,后纯化处理方便。因此,液体发酵通常用于纳豆激酶的大规模生产。纳豆固体发酵有米曲霉菌型和细菌型两类,其中以细菌型纳豆为最常见,制作方法与我国豆豉基本相同。纳豆制备工艺流程:精选大豆→洗净→浸泡→煮大豆→摊晾→接种发酵→放置后熟→成熟纳豆[2]。随着各项研究的不断深入,纳豆的发酵方式也在不断改进,由传统的发酵方式逐渐向现代化、工业化发展,纳豆产品的类型不断增加。目前,主要从菌株的选育、发酵的工艺、多元化产品的研制等方面对纳豆的工艺进行研究改进。

## 4.1 发酵工艺研究

多元化产品研制纳豆发酵的工艺参数对产品的质量非常重要。甘露等[3]对大豆破碎、接种量和发酵温度等关键因素进行优化。纳豆激酶活性最高$(2140.5\pm83.2)U\cdot g^{-1}$。豆粕的固态发酵也是近年来研究的热点之一。在最佳条件下,纳豆芽孢杆菌与豆粕发酵后,纳豆激酶的活性可达$1347.35U\cdot g^{-1}$。此外,当在固态发酵中加入海藻酸钠和氯化钙时,酶活性不仅更高,为$(1895.05\pm0.24)U\cdot g^{-1}$,而且还改善了纳豆的风味。纳豆的液体发酵主要集中在纳豆激酶的产生上。一些学者优化了纳豆液体摇瓶的发酵条件。结果表明,当溶解氧含量大于20%时,纳豆激酶的活性可达$2051.3U\cdot g^{-1}$。发酵液中纳豆激酶的酶活性与发酵液中纳豆芽孢杆菌的浓度存在显著的相关性,固体发酵和液体发酵相比,在不同的发酵条件下

采用相同的纳豆菌株进行了比较，可以在此基础上探索一种新的纳豆激酶活性
测定方法，即通过检测纳豆激酶的活菌株数来监测发酵过程，从而判断纳豆激
酶的活性[4]。

### 4.1.1　工艺流程

原料豆 → 清洗 → 浸泡 → 沥干 → 蒸煮 → 冷却 → 接种 → 发酵 → 后熟 → 纳豆

菌种 → 活化 → 接种至液体培养基 → 液体种子(纳豆菌)

### 4.1.2　操作要点[5-8]

(1)将纳豆菌斜面菌种在液体培养基中 37℃ 振荡培养 12h 后放入冰箱备用。

(2)选料：原料豆在浸泡前要经过筛选，除去虫蛀豆、伤痕豆、霉烂变质豆、
杂豆及杂物。要求豆粒应该充分成熟，颗粒饱满均匀，蛋白质含量高的市售大豆，
最好为小粒黄豆。

(3)浸泡：把大豆彻底清洗干净后用 3 倍量的水进行长时间浸泡，浸泡时间
随着气温的差别略有不同，一般夏季为 6~10h，冬季为 18~24h，浸泡至以大
豆吸水质量增加到 2~2.5 倍为最佳。浸泡的目的是为了使大豆充分均匀地吸水
膨胀。

(4)加入 1%~3% 的食盐和蔗糖，高压锅内 121℃ 蒸煮 15~20min，以大豆很
容易被手捏碎为宜，冷却至 55℃ 以下。

(5)在无菌条件下，将事先活化好的纳豆菌菌种喷洒于大豆中搅拌均匀，铺成
3~5cm 的薄层，一定湿度下(80%~85%)，恒温(37℃)培养发酵 24h。发酵完成
时纳豆的表面发灰白，具有纳豆的芳香。稍有氨味是正常的，但氨味过于强烈，
则很可能有杂菌生长。

(6)发酵结束，将纳豆放入 4℃ 冰箱中后熟 24h，以培养物表面为较深的金黄
色、有淡淡的氨味、口感较好时，即得成熟纳豆，呈现纳豆特有的黏滞性、拉丝
性、香气和风味。要改善纳豆的口味，必须经过后熟。如果冷藏时间过长，产生
过多的氨基酸会结晶，从而使纳豆质地有起沙感。因此，纳豆成熟后应该进行分
装冷冻保存。

为了使纳豆固态发酵工艺优化，采取下列实验方法。

(1)制备工艺流程。黄豆→浸泡→蒸煮→接种→发酵→后熟。称取适量的黄豆
清洗干净，加入黄豆质量 4 倍的水，在 40℃ 水浴锅中保温 2.5h，加入 3% 黄豆质
量的食盐，121℃ 高压灭菌锅蒸煮 20min，冷却后加入 0.1% 纳豆菌，42℃ 发酵 22h，
转入 4℃ 冰箱后熟 18h。

(2)粗酶液制备。将发酵完成的纳豆按 1:4(g·mL$^{-1}$) 的比例用 0.9% 无菌生理

盐水于摇床分两次浸提 1h，合并提取液，10 000r·min$^{-1}$ 冷冻离心 10min，上清液即为纳豆激酶粗酶液。

(3) 盐析法分离纯化纳豆激酶。将研细的 $(NH_4)_2SO_4$ 按照 20% 的饱和度加入到上述上清液中，4℃保存过夜，10 000r·min$^{-1}$ 离心 30min，弃去沉淀(沉淀为初步分离的杂蛋白)，取上清液加入硫酸铵至 60% 饱和度，4℃保存过夜后，10 000r·min$^{-1}$ 离心 30min，弃去上清液，沉淀用 10mmol·L$^{-1}$ 的磷酸缓冲液溶解。

(4) 单因素试验初始含水量的确定。在蒸煮时间 20min、接种量 0.1%、发酵温度 42℃、发酵时间 22h 的条件下，选择大豆初始含水量分别为 40%、45%、50%、55%、60%，以纳豆激酶含量和黏液产率为评价指标，确定最佳初始含水量。接种量的确定：在初始含水量 50%、蒸煮时间 20min、发酵温度 42℃、发酵时间 22h 的条件下，选择接种量分别为 0.05%、0.1%、0.15%、0.2%、0.25%，以纳豆激酶含量和黏液产率为评价指标，确定最佳接种量。发酵温度的确定：在初始含水量 50%、蒸煮时间 20min、接种量 0.1%、发酵时间 22h 的条件下，选择发酵温度分别为 34℃、38℃、42℃、46℃、50℃，以纳豆激酶含量和黏液产率为评价指标，确定最佳发酵温度。发酵时间的确定：在初始含水量 50%、蒸煮时间 20min、接种量 0.1%、发酵温度 42℃的条件下，选择发酵时间分别为 18h、20h、22h、24h、26h，以纳豆激酶含量和黏液产率为评价指标，确定最佳发酵时间。

(5) 四因子二次回归正交旋转设计优化纳豆固态发酵工艺。在单因素的基础上，以纳豆激酶含量、黏液产率为指标，采用四因子二次正交旋转设计，取 3 次平行测量的平均值，利用 Excel 软件进行回归分析。

(6) 检测方法。纳豆黏液产率：准确称取 5.0000g 纳豆 2 份，一份直接在 105℃烘箱中烘至质量恒定；另一份用温水轻轻地洗掉纳豆表面的黏液，再移入烘箱中烘至质量恒定。

$$纳豆黏液产率=(W_1-W_2)/W_1×100\%$$

式中，$W_1$ 为直接烘干至质量恒定的纳豆质量(g)；$W_2$ 为水洗后烘干至质量恒定的纳豆质量。纳豆激酶含量：取 1mL 样品液，加入 5mL 考马斯亮蓝 G-250 试剂，摇匀后放置 5min，在紫外-可见分光光度计波长 595nm 处测定吸光度值。根据牛血清蛋白标准曲线回归方程 $A=0.0091C+0.0109$（相关系数 $R^2=0.9922$），计算样品液中纳豆激酶含量[9]。

### 4.1.3　纳豆生产工艺要求

1. 原料

生产优质纳豆的首要条件是原料的选择，目前纳豆的生产原料主要有黄豆、黑豆、青豆、绿豆、红豆、芸豆、鹰嘴豆、蚕豆、豇豆种子[10-15]等。无论什么豆子，都需要原料豆新鲜，颗粒饱满，整粒无畸形，无霉变，无虫咬；而且具有强的吸水能力、保水能力好、煮熟后质地柔软、脂肪含量少、含糖量高等特点。

纳豆在发酵过程中会产生大量的氨味，成熟纳豆的这种特殊氨味，不易被消费人群所接受[13]。董岳峰等[16]通过在大豆中加入薏米，改善纳豆口感。薏米的糖含量比大豆高，在大豆中加入一定量的薏米后，使糖质总量增加，提高纳豆发酵配方中的碳氮比，降低游离氨的生成，从而改善纳豆口感。王丽娜[17]以大豆为主要原料，添加适量荞麦也可以降低纳豆的气味。董岳峰[18]通过添加苦荞来改善纳豆口感，同时借助于苦荞食药两用的生理活性来提高纳豆的营养成分。

纳豆固体发酵中大豆的破碎度[3]对纳豆杆菌生长的影响：将大豆破碎并发酵，观察破碎程度对发酵的影响。实验结果表明，碎裂程度影响细菌的生长和酶活性。当大豆切成2瓣时，菌株在纳豆表面生长最旺盛；当大豆切成8瓣时，纳豆内的细菌数量更多。大豆被切成2瓣时纳豆激酶的活性最高，纳豆的味道也更好。因此，大豆切成2瓣有利于纳豆的生产。

2. 浸泡与蒸豆

大豆浸泡的目的：

(1)使大豆中蛋白质吸收一定的水分，以便于在蒸豆时迅速变性。

(2)使淀粉易于糊化，溶出纳豆菌所需的营养成分，并且有利于微生物所分泌酶的作用。

(3)提供各纳豆菌生长所必需的水分。

浸泡时间必须适宜，浸泡时间的长短可根据大豆的品种和大小、软硬程度和成分决定，但最有影响的是水温。具体方法：用大豆2～3倍的水量浸泡，水温在10℃时要浸泡23～24h，15℃时要浸泡17～18h，20℃时13～14h，25℃以上7～8h，沥水。

蒸豆的目的：破坏大豆内部的分子结构，使大豆的组织软化，使子实体可溶成分浸到豆皮表面，这样纳豆菌接种后容易摄取营养成分，同时纳豆菌产生的外酵素也容易进入大豆内部，分解大豆成分，同时蒸豆还可以杀死大豆上的杂菌，所以宜蒸不宜煮。

大豆蒸煮时间对蒸煮后大豆的感官特性有显著影响，同时也影响着纳豆的发酵过程[6]，高温蒸煮时间越长，溶出性物质就越多，经过发酵后表面白色物质就越多，纳豆的黏稠性和拉丝效果会更明显。大豆蒸煮时间短，容易导致大豆蛋白变性不足，口感较硬，缺少豆香味，不利于纳豆菌的生长和溶栓酶的产生。但蒸煮时间过长使大豆蛋白过度变性，豆粒氧化严重，口感过软，豆香浓郁，豆粒颜色较深。考虑到纳豆软硬度、适口性和能耗等问题，适合的蒸煮温度和时间为[5]：

115℃下蒸煮 20min，既能满足发酵的要求，又能减少耗能，同时高温蒸煮起到灭菌消毒的作用，对延长成品的保藏时间有一定的作用。

3. 接种与发酵

在无菌条件下，接种量控制在 2%～10%，当接种量为 2%、3%时，纳豆的风味明显变差，同时拉丝现象也相对较低；当接种量大于 4%且小于 8%时，纳豆口味好，且无酱味，拉丝现象明显；当接种量大于 8%后，发现产品的酱味明显增加，使纳豆风味改变较大，而且没有 4%或者 6%的效果好。分析原因：①种量较小，菌液不能充分地与大豆表面接触，难以实现完全发酵；②接种量大时，一方面可能因为增大了大豆中的含水量，结果营造了一种菌种不能适应的生长环境；另外一方面可能是接种量大时豆中的营养不能满足其生长发育[19]。这表明发酵时间相同的条件下，接种量过多或不足，都会造成菌种的次生代谢产物过多或不足，进而影响纳豆的风味。

发酵温度影响微生物生长繁殖及代谢产物的产生，当温度低时，微生物的生长速率降低，代谢产物生成的速率降低，但温度过高则会引起微生物菌体的过早衰老死亡，并使代谢产物产量降低[20]。微生物生长及次级代谢产物的产生与发酵时间有重要的关系，在发酵前期主要是微生物菌体的生长，然后进入次级代谢产物产生的时期。因此纳豆发酵时间对溶栓酶活性的影响较大[21]，接种后在 37～40℃恒温培养箱中发酵，一般发酵时间为 24～36h。

4. 后熟及冷藏

纳豆发酵结束后，需要密封冷藏保存，称为后熟阶段，温度控制在 4℃，后熟放置 24h。

纳豆在冰箱冷藏保存 2 天左右最好吃，超过一星期有可能会产生苦味，所以一星期吃不完的，应该冷冻保存，吃的时候自然解冻即可。因为纳豆菌发酵大豆后，基本消耗了纳豆菌能分解的大豆营养，发酵后产生了大量营养物质，低温时纳豆菌成为芽孢状态。如果纳豆在发酵过程感染了杂菌，就会出现纳豆丝变少或产生苦味。苦味的来源可能是细菌不完全分解蛋白质产生了"苦味肽"，纳豆发酵不充分也会产生苦味。虽然"苦味肽"有一定的保健价值，但作为食品，苦味却是不受欢迎的味道。

5. 纳豆的质量控制指标

纳豆的质量好坏一般是通过感官评价和纳豆激酶活力(详见第 6 章)测定来进行评价。感官评价通常根据拉丝、色泽、气味和口感；分五级评分，10 分最优，2 分最差，然后取其平均分。具体见表 4-1[7]。将纳豆均匀搅拌后用镊子将两颗纳豆夹起，向两侧拉伸，记下丝断时的长度即为拉丝长度。

**表 4-1  纳豆感官评价方法**

| 分数 | 鉴定项目 | | | |
|---|---|---|---|---|
| | 拉丝 | 色泽 | 气味 | 口感 |
| 10 | 8分以上 | 金黄色，有光泽 | 无氨味，有纳豆香味 | 酥软，湿润，无苦味 |
| 8 | 6~8分 | 暗黄色，有少许光泽 | 有稍许氨味 | 酥软，较湿润，有微苦味 |
| 6 | 3~6分 | 暗黄色 | 有少量氨味 | 较酥软，湿润，稍苦味 |
| 4 | 1~3分 | 褐色 | 氨味比较重 | 较酥软，较干，较苦 |
| 2 | 0 | 暗褐色 | 有强烈的氨味 | 不酥软，较干，强烈苦味 |

## 4.2  不同菌种和原料对发酵工艺的影响

随着研究的深入，纳豆的发酵方法也发生了很大的变化和创新，从传统的家庭式发酵向现代化、产业化发展，市场也涌现出各种纳豆产品。对大豆产品进行研究，我们应借鉴国外经验，拓展渠道，发展我国的食品营养，对大豆及其产品进行监督、管理、检测，使其达到国际标准，进入国际市场[22]。因此，我们进一步总结了影响纳豆发酵的各种因素。

### 4.2.1  不同菌种的影响

纳豆芽孢杆菌是 20 世纪发现并被分离出来的一种传统发酵食品——纳豆的发酵菌种，属细菌科芽孢杆菌属，是美国 FDA 公布的 40 种益生菌之一[23]。纳豆芽孢杆菌是一类能使肠道酸化而有利于维生素、铁、钙等的吸收，能明显提高蛋白酶、脂肪酶和淀粉酶的活性，还能够促进双歧杆菌、乳酸杆菌和梭菌等厌氧菌的生长，有效抑制肠道中肠杆菌和肠球菌等好氧菌的生长，促进宿主肠道菌群正常生长，保持微生态平衡的菌的总称，是枯草芽孢杆菌的一个亚种[24, 25]。纳豆不仅具有分解蛋白质、碳水化合物、脂肪和其他大分子的能力，还使得发酵产品富含氨基酸、有机酸、低聚糖和其他易被人体吸收的成分。

传统纳豆生产在接种时，一般是多种菌一起作用，生产过程不易控制，且不同菌对同一类物质的产量不一样，而我们所要的大多是单一物质，因此学者研究分离出了单种菌，能显著提高某种产物的产量或增强纳豆芽孢杆菌的活菌数。例如，焦苗苗等[23]从燕京、顺食真、御城 3 种纳豆中分离筛选到 1 株纤溶酶活性相对较高的菌株 CN11，其活菌数最终在 $10^8 cfu \cdot mL^{-1}$ 以上，CN11 是一种对人体消化道逆境有较强耐受力的纳豆芽孢杆菌。张艳丽等[26]从纳豆中分离得到 1 株聚谷氨酸($\gamma$-PGA)高产菌株，经鉴定为枯草芽孢杆菌，经优化条件后 $\gamma$-PGA 产量可达 $32.7 g \cdot L^{-1}$。王刚等[27]从 9 株纳豆菌中选出 1 株产纳豆激酶(NK)和超氧化物歧化酶(SOD)能力较高的菌株(NS-W-6)，其产纳豆激酶活力为 $1766.25 IU \cdot mL^{-1}$，超氧化物歧化酶活力为 214.85IU·mL$^{-1}$。李淑英等[28]利用 Co-γ 射线照射诱变筛选出纳豆激酶高活耐热菌株 BSNK-5，是从我国黑豆豆豉中分离出来的，经诱变后有很好的热稳定性。赵彩春等[29]研究一株纳豆枯草杆菌 FK-3 液体发酵的最佳条件及培养配方，结果是在平常的培养基中其活菌量达到 $5×10^9$cfu·mL$^{-1}$，芽孢率为 90%；在发酵罐中活菌量为 $1.14×10^{10}$cfu·mL$^{-1}$，芽孢数为 $1.37×10^{10}$，芽孢率达 97%。此外，还有张丽靖和杨郁及[30]、王峰等[31]团队研究了单个菌在纳豆发酵中的作用及其产物产量的高低。

　　比较纳豆菌和枯草芽孢杆菌之间的 DNA 碱基组成和碱基排列，发现形态和质量的转化以及形式和物质的转化发生在两菌之间，并且通过 DNA 杂交发现它们之间的同源性非常高，这表明纳豆菌和枯草芽孢杆菌是同一物种。纳豆菌是一种对人体无致病性的安全菌株，它可以在肠道中生长数周，分泌各种酶和维生素，促进肠黏膜细胞的增殖。此外，纳豆可以酸化肠道，促进铁、钙和维生素 D 的吸收。纳豆可以产生许多抗生素，如杆菌肽、多黏菌素、2,6-吡啶二羧酸等。它可以抑制沙门氏菌和痢疾杆菌，起到抗生素的作用，纳豆菌还可以消除葡萄球菌肠毒素。因此，经常吃纳豆具有很强的身体疾病控制作用。纳豆对革兰氏阴性菌有很大的拮抗作用，特别是对伤寒、副伤寒、痢疾等感染性疾病。在日本，纳豆已被用于治疗诸如痢疾和伤寒等病，它能有效抑制某些致病性大肠埃希氏菌的生长[32]。

　　目前，对于纳豆菌的研究，国内外主要集中于纳豆激酶及其抗血栓性质[33,34]，对于纳豆菌抗菌性的研究相对较少，而以废弃蚕蛹为培养基进行纳豆菌发酵的研究还未见报道。我国是产蚕大国，蚕蛹是蚕丝业的主要副产物，蚕蛹蛋白营养成分全面[35-38]，但是目前被开发利用的蚕蛹资源有限。本文是在对废弃蚕蛹利用的基础上，研究纳豆菌对细菌、酵母菌、霉菌综合抗菌效果的发酵条件，对利用蚕蛹优质蛋白具有重要的意义。以蚕蛹为培养基氮源，对纳豆菌发酵产物的综合抑菌性进行了初步的研究，纳豆菌自行分离筛选。金黄色葡萄球菌、大肠埃希氏菌、葡萄酒酵母、酿酒酵母、黑曲霉、米曲霉 6 种指示菌结果如下：优化结果：综合考虑纳豆菌对 6 种指示菌的抑菌效果，液体发酵的最适条件为装液量 15mL·100$^{-1}$mL$^{-1}$、温度 30℃、摇床转速 150r·min$^{-1}$、初始 pH 6.0。蚕蛹纳豆菌液体发酵对酿酒酵母菌和葡萄酒酵母菌的抑制效果最为明显，其次为细菌，其中大肠埃希氏菌的抑制效果优于金黄色葡萄球菌，对黑曲霉和米曲霉略有抑制效果[39]。

　　海参卵是海参加工过程中的副产物，随着海参养殖和加工量的不断提高，海参卵深加工问题也日益凸显。海参卵富含蛋白质、矿物质、脂肪等营养物质，可直接食用，具有改善视力、抗衰老、增强体质、预防癌症、降血压、降血糖等生理功效[40]。近年来，国内学者对海参卵通过发酵、酶解等方式获得了具有特殊生理功能的活性物质，如类胡萝卜素[41]和抗氧化活性肽[42]。以海参卵作为发酵底物，用纳豆菌对其进行液体发酵,通过单因素试验优化发酵条件,并考察了发酵产物的纤溶活性、抗凝血活性和血管紧张素转换酶(angiotensin converting enzyme,ACE)抑制活性,为开发海参卵功能性食品奠定了基础。有研究采用单因素法优化了海参卵纳豆菌发酵的最适条件,发酵碳源为葡萄糖,最适葡萄糖质量分数 2%、初始 pH 7、接种量 5%、发酵温度 37℃、装载量 20%、料液比 1∶30(g·mL$^{-1}$)、摇床转速 180r·min$^{-1}$。发酵产物具有一定的纤溶活性和较强的 ACE 抑制活性并可明显延长 APTT 和 TT,降低 FIB 质量浓度,但不影响 PT。同时,发酵产物含有多种蛋白酶。因此,海参卵纳豆菌发酵产物具有较强的溶栓、降压及抗凝血活性,对心血管疾病具有潜在的辅助治疗作用[43]。

纳豆芽孢杆菌在发酵过程中会产生纳豆激酶,纳豆激酶作为一种高效溶血栓蛋白,具有很强的体内外溶栓作用,并具有口服吸收溶栓的优点,是具有开发潜力的食源性溶栓药物[44]。纳豆激酶(nattokinase,NK)是其最具代表性的功能性成分。纳豆激酶是从发酵的大豆中提取的一种生物酶,其特征底物是纤维蛋白。已有报道表明,NK 不仅具有较强的活化活性,而且可以直接降解和利用蛋白质纤维。已通过实验测定了其体外和体内特性,它们在身体中动作迅速,并能持续很长一段时间。它们还能激活身体内的纤维蛋白酶和持续地增加血液的活性。因此,纳豆激酶通常被用作优化纳豆产品生产工艺的重要指标[45]。NK 是纳豆枯草芽孢杆菌在发酵过程中产生的一种副产物,该酶活性强,能有效防治心脑血管疾病。用中国传统的方法制备的产品有一股氨的臭味,这对大多数中国人来说是很难接受的,而且这种纳豆激酶的活性也不是很强。目前,对符合中国人口味制备工艺的研究较少。本研究从 4 株商品化菌株中分离筛选出 1 株具有较强生产活性的菌株。以牛奶培养基代替传统的种子液体培养基,扩大了发酵条件,优化了固态发酵条件,寻找出符合中国人风味的最佳发酵工艺。该条件改善了气味,生产出无氨味、口感好、活性好的中药材。纳豆芽孢杆菌(*Bacillus natto*)NK1、NK2、NK3、NK4 分别从市售的燕京纳豆、大连美屋纳豆、日本鹤子-番纳豆、日本道后纳豆中分离纯化而来。通过采用不同的试剂、培养基、优化方法(如单因素试验优化、正交优化试验)等进行进一步研究。本研究从市售的 4 种纳豆中分离筛选出 1 株产纳豆激酶能力较强的菌株 NK3(日本鹤子-番纳豆),此菌株发酵的纳豆激酶酶活性均高于市售的纳豆,且该菌株在含 14%脱脂乳粉的牛奶培养基中生长良好,故采用含 14%脱脂乳粉的牛奶培养基替代传统的种子液培养基培养纳豆芽孢杆菌 NK3。通过单因素及正交试验优化纳豆的发酵工艺,得出了最佳的纳豆制备工艺条件:发酵温度为 27℃、发酵时间为 1.5 天,接种量为 5%、加水量为 6%。在此条件下发酵出的纳豆中的纳豆激酶酶活达 668.5U·g$^{-1}$,远高于优化前的酶活(485.0U·g$^{-1}$),且纳豆的外观品质优良,无不良气味与口感,带有淡淡的奶香味,符合国内大多数消费者的口味,是更易被中国人所接受的纳豆。此研究为中式纳豆发酵工艺的研究提供了理论基础[46]。

在以单一纳豆芽孢杆菌对大豆进行发酵时，发酵后的纳豆具有很明显的氨味。研究混合菌种发酵对改善纳豆风味的效果：同时接种乳酸菌和纳豆芽孢杆菌，接种体积比不同进行试验研究，体积比分别为 0∶3、1∶2、1∶1、2∶1、3∶1，其感官评定结果也有差异，形状均为颗粒较完整、有金属光泽；黏液也较多，黏性强；口感均相同，较湿润和酥软。由上述试验结果比较可得出，与单一纳豆菌发酵相比，随着乳酸菌接种比例的逐步增加，发酵纳豆的氨味逐渐减弱，当乳酸菌和纳豆芽孢杆菌接种体积比大于 1∶1 时，发酵纳豆的氨味消失，且纳豆呈现出特殊的醇香味，表明乳酸菌和纳豆芽孢杆菌混菌发酵可以明显改善纳豆的风味，而且，混合菌种发酵对发酵纳豆的形状和金属光泽没有影响，对纳豆拉丝效果也影响不大。乳酸菌和纳豆芽孢杆菌接种比例对纳豆中纳豆激酶和纳豆游离氨基酸含量也有影响[47]。

通过接种多菌种及改变投料配比的研究，来达到改进其口味的目的。

1) 选用的菌种

枯草杆菌 (*Bacillus subtillis*)；保加利亚乳杆菌 (*Lactobacillus bulgaricus*)；嗜热链球菌 (*Streptococcus thermophilus*)。

2) 培养基

营养肉汤培养基：牛肉膏 3g，蛋白胨 10g，NaCl 5g，加蒸馏水至 1000mL，pH 7.4，滤纸过滤，经 $1 \times 10^5$ Pa 高压蒸汽灭菌 30min 备用。

营养琼脂培养基：牛肉膏 3g，蛋白胨 10g，NaCl 5g，琼脂 15～20g，加蒸馏水至 1000mL，pH 7.4，经 $1 \times 10^5$ Pa 高压蒸汽灭菌 30min 备用。

3) 原料

东北大豆，蔗糖，食盐 (市售)。

4) 实验方法

(1) 用于生产纳豆的菌种分离。取东北大豆 100g，浸泡 24h，捞出，加入一定量的食盐和蔗糖，然后用高压锅蒸煮 50min，接种枯草杆菌，并置于 40℃的恒温箱中培养 24h 后取出观察，选取呈褐色、有拔丝现象，且有比较明显透明圈的大豆作为出发菌种的来源，用接种针接入营养肉汤培养基中，于 40℃恒温培养 24h 后，选取单菌落进行平板划线分离和镜检。若革兰氏染色呈紫色且有芽孢，则将培养后的平板置于 100℃水浴中加热 10～15min，然后立即将其接种在营养肉汤培养基中。40℃恒温培养 24h 后，再进行平板划线分离和镜检。反复进行几次，即可得到品质较好的用于生产纳豆的菌种。

(2) 多菌种接种及培养。取经过浸泡、配料、蒸煮、冷却的东北大豆 100g，接入枯草杆菌、保加利亚乳杆菌、嗜热链球菌，置于 40℃恒温箱中培养 30h，取出，置 5℃冷藏箱中后熟 24h，即可食用。通过上述实验得出，由于影响纳豆口味的根本原因就是氨味太重，纳豆的口味改进可以通过接种多菌种及调节其投料配比来实现。同时，口味的改变也可以通过加入常用调味品来改善，如在纳豆中添加食醋、花椒、辣椒、葱等。由于纳豆的一系列生理功能，通过改进纳豆的口味，找出一种适合中国人的口味，使之成为在国内比较受欢迎的一种绿色食品，具有比较广阔的开发前景[48]。在纳豆食品中加入豆酱、酱油等基本辅料，按一定比例，通过多种其他辅料，按一定的加工工艺制成风味良好的复合调味酱。在保持营养的同时，也可以根据消费者的要求，使其成为优质豆酱的风味和特点[49]。

有学者从中国酱豆、豆豉及日本纳豆食品中分离和筛选到具有纤溶活性的芽孢菌，并对其进行鉴定，旨在利用该菌开发出既有溶栓活性，又保留有日本纳豆典型风味的新型保健食品。具体方法如下。①分离材料及试剂。豆豉和酱豆分别从四川、安徽、江苏、江西、山东、浙江及上海等省(直辖市)收集。纳豆分别由日本、澳大利亚购得。试验用大豆从市场购得，品种不详。②菌种分离、筛选和鉴定方法。分离材料加无菌水稀释后，100℃煮沸10min，取上清液涂布营养琼脂平板，分离单菌落。用牙签挑起菌落，观察能否拉出丝来。筛选能拉丝的革兰氏阳性芽孢菌落，纯化后试制纳豆。用标准纤维蛋白平板检测并比较其纤溶活性。选择纤溶活性较高、拉丝黏质多者作为纳豆生产菌。对入选菌株参照文献进行形态特征观察及生理生化特性测定。DNA分子中G+C含量采用热变性法测定。③纳豆发酵方法。精选大豆，洗净后室温浸泡过夜，滤水后分装培养皿，每皿50g，置120℃蒸煮30min。冷却后接种0.5mL菌悬液，放入37℃恒温箱中培养24h。取出后置4℃冰箱内成熟24h后备用。④纤溶活性测定方法。参照Austrup等方法制备标准纤维蛋白平板。取用等量纳豆制备的粗酶液10μL点滴平板，置37℃保温18h。取出后测量溶圈面积，用以表示纤溶活性。⑤胞外黏质的分离纯化和鉴定参照Sawa等的方法进行。⑥纳豆营养成分分析及感官评价方法。成熟纳豆感官评价及其一般成分分析均参照纳豆试验法进行。感官性状评价采用五级评分，定义一级最差、五级最优。由于枯草杆菌是公认的安全性细菌，加之该菌株又来源于食品，因此，NK-5菌完全可以直接用于保健纳豆的生产和开发。有理由相信这种纳豆新品种在心脑血管栓塞症及血栓性老年痴呆症预防方面将起到积极作用，但作为溶血栓药物，其临床效果还有待进一步确认[50]。

纳豆激酶不仅可以直接溶解交联状的血栓，还可以催化血纤维蛋白溶酶原转化为有活性的血纤维蛋白溶酶，增加体内血栓溶解因子，诸如t-PA的合成、失活纤维蛋白溶酶抑制剂等，在体内具有增强的血栓溶解活性；与临床药物相比，具有纤溶活性高、无毒副作用、半衰期长、生产成本低廉等优点。有学者发现纳豆激酶对缓解阿尔茨海默病也有一定帮助。因此，纳豆是一种潜在的、可以开发为一种预防和治疗心脑血管疾病的功能食品。本研究对纳豆激酶生产菌进行了分离筛选，并将得到的高产菌株与其他3种市售纳豆菌进行纳豆发酵，对产品的感官和纳豆激酶酶活进行比较，以期为纳豆激酶生产菌株的生产应用及潜在的市场应用价值进行评估。纳豆菌的筛选：从日本纳豆中筛选的菌株为阳性对照，从多家超市购买纳豆、豆酱、豆豉及民间自酿豆酱等发酵豆制品中筛选纳豆激酶产生菌。通过酪蛋白平板法检测菌落蛋白酶水解活性，最终获得具有较明显溶解圈的菌株8 株，其中 5 号菌落水解圈最大。通过纳豆激酶活性测定，结果显示 5 号菌落具有最好的酶活性，纳豆激酶活性分析显示 5 号菌产的激酶活性最高[51]。

### 4.2.2　不同原料的影响

不同原料对纳豆的发酵工艺影响也是有差异的[52]，常见豆类有大豆、黑豆、绿豆、褪皮绿豆、红豆、腰豆、蚕豆、芸豆及鹰嘴豆等。

蚕豆在我国有相当大的产量和较低的价格。其营养价值高，富含蛋白质、多种维生素、人体必需氨基酸和微量元素等。目前，蚕豆主要用作蔬菜和饲料。对蚕豆的深层次开发、利用和转化是不够的，附加值高的深加工产品更是不多见。因此，如何利用我国蚕豆资源对蚕豆进行深度开发、利用和研究转化是当前亟待解决的问题。纳豆是由纳豆杆菌发酵的大豆深加工而成的一种食品。其不仅营养价值高，而且具有溶栓、抗肿瘤、降血压、预防骨质疏松等多种保健功能，以及抗菌、抗氧化作用。蚕豆中含有的营养成分也可以为纳豆的生长提供营养条件。因此，将纳豆菌接种到蚕豆进行发酵是可行的。然而，在中国，新的纳豆品种的发展仍然很少。在该研究中，蚕豆接种纳豆菌进行固态发酵，并对最佳发酵条件进行了探讨。最佳条件为：用 7 倍于蚕豆干重的水浸泡 28h，121℃蒸煮，0.1MPa 40min，在 37℃下接种 3%细菌悬液发酵 28h，在 4～5℃后熟 24h，香气浓郁，风味最好。蚕豆纳豆的开发为蚕豆深加工开辟了新的途径，提高了其附加值。同时，它增加了大豆产品的种类，具有广阔的发展前景[14]。

由常见豆类(大豆、黑豆、绿豆、红豆、腰豆等)制成的纳豆品质比较：在这几种纳豆中，大豆和褪皮绿豆的感官评价是最好的。其中，大豆产品在水中具有最佳的综合品质(黏多糖和营养物质)，褪皮绿豆产品中黏多糖含量最高，达到16.94%，表明褪皮绿豆的发酵效果好，但是绿豆种皮具有一定的硬度，味道不好，去除种皮后，豆胚柔软，绿豆纤维蛋白含量相对较高，制得的纳豆具有较好的口感和良好的发酵效果，可作为新一代纳豆的制备材料[53]。

赤小豆俗称红豆，是一种药食同源的食物，味甘、无毒，在日常生活中较为常见。其具有丰富的营养物质和显著的抗氧化作用，种皮中含有多酚、皂苷等多种生物活性物质，以红豆为原料制作的食品深受大众喜爱。在饮料行业中，红豆可做成多种饮料，如红豆乳饮料、红豆纤维饮料等。红豆发酵食品也广受喜爱，如红豆果醋、红豆果酒、红豆米酒等[54]。红豆含有丰富的蛋白质、碳水化合物及维生素类等功能物质，具有清热解毒、减肥消肿、健脾利湿、消积化瘀等疗效，经过蒸煮的赤小豆香糯可口，色泽鲜亮，深受人们喜爱。虽然纳豆的营养价值很高，但我国民众很难接受制作纳豆时由于腐败而产生的氨臭味，导致纳豆食品在我国消费群体中尚未普及，很多人对纳豆敬而远之。所以，在传统纳豆发酵底物黄豆中可添加一定量红豆，尝试改变传统纳豆的风味，以纳豆激酶的活性及感官评价为指标进行分析，提高纳豆产品的质量，改善纳豆口味，开发新产品，促进纳豆产业的发展。通过试验发现，红豆纳豆的最佳发酵工艺参数为：发酵温度 38℃，发酵时间 22h，红豆与黄豆质量比为 2∶8（即 1∶4）。红豆纳豆与传统纳豆相比，不仅拉丝明显，保留了纳豆细腻润滑的口感，而且具有红豆鲜艳明亮的色泽和香糯可口的品质，其外观颜色饱满，品尝起来细腻绵软，氨味减少，香味增强，轻轻搅动时，黏液多，拉丝程度高，经测定，纳豆激酶酶活可达 $942U \cdot g^{-1}$。在传统纳豆中添加红豆所得的红豆纳豆，其营养价值与口感均优于传统大豆纳豆，口味较符合中国人的饮食习惯。红豆纳豆的研究与开发，不仅有利于提高红豆、大豆的附加值，使资源得到有效的利用，而且有助于人们在享受味蕾的同时改善饮食结构，增强国民体质，满足更多消费者的需求，为纳豆产业在中国的发展提供了新的思路[55]。

　　花生含有丰富的碳水化合物、蛋白质和脂肪，花生中的白藜芦醇、单不饱和脂肪酸和 β-谷甾醇等物质能抑制血小板非正常凝聚、预防心肌梗死和脑栓塞等心脑血管疾病，因而花生一直是功能性食品的重要原料[56]。花生粕是花生榨油后剩余的固体部分，含有多种营养成分，香甜可口，但目前花生粕利用率不高。由于花生粕中油脂的去除，残余部分主要是蛋白质物质，是发酵时使用的优质原料，市场上纳豆主要是以传统大豆为主，大部分产品口感单一，有发酵氨味，而且消费者不易接受，因此，有效利用可食用花生粕，从原料入手，改进产品的生产工艺，不仅可以有效利用资源，而且可以大大丰富食用花生粕的含量，提高产品质量，进而提高国民生活质量[57]。主要以纳豆激酶活性、纳豆菌活菌数为指标，通过单因素试验和正交试验对花生蛋白纳豆菌发酵工艺条件进行优化[58]。单因素试验发现选择合适种龄的纳豆菌种子液有利于纳豆菌的生长和纳豆激酶的形成。试验结果表明，种龄应选择 18h。接种量对纳豆激酶活力和纳豆菌活菌数存在一定的影响，在其他发酵条件不变的情况下，接种量过低时菌体的生长变慢，会影响正常的代谢；接种量过高时，会出现纳豆菌活菌迅速死亡的现象。为保证纳豆激酶活力、活菌数为最佳，应选择初始 pH 为 7.0。纳豆菌的发酵时间过短或过长都会对菌体的生长产生影响。当发酵时间为 72h 时纳豆激酶活力达到最高，纳豆菌活菌数达到最大。适当降低温度将有利于纳豆菌的生长及产酶。通过正交试验得出纳豆菌发酵花生粕对纳豆激酶活性的影响从大到小顺序为：发酵温度、发酵时间、接种量。最优组合为接种量 4%，发酵时间 48h，发酵温度 37℃。综合两个指标得出，纳豆菌发酵花生粕工艺的最佳条件为接种量 4%，发酵时间 48h，发酵温度 37℃。在接种量为 4%、发酵时间为 48h、发酵温度为 37℃、种龄为 18h、初始 pH 为 7.0 的最佳发酵条件下，纳豆激酶的活力为 271.57U·mL$^{-1}$，纳豆菌活菌数为 36×10$^5$cfu·mL$^{-1}$[59]。

苦荞是一种兼具食品和药品双重用途的特殊粮食作物，其营养价值越来越受到人们的重视，具有降血糖、降血脂、增强人体免疫力的作用；另含黄酮类物质，可使血管收缩，治疗心脑血管疾病；淀粉含量也较高，以抗性淀粉为主，可有效减缓消化道淀粉的消化速率，从而抑制血糖浓度[60]。因此，通过向纳豆发酵底物中添加苦荞来改善纳豆口感，可提高纳豆的营养成分。优化后的苦荞纳豆发酵工艺为：苦荞和黄豆质量比为 2∶8，接种量 5%，发酵时间 24h。苦荞纳豆具有苦荞特有的香味，感官品质和口感均良好，营养丰富。苦荞纳豆含有丰富的氨基酸，氨基酸态氮含量为 0.4g·100g$^{-1}$，黄酮类化合物含量为 78mg·100g$^{-1}$，多糖含量为 4.0g·100g$^{-1}$。苦荞中淀粉、糖质含量较高，在纳豆菌发酵过程中添加苦荞，可以提高苦荞纳豆发酵底物中的碳氮比，从而减少游离氨的形成，进一步改善纳豆口感[18]。

小麦胚芽是小麦加工的副产品，富含维生素 E，目前小麦胚芽的加工主要是提取小麦胚芽油和丰富的维生素 E。以大豆为原料制成的小麦胚芽纳豆不仅提高了产品的风味，而且延长了储藏时间。以小麦胚芽和大豆为原料，按 2∶8（也就是 1∶4）的质量比浸泡而成，具有较好的风味，在 4~5℃保存时间为 14 天，约为传统蒸煮液的两倍。小麦胚芽纳豆是由大豆和小麦胚芽制成的，不仅含有传统小麦特有的各种营养物质，易于消化和吸收，而且含有传统纳豆中不存在的维生素 E。因此，制成的纳豆的营养更加均衡，营养价值和保健功能得到进一步提高。小麦胚芽纳豆的发展为大豆和小麦的深加工及附加值的提高开辟了一条新的途径，这与食品发展的大趋势是一致的[61]。

鹰嘴豆（*Cicer arietinum* Linn），又名回回豆、桃尔豆、鸡头豆等，维吾尔语称其为诺胡提（Nuhut）。鹰嘴豆属蚕豆族、豆目、蝶形花亚目、豆科、鹰嘴豆属，为一年生草本植物。鹰嘴豆是世界第二大消费豆类，产量居世界豆类第三，是目前世界上栽培面积较广的食用豆类作物之一，我国在新疆、甘肃、宁夏等省（自治区）均有栽培，在新疆已有 2500 多年的种植历史。鹰嘴豆耐干旱、耐贫瘠又丰产，具有蛋白质含量高的特点，因而是开发大西北及干旱地区的良好作物之一。鹰嘴豆具有很高的营养价值和食用价值。以鹰嘴豆为原料，采用新工艺发酵的纳豆与以大豆为原料传统工艺发酵的纳豆相比较，发酵周期缩短了（发酵周期 10h 左右），提高了发酵得率，特别是纳豆激酶酶活性提高 5.0%~15%，拉丝现象降低，基本上可以称之为无丝纳豆。特别是新工艺采用将鹰嘴豆磨碎后收集的豆渣作为发酵原料，发酵的纳豆除具有以上优点外，纳豆激酶酶活性提高 142% 左右，纳豆臭也几乎没有了[62]。经优化得到鹰嘴豆纳豆液态发酵的最佳培养基为：鹰嘴豆粉添加量 5.9%，豆粕粉 1.0%，葡萄糖 0.6%，氯化钠 0.5%；培养条件：装液量 76mL·500$^{-1}$mL$^{-1}$、温度 37℃，转速 250r·min$^{-1}$，得到的蛋白酶活力为 (3558.0±1.5)U·mL$^{-1}$。相较于空白对照组，蛋白酶活力提高 42.8%，通过纤维蛋白平板法的验证，纳豆激酶溶解圈面积提高了 108.6%。该优化培养基提高了豆粕的利用率，拓宽了豆粕的利用范围和鹰嘴豆发酵纳豆的新思路，不仅培养基的营养更全面，也为后续提纯纳豆激酶的可能性、功能性纳豆食品的研发及发酵罐的放大生产打下科学基础[63]。

芸豆学名菜豆，是普通菜豆(如小黑芸豆、小白芸豆等)和多花菜豆(如圆奶华芸豆、大白芸豆等)的总称，属豆科菜豆属的小宗杂粮作物。芸豆具有极高的营养和药用价值，蛋白质含量为 20.29%～27.73%，脂肪含量为 1.02%～2.03%，维生素 C 含量为 1.88～1.96mg·100g$^{-1}$，维生素 B$_1$ 含量为 3.52mg·100g$^{-1}$，维生素 B$_2$ 含量 2.87mg·100g$^{-1}$，Ca、Fe 含量分别是鸡肉的 7 倍和 4 倍，研究表明，芸豆含有花色苷、皂苷等有效成分，能提高人体非特异性免疫，增强抗病能力。芸豆纳豆口感细腻，回味悠长，氨味淡，拉丝长而均匀，产品中含有芸豆独特的香气，相对于传统纳豆风味更加独特。通过本实验得出芸豆纳豆最佳工艺条件：芸豆浸泡 10h，加入 0.5% 的 NaCl，蒸汽灭菌锅内 121℃蒸煮 35min，冷却至 45℃以下，接种量控制在 9% 左右进行接种，温度控制在 37℃培养 20h。发酵结束后，将纳豆放入冰箱，温度控制在 4℃，老化 24h。本实验为推广芸豆资源的利用、增加新品种纳豆、开阔市场、提高其综合加工利用率和附加值提供了重要的途径[64]。

豆渣是大豆加工制作豆制品时的残渣，也是大豆蛋白加工中最大的副产物，在我国有非常大的产量。豆渣营养价值高，富含蛋白质、脂肪、淀粉、膳食纤维、钙、磷等物质。目前，大豆主要用于工业加工，部分大豆白白浪费，造成环境污染。因此，如何将废品转化为珍品，利用豆渣生产高附加值产品，是亟待解决的问题。豆渣中含有的营养物质也为芽孢杆菌的生长提供了营养条件。因此，将纳豆菌接种于大豆发酵是可行的。然而，这方面的研究甚少。以大豆为原料进行固体发酵，并对最佳发酵条件进行了探讨[65]。

豆豉、纳豆、天培和丹贝都是同源的大豆发酵制品。豆豉始创于中国，原名"幽菽"，早在汉朝的《史记》中即有记载。豆豉在我国有着十分悠久的历史，且经久不衰，后随我国佛教文化一同东渡日本后，经改造成为纳豆，至今已有千余年的历史，在日本真人元开撰写的《唐大和尚东征传》中有记载，是我国豆豉的孪生姐妹，严格说是我国细菌型豆豉的孪生姐妹。天培则是我国移民根据印度尼西亚爪哇岛的气候条件，利用豆豉生产原理制造的另一种发酵大豆制品，类似于我国霉菌型豆豉。天培随印度尼西亚移民的足迹传到了美洲、欧洲和非洲，尤其是在美国和荷兰已进行规模生产，并进行了深入的研究，现在已跻身于世界上最高档次的食品市场，且有成为全球化食品的趋势[66]。丹贝是印度尼西亚、马来西亚和泰国等东南亚地区人民广泛作为主食的一种大豆发酵食品。大豆经米根霉发酵制成丹贝，可溶性蛋白、氨基酸态氮分别增加 3.1 倍和 2.4 倍[67]，成品为白色饼状，厚 2～3cm，含水 50%～60%，口感柔软黏滑，质地较豆豉稍硬，具有类似酵母和奶酪的香味，常用油炸或与肉类烩制食用。20 世纪 60 年代以来，东南亚国家及美国科学家对丹贝进行深入研究，发现丹贝含有丰富的维生素 $B_{12}$ 和很强的抗氧化活性，现已成为深受欧美国家消费者欢迎的健康食品[68]。纳豆和天培均源于我国的豆豉，且至今与豆豉仍有异曲同工之处，然而两者的发展现状和在食品界的影响力已是青出于蓝，纳豆年产量达 20 万 t 左右，已畅销日本，对其生理功能进行深入的研究后，其发展势头更是令人瞩目。豆豉、纳豆和天培三者之间的主要差异为发酵菌种和发酵条件不同，另外，纳豆与天培为无盐发酵，而豆豉还需在有盐（15%～18%，$m/m$）及其他调味料的条件下厌氧发酵数周[69]。

腐乳是我国著名的具有民族风味的发酵食品，一直作为早餐和生病后吃的食物，也被用作肉类加工的调料。其具有美味、营养丰富、易于消化吸收、营养价值高等特点，如蛋白质含量高，钙含量高，富含亚油酸、油酸等不饱和脂肪酸，无胆固醇，富含微生物菌群，可产生大量酶、游离氨基酸、维生素、矿物质等。与大豆原料相比，其营养价值显著提高，国内外学者对其营养价值、菌种、风味和技术进行了广泛而深入的研究[70]。随着消费者意识的转变和健康意识的增强，现有的产品已不能满足市场的需求，因此迫切需要开发一种新型的无公害产品。本试验以大豆为原料，经枯草芽孢杆菌发酵，生产出一种新型腐乳——纳豆腐乳，既能保持原味，又能使腐乳中含有纳豆激酶和纳豆益生菌，使腐乳具有了一定的功能性。然而，由于碳源的含量较低，不足以提供无机盐的增殖和代谢，从而导致利用游离氨基酸获得碳源，使氨含量增加。本研究的目的是研究碳源对腐乳风味和营养成分的影响，为进一步开发纳豆腐乳提供理论依据[71]。

茶树菇属担子菌纲粪锈伞科田菇属，又名茶菇、油茶菇、神菇，是近年来发展起来的一种食用菌新品种，含有必需氨基酸，富含维生素 B 和钾、钠、钙、镁、铁、锌等矿物质元素。此外，茶树菇具有很好的药用价值，具有清热、清肝、健脾的功效。目前，茶树菇的人工栽培生产周期长，易产生杂菌。由于病虫害的危害，产量已不能满足国内外日益增长的市场需求。因此，有必要对茶树菇深层发酵工艺进行研究，以便将茶树菇的发酵产物替代子实体作为食品、保健品或药物。随着我国人口老龄化的加剧，人们对功能性食品的需求将越来越大。因此，对茶树菇深层发酵制备纳豆-茶树菇果冻发酵工艺的研究，则为深加工茶树菇及其附加值的提高开辟了一条新的途径，也符合食品发展的趋势，有广阔的发展前景[72]。

以油茶籽粕和豆粕为原料，接种纳豆菌发酵制成油茶籽粕纳豆酱作为泡芙内馅，添加脂肪代替品低 DE 值麦芽糊精等研制低能量泡芙空心坯，研制出一种具有保健功能的新型纳豆泡芙，并对纳豆泡芙的安全性、营养品质及功能性等进行了研究。将泡芙内馅和泡芙空心坯分开研究，将有功能性的油茶籽粕纳豆酱作为泡芙内馅，泡芙空心坯则通过调加低 DE 值麦芽糊精、聚葡萄糖等降低脂肪含量，改善营养结构。研制的新型纳豆泡芙脂肪少、热量低，且有溶血栓、抗氧化等功能[73]。

## 4.3　中药材的影响

日本是世界上人类平均寿命最长的国家，日本人长寿的奥秘在哪里?大量科学研究证明，除了与优良的自然环境有关外，更为重要的是日本人的膳食结构中，发酵食品对身体的营养保健功效，这一点越来越得到科学的证实。特别是日本消费量最大的发酵食品——纳豆，被认为是日本人长寿的"秘方"[74]。据统计，自第二次世界大战结束后，日本纳豆的消费量逐年上升，用于制作纳豆的大豆到1998 年达 12 万 t。消费区域由以前的日本东部地区扩展到整个日本。对纳豆进行系统研究的部门和科技工作者也在不断增加，新产品的开发和新的成果不断投向市场。纳豆已占据了日本的食品研究开发领域，并深深地扎根于消费者的心目中。用日本研究者的话讲，像纳豆这样成本低廉、大量消费、寄予健康的保健食品是日本仅有的。纳豆作为食品，以其丰富的营养、多样的生理调节机能及神秘的药效而闻名于世[75]。

纳豆作为一种多功能保健食品，具有溶解血栓、抗菌、降解毒素、助消化、维持胃肠道健康、防治骨质疏松症、抗癌、抗氧化、降血压、清除体内放射性元和美容等多种保健功能[76]。纳豆具有很高的营养价值，其蛋白质、纤维素、钙、铁、维生素 $B_2$、维生素 PP、维生素 E 的含量均高于煮熟的大豆，特别是维生素$B_2$ 的量是蒸煮大豆的 6 倍，纤维素、钙、铁等多种成分的含量超过鸡蛋，但其不含维生素 A、维生素 C 和胆固醇[77]。纳豆现已成为世界上公认的药食同源产品，由于传统方法生产的纳豆产品具有特殊的氨味，国内消费者不习惯这种味道，导致这种价廉物美的发酵大豆制品无法进入正常人的饮食和餐桌[78]。国内许多学者通过改变培养条件和调整原料配方，对发酵工艺进行了研究，取得了一定的研究成果。

有学者以阿胶为辅料生产纳豆。阿胶始载于《神农本草经》，是马科动物驴的皮去毛后熬制而成的胶块，为滋阴润燥、补血止血的良药，在我国已有 2000 多年的生产和药用历史。阿胶的主要成分为胶原蛋白及其水解产物，并含有铁、锌、钙等 20 多种益于人体的微量元素，是人们常用的治病养生、滋补保健的中药之一。传统的阿胶为胶块制剂，服用时需要加水融化，服用起来非常不方便。目前利用现代药物制剂技术开发出口服液、泡腾片、颗粒等多种剂型，大大方便了服用。为了解决纳豆口味问题、提高阿胶的易服性及吸收率，以阿胶为辅料发酵大豆，采用 3 次发酵技术进行阿胶纳豆的制备研究，以期在增加纳豆功效的同时，让国内消费者更容易接受和食用。在传统纳豆制作工艺的基础上加入辅料阿胶，接种 10%培养 16h 的种子液后，经过一次、二次及后熟发酵能够制得阿胶纳豆。阿胶的加入不影响纳豆正常发酵，阿胶纳豆与普通纳豆相比，香气浓郁，氨味较淡，不仅有效地减少了氨味的产生，还改善了纳豆的硬度、拉丝性，口感更适合中国人口味。阿胶纳豆中含有的纳豆激酶活力、蛋白酶活力和游离氨基酸均高于市售普通纳豆，阿胶纳豆中含有的蛋白酶能够酶解阿胶使其转变成为更易被人体吸收的小分子质量多肽[79]。

还有学者在传统纳豆制备方法上，加入辅料薏米。薏米为禾本科药食两用植物，入药部分为薏米的干燥成熟种仁，性微寒、味甜，有清热、健脾等功效，对水肿、脚气病、肠痛、肺痛、风湿病等有一定的影响。薏米不仅富含蛋白质、脂肪、氨基酸、维生素和无机盐，而且还含有一定量的薏苡素、薏苡仁酯及三萜类化合物等多种药用成分。据报道，薏苡仁酯能抑制某些癌细胞的生长，而种子中所含的有机物质具有富集氧的功能，对人脑产生增氧作用。因此，薏米纳豆也具有很高的营养价值和独特的风味[80]。

纳豆还有其他的用途，如利用纳豆菌发酵黄芩，其代谢产生的活性酶能较好地水解苷元中的葡萄糖醛酸键，将黄芩中的黄芩苷和汉黄芩苷转化成黄芩素和汉黄芩素。研究通过单因素试验确定了纳豆菌液态发酵黄芩的最佳发酵培养基和最佳发酵条件，以提高黄芩的利用率[81]。通过 NK 液态发酵条件的优化，确定了新的碳源和氮源。以麦芽糖代替木糖作碳源、以酵母膏代替胰蛋白胨作氮源，可大大降低培养基的成本[82]。

银杏（*Ginkgo biloba*）为银杏科银杏属植物，别名白果树、公孙树、鸭掌树，其药用部位主要是叶和果，我国的银杏资源居世界首位。其药理作用主要包括调节血管、增强认知力、缓解压力和基因调整四大作用。古籍中有银杏果引起中毒的记载，银杏叶也具有毒副作用，近来有报道服用银杏叶后引起麻疹。银杏叶入药时以新脱落的叶为佳，现代医学认为银杏叶对冠心病、脑血栓等心脑血管疾病有较好的疗效。银杏叶提取物及其制剂是近代植物药开发研究的热点之一[83]。纳豆红曲银杏（NHY）是以纳豆冻干粉、功能性红曲粉、银杏叶提取物为主要原料的保健食品。有实验得出结论：在一定剂量范围内，纳豆银杏叶保健品能够调节高脂血症大鼠的 TC、TG 水平，纳豆银杏保健品调节血脂的研究证实了保健品比起以往单一成分产品具有更好的调节血脂效果，且无不良反应[84, 85]。纳豆、银杏叶都有较高的食用安全性，功能性红曲无毒副作用，但传统工艺生产的红曲可能有真菌毒素——橘霉素的存在，橘霉素是红曲菌的一种次级代谢产物，具有肾毒性，还可致畸、致癌和诱发基因突变，因而使功能性红曲的使用安全性受到挑战。以纳豆冻干粉、功能性红曲粉、银杏叶提取物(所占比例分别为 20%、12%、7%)为主要成分的 NHY 是否安全呢？有实验表明在研究剂量范围内 NHY 无毒、无致突变性，认为 NHY 食用较安全[86]。

丹参是双子叶植物唇形科鼠尾草属植物，多年生落叶植物，原产于中国和日本，生长在海拔 90～1200m 地区，常见于中国的西部和西南地区的省份，特别是在森林、山坡和溪流长满草的地区。丹参一般高 30～60cm[87]。它是第一个记录在中国最古老的药学专著《神农本草经》中的中草药。作为最常用的传统药物之一，丹参已经用于多种疾病的治疗，包括冠心病[88]、脑血管疾病、阿尔兹海默病、帕金森病、肾虚[89]、肝硬化[90]、癌症和骨质疏松[91]等。在中国，丹参的干燥根有很高的价值。丹参的多种性能，如活血化瘀、清心解烦、凉血消痈等，已在《中国药典》(2010 版)注明。在中国古代，汤剂和丸剂是丹参的主要配制剂，但是现在发展成不同制剂，如片剂、胶囊、颗粒剂、注射剂、口服液、喷雾剂和滴丸等。偶尔，丹参也可以配制成为酒和茶。此外，所有可用的剂型中，复方丹参片、复方丹参滴丸是应用最广泛的两种产品，正式列入《中国药典》。本研究是将纳豆粉、银杏叶提取物和丹参提取物三者按照一定的比例配伍，利用它们之间的协同作用，能够更好地达到辅助降血脂的功效。纳豆粉、银杏叶提取物和丹参提取物的组方可降低血清中 TC、TG 和 LDL-C 水平，提高 HDL-C 水平，增强抗氧化活性。该组方能够抑制动脉粥样硬化，对预防和治疗心血管疾病具有重要意义，并可安全、有效、长期服用[92]。

心脑血管疾病是当今世界上威胁人类健康的疾病之一，而心脑血管药物一般具有较大的副作用。所以，充分利用我国丰富的传统食物和中药资源，开发安全且有效的降血脂、预防心血管疾病的保健食品具有一定的现实意义。三七、纳豆与红曲均有降血脂、改善心血管健康的功效，但对三者研究的重点不同：三七的研究重点在改善血液循环，纳豆的研究重点在于纳豆激酶溶血栓，红曲的研究重点在于降低胆固醇和三酰甘油。将三者合用研制降血脂的保健食品尚未见报道，为研究三者合用协同降血脂作用，对三七纳豆红曲复配物进行降血脂动物实验研究，为评价其辅助降血脂功能提供实验依据[93]。三七[94]是五加科植物三七的干燥根、块茎，别称田七，又名山漆、金不换、血参、田漆等，有着悠久的应用历史。三七具有抗氧化、抗肿瘤、抗炎、止血活血、提高记忆力、提高免疫力等药理作用。三七为常用的传统中药，具有广泛的应用，特别在治疗心脑血管系统疾病及抗肿瘤方面作用独特。已经从细胞水平、基因水平来研究三七的药理作用机理，为三七作为医疗、保健用品的进一步开发利用提供了重要科学依据，使三七成为治疗和预防心脑血管系统疾病、抗肿瘤、调节新陈代谢和生理功能、抗老防衰、保护机体肝肾功能的重要药物，表明三七纳豆红曲复配物具有辅助降血脂功能。传统中药发展趋势攀升、应用前景广阔，希望中药"走出去"，提升医药创新能力，形成"产、学、研、销"一体化的发展模式，走向世界、走向未来，实现资源分享、合作共赢[95, 96]。

# 4.4 纳豆的生产标准

目前，国内纳豆生产还没有相关国家标准，仅有一个 2009 年制定的企业标准[97]，是由中国食品工业协会豆制品专业委员会、国家副食品检测中心联合杭州豆制食品有限公司、湖南大学、天津市百德生物工程有限公司、青岛寿纳豆有限公司等相关企事业单位共同起草制定的(SB/T10528.2009)。根据此行业标准，本书列出纳豆的感官指标、理化指标和卫生指标。纳豆没有国家标准，产品质量就无法得到保证，不法生产者就会使假掺假、以次充好，虚假宣传纳豆疗效，使消费者上当受骗。因此，业内人士呼吁，要尽快给纳豆食品制定相关国家标准，相关纳豆生产企业和研发机构要负起责任，协助国家有关部门和监管机构尽快制定出纳豆的国家标准和行业标准。

## 参 考 文 献

[1] 张杰, 葛武鹏, 张静, 等. 高产纳豆激酶的枯草芽孢杆菌优选及发酵工艺条件优化. 食品工业科技, 2015, 37(8): 202-209.

[2] 孙波, 樊星. 纳豆制作工艺研究. 北京农业, 2011, 31(36): 98-99.

[3] 甘露, 崔松松, 倪敬田, 等. 纳豆固态发酵条件优化. 食品工业科技, 2013, 34(17): 210-213.

[4] 付文静, 王家林, 张杰. 中国纳豆生产工艺的研究现状及展望. 食品工业, 2018, 39(3): 230-232.

[5] 郭德军, 孙晶东, 肖念平. 纳豆加工工艺的研究. 黑龙江八一农垦大学学报, 2005, 17(5): 65-68.

[6] 李大鹏. 纳豆加工工艺研究. 中国食物与营养, 2014, 20(3): 55-57.

[7] 齐凤兰, 奚锐华, 陈有容. 纳豆工艺的优化. 食品工业, 2004, 25(3): 50-52.

[8] 徐速, 梁金钟. 益康纳豆的研制. 大豆通报, 2004, 12(3): 18-20.

[9] 黄婷, 刘良忠, 曹宇翔, 等. 纳豆固态发酵工艺优化. 中国酿造, 2016, 35(1): 141-144.

[10] 李宏梁, 赵倩楠. 芸豆纳豆发酵工艺条件的研究. 中国调味品, 2014, 39(3): 46-48.

[11] 侯银臣, 惠明, 杜小波, 等. 纳豆发酵原料和工艺技术研究. 农产品加工·学刊, 2012, 7(11): 119-121.

[12] 杨华松, 胡永金, 张晓冬, 等. 黑豆纳豆发酵工艺的研究. 中国调味品, 2010, 35(4): 85-88.

[13] 卫拯友, 吴富强, 昝静. 鹰嘴豆发酵生产纳豆初探. 陕西农业科学, 2009, 55(6): 64-65.

[14] 杨婷. 蚕豆纳豆的发酵工艺条件研究. 安徽农学通报, 2013, 19(16): 139-140.

[15] 王红波. 豇豆种子纳豆粉的生产工艺. 中国, CN106722201A, 2017-05-31.

[16] 董岳峰, 麻秀芳, 李晓艳, 等. 薏米纳豆发酵工艺及其营养成分分析, 中国酿造, 2014, 33(12): 142-143.

[17] 王丽娜. 荞麦纳豆制作工艺研究, 中国调味品, 2016, 41(1): 86-89.

[18] 董岳峰. 苦荞纳豆发酵工艺及其营养成分分析, 中国调味品, 2016, 41(7): 69-72.

[19] 张浩. 高酶活纳豆生产工艺优化的研究. 青岛: 青岛科技大学硕士论文, 2017.

[20] 张准广. 发酵食品工艺学. 北京: 中国轻工业出版社, 2004.

[21] 宋超先. 微生物与发酵基础教程. 天津: 天津大学出版社, 2007.

[22] 宋国安. 功能保健食品纳豆的研究与开发. 武汉工业学院学报, 2002, 21(1): 40-41.

[23] 焦苗苗, 李宏梁, 曾桥, 等. 纳豆芽孢杆菌优良菌株的筛选及人工消化液耐受性研究. 中国调味品, 2017, 42(3): 1-5.

[24] 范紫煊. 纳豆芽孢杆菌高密度发酵条件优化. 河北科技师范学院学报, 2013, 27(4): 14-20.

[25] 周伏忠, 陈晓飞, 陈国参, 等. 高活力纳豆激酶制备及贮藏方法的初步研究. 河南科学, 2009, 27(6): 675-677.

[26] 张艳丽, 高华, 于兹东, 等. 纳豆菌的分离及其发酵条件的优化. 化学与生物工程, 2008, 25(10): 68-72.

[27] 王刚, 陈光, 薛健, 等. 9株纳豆菌产酶活力的比较研究. 吉林农业大学学报, 2008, 28(4): 376-379.

[28] 李淑英, 聂莹, 杜欢, 等. $^{60}$Co-γ 射线辐照诱变筛选纳豆激酶高活耐热菌株. 核农学报, 2013, 27(6): 782-785.

[29] 赵彩春, 毅垣, 史宝军. 纳豆芽孢杆菌FK-3液体发酵条件的优化. 饲料工业, 2016, 37(3): 39-44.

[30] 张丽靖, 杨郁. 1株纳豆菌抑菌活性及其培养基优化. 微生物学杂志, 2010, 30(1): 43-47.

[31] 王峰, 李术娜, 朱宝成, 等. W-15 菌株产生的纤溶酶蛋白的提取与纯化. 河北农业大学学报, 2007, 49(1): 65-68.

[32] 王发祥, 钟青萍, 钟士清. 纳豆菌的研究和应用. 广州食品工业科技, 2003, 19(s1): 93-95.

[33] 江晓, 董明盛. 纳豆、纳豆激酶与人体保健. 中国酿造, 2001, 20(4): 1-3.

[34] 王成涛, 籍保平, 张丽萍. 纳豆激酶高活性菌株的筛选及其发酵条件的优化. 食品科学, 2004, 25(4): 71-74.

[35] 张甲生. 蚕蛹中无机元素含量分析//中国微量元素科学研究会第十二届学术研讨会, 哈尔滨, 2005: 4.

[36] 王宝贵, 孙晓霞, 赵林伊, 等. 柞蚕蛹蛋白质营养价值研究. 中国公共卫生, 2002, 18(5): 67-68.

[37] 王成林, 陶雷, 李旦, 等. 蚕蛹蛋白与大豆分离蛋白酶解比较研究. 农牧产品开发, 2000, 2(10): 10-12.

[38] 张燕, 陈业高, 海丽娜, 等. 蚕蛹氨基酸成分及其营养价值. 云南化工, 2002, 30(6): 22-23.

[39] 孔繁东, 鲁玉. 蚕蛹纳豆菌发酵物抗菌性研究. 食品工业科技, 2010, 31(11): 213-215.

[40] Sun W H, Leng. Analysis and evaluation of chief nutrient composition in different parts of stichopus japonicus. Chinese Journal of Animal Nutrition, 2010, 22(1): 212-220.

[41] 杨利伟. 发酵法提取海参卵中类胡萝卜素的研究. 大连: 大连工业大学硕士学位论文, 2012.

[42] 张健, 刘少伟, 张毅, 等. 仿刺参精低分子质量多肽的制备及抗氧化作用. 食品科学, 2016, 37(23): 248-253.

[43] 王婷, 温子健, 季晓彤, 等. 海参卵纳豆发酵条件及产物生物活性. 食品科学, 2017, 38(8): 43-48.

[44] 李文亮, 边鸣镝, 王海波. 高产纳豆激酶突变菌株产酶条件的研究. 大豆科学, 2010, 29(4): 692-695.

[45] 刘野, 苏杭, 宋焕禄, 等. 基于纳豆激酶活性的纳豆加工条件的优化研究. 食品工业科技, 2016, 38(7): 170-175.

[46] 严美婷, 杜霞, 邱醒, 等. 中式纳豆制备技术的研究. 中国酿造, 2017, 36(2): 175-179.

[47] 金虎, 时杰, 关品, 等. 大豆品种和混菌发酵对纳豆品质及风味改良效果研究. 农产品加工, 2016, 9(17): 4-7.

[48] 邵伟, 熊泽, 黎姝华. 等. 纳豆口味改进初探. 中国调味品, 1999, 24(9): 17-18.

[49] 刘树兴, 王乐, 曹东方. 纳豆复合调味酱包的工艺研究. 中国调味品, 2010, 35(10): 70-73.

[50] 董明盛, 江晓, 江汉湖, 等. 溶栓纳豆菌的筛选鉴定及其发酵特性研究. 南京农业大学学报, 2001, 24(1): 95-98.

[51] 赵仲麟, 李淑英, 聂莹, 等. 纳豆激酶生产菌的筛选及发酵纳豆特性研究. 生物技术通报, 2015, 31(3): 161-164.

[52] 谭周进, 周传云, 廖兴华, 等. 原料对纳豆品质的影响. 食品科学, 2003, 24(1): 87-90.

[53] 宋军霞. 常见豆类制备纳豆的品质比较. 大豆科学, 2017, 36(2): 309-314.

[54] 王琳, 高辰哲, 刘丹怡, 等. 响应面法优化红豆纳豆的发酵工艺. 中国酿造, 2018, 37(1): 190-194.

[55] 付文静, 王家林, 张杰. 赤小豆纳豆发酵工艺的研究. 食品研究与开发, 2018, 39(2): 109-113.

[56] 齐凤元, 李欢欢, 杨利, 等. 响应面法优化花生纳豆的发酵工艺. 中国粮油学报, 2012, 27(10): 87-91.

[57] 付文静. 花生粕纳豆生产工艺的研究. 青岛: 青岛科技大学硕士学位论文, 2018.

[58] 王丽娜, 付华峰, 张永清, 等. 花生纳豆的研究及风味改良. 中国调味品, 2014, 39(6): 9-12.

[59] 用慧敏, 唐君钰, 丁靖苇, 等. 花生蛋白纳豆菌发酵工艺条件的研究. 安徽农业科学, 2017, 45(35): 70-74.

[60] 邹颖. 纳豆菌液态发酵荞麦产纳豆激酶及其发酵产物中抗氧化活性物质的鉴定. 广州: 华南理工大学硕士学位论文, 2018.

[61] 齐凤元, 刘丽萍. 小麦胚芽纳豆制作工艺. 食品工业, 2004, 25(4): 46-47.

[62] 卫拯友, 吴富强, 訾静. 鹰嘴豆发酵生产纳豆初探. 陕西农业科学, 2009, 55(6): 64-66.

[63] 卓晓沁, 赵慧莹, 何国庆. 鹰嘴豆纳豆液态发酵高产蛋白酶的培养基及发酵条件优化. 食品工业科技, 2018, 39(7): 115-120.

[64] 李宏梁, 赵倩楠. 芸豆纳豆发酵工艺条件的研究. 中国调味品, 2014, 39(3): 46-49.

[65] 陈野, 焦润芝, 高辉. 豆渣纳豆的制作及其抗菌性研究. 农产品加工·学刊, 2006, 5(7): 8-10.

[66] 李里特, 张建华, 李再贵, 等. 纳豆、天培与豆豉的比较. 中国调味品, 2003, 28(5): 3-7.

[67] 杜风刚. 丹贝中试生产. 中国调味品, 2002, 27(10): 20-21.

[68] 赵德安. 豆豉、纳豆和丹贝的简述. 江苏调味副食品, 2008, 25(3): 1-4.

[69] 孙森, 宋俊梅, 张长山. 豆豉、纳豆及天培的研究进展. 中国调味品, 2008, 33(3): 29-33.

[70] 祁勇刚, 高冰, 黄菲武, 等. 纳豆腐乳发酵工艺优化. 中国酿造, 2016, 35(8): 78-82.

[71] 邓永建, 刘健, 高泽鑫, 等. 碳源对纳豆腐乳风味及营养成分的影响. 中国酿造, 2016, 35(9): 51-54.

[72] 宁杰, 肖兰. 纳豆-茶树菇深层发酵液果冻的工艺. 食品研究与开发, 2014, 35(19): 55-58.

[73] 李梦丹. 油茶籽粕纳豆泡芙的研制及其评价. 长沙: 湖南农业大学硕士学位论文, 2017.

[74] 祖国仁, 孔繁东, 刘阳, 等. 纳豆菌固体发酵条件. 食品工业科技, 2006, 28(12): 122-124.

[75] 鞠洪荣. 纳豆的保健性与制作方法. 中国酿造, 2000, 19(6): 6-8.

[76] 黄薇, 孔繁东, 祖国仁, 等. 高 NK 活性纳豆菌的诱变选育及产酶条件的研究. 食品科技, 2007, 33(4): 17-21.

[77] 钟青萍, 石木标, 王斌华. 多功能保健食品——纳豆. 食品研究与开发, 2003, 24(4): 81-83.

[78] 王丽娜, 付华峰, 张永清, 等. 麻辣口味纳豆的研究. 食品工业, 2014, 35(5): 47-50.

[79] 张扬, 周秀玲, 石海英, 等. 阿胶纳豆制作工艺研究. 食品工业, 2015, 36(6): 78-81.

[80] 张春红, 凡晶, 李文龙. 响应面法优化薏米纳豆生产工艺的研究. 食品工业, 2011, 32(12): 1-3.

[81] 龙厚宁, 张硕, 等. 纳豆菌液体发酵转化黄芩苷和汉黄芩苷的工艺研究. 中国中药杂志, 2015, 40(23): 4623-4628.

[82] 朱健辉, 杜连祥, 等. 高产纳豆激酶液态发酵工艺的优化. 工业微生物, 2007, 37(1): 20-24.

[83] 田季雨, 刘澎涛, 李斌. 银杏叶提取物化学成分及药理活性研究进展. 国外医学(中医中药分册), 2004, (3): 142-145.

[84] 黄妍, 李小莉, 张勋力, 等. 纳豆银杏紫苏软胶囊辅助降血脂人体试食试验研究. 湖北工业大学学报, 2017, 32(5): 54-58.

[85] 张琨, 高峰, 张晶莹, 等. 纳豆银杏叶保健品对血脂调节作用. 职业与健康, 2012, 28(22): 2748-2750.

[86] 朱春阳, 周婷婷, 林立鹤, 等. 纳豆红曲银杏的毒理安全性评价. 中国实用医药, 2016, 11(18): 289-290.

[87] Wang B Q. Salvia miltiorrhiza: chemical and pharmacological review of a medicinal plant. Journal of Medicinal Plant Research, 2010, 425(25): 2813-2820.

[88] Lam F F, Yeung J H, Cheung J H, Or P M. Pharmacological evidence for calcium channel inhibition by Danshen (*Salvia miltiorrhiza*) on rat isolated femoral artery. Journal of Cardiovascular Pharmacology, 2006, 47(1): 139-145.

[89] Kang Dae Gill, Hyuncheol Oh, Eun Jin Sohn, et al. Lithospermic acid B isolated from *Salvia miltiorrhiza* ameliorates ischemia/reperfusion-induced renal injury in rats. Life Sciences, 2004, 75(15): 1801-1816.

[90] Wu Z M, Wen T, Tan Y F, et al. Effects of salvianolic acid a on oxidative stress and liver injury induced by carbon tetrachloride in rats. Basic & Clinical Pharmacology & Toxicology, 2010, 100 (2): 115-120.

[91] Tian X H, Wu J X, Xiao M D. Application of danshen injection on early stage of renal transplantation. Chinese Journal of Integrated Traditional & Western Medicine, 2005, 25 (5): 404.

[92] 舒玲. 银杏叶和丹参提取物与纳豆粉组方的辅助降血脂功能研究. 大连: 大连理工大学硕士学位论文, 2017.

[93] 杨晓惠, 廖秋红. 三七纳豆红曲复配对高脂血症模型大鼠血脂的影响. 现代食品, 2018, (10): 79-82.

[94] 韩维恒, 中药正别名集. 长沙: 湖南科学技术出版社, 1999.

[95] 庞丹清, 陈勇, 等. 浅谈瑶药进展.大众科技, 2017, 19 (8): 86-87.

[96] 庞丹清, 陈勇, 等. 三七药理作用研究进展. 大众科技, 2018, 20 (9): 49-51.

[97] 中国食品工业学会豆制品专业委员会. SB/T10528. 2009. 纳豆. 北京.

# 第5章  纳豆激酶的生产工艺

纳豆激酶(nattokinase，NK)是 1987 年由日本的须见洋行等首先发现并命名的。它是从日本的传统发酵食品——纳豆中分离得到的一种能达到"经口纤溶疗法"目的的丝氨酸蛋白激酶，这是纳豆菌在发酵大豆时向胞外分泌的一种易溶于水的碱性蛋白酶，同时它也是一种在纳豆发酵过程中由纳豆枯草杆菌产生的枯草杆菌蛋白激酶，该酶不但具有明显的溶栓活性，而且还可以激活体内的纤溶酶原，增加内源性溶纤酶的含量，具有降血压、抗氧化、抗肿瘤以及重要的溶解血栓等功效。与传统的溶栓制剂相比，其优点是不易引起出血、无抗原性、半衰期长、安全无毒且成本低廉、能口服吸收溶栓等[1]。日本纳豆有米曲霉菌型和细菌型两类，其中以细菌型纳豆最为常见。纳豆制备工艺流程：精选大豆→洗净→浸泡→煮大豆→摊晾→接种发酵→放置后熟→成熟纳豆[2]。目前，很多国家都在致力于开发纳豆激酶产品，现在工业上一般采用固体发酵和液体发酵两种方法来生产纳豆激酶制品，也有研究用基因工程菌发酵产生 NK 的方法，但目前仍在研究阶段。纳豆激酶对血栓溶解比较专一，但对纤维蛋白原没有降解活性，因此大量使用不会引起出血，此外，它还可以预防和辅助治疗脑血栓、脑梗死、心肌梗死、血栓后遗症、血栓静脉炎、脉管炎等病症，而且对人体无毒副作用，作为新一代的抗血栓物质，具有很大的开发潜能。但纳豆激酶的生产容易受外界环境条件的影响，不同的发酵条件下，其活性大小也不同，在工业生产中能否保持纳豆激酶活性，直接影响到其保健效果[3]。本章我们将对纳豆激酶的生产工艺进行总结，并综述出能够改进纳豆激酶的发酵、提取、分离及纯化的方法。

## 5.1  发酵工艺研究

### 5.1.1  发酵工艺概述

按照培养基的种类，纳豆激酶发酵的类型可以分为固体发酵和液体发酵两种。

1. 固体发酵

固体发酵是指微生物在具有一定温度和湿度的固体表面进行生产和繁殖。纳豆固体发酵以大豆为主要原料，具有原料普遍易得、成本低、设备简单、产酶活力高的优点。固体发酵是具有悠久历史的发酵技术，因其具有简单易行等特点，在制造菌肥、发酵饲料、细菌农药，以及一些传统的食品如饮料、酒、酱油、醋等方面广泛采用。近几年，在饲料工业方面，已经取得了可喜的科研成果。固体发酵技术方兴未艾，有着十分广阔的发展前景。纳豆菌固体发酵进行较多，一直是这方面研究的主流，特别是在食品领域的应用，更是以固态发酵为主[4]。

目前应用固体发酵技术在纳豆方面取得的成果有很多，例如，孙启玲等[5]在此基础上，将大豆脱皮、蒸煮后用 30～100IU·mL$^{-1}$ 的木瓜蛋白酶和 50～100IU·mL$^{-1}$ 的菠萝蛋白酶进行多肽化处理 40～120min，可使纳豆中纳豆激酶活性由传统方法的 2233.93IU·g$^{-1}$ 提高到 5300IU·g$^{-1}$。黄占旺等[6]从我国传统食品豆豉中分离出纳豆芽孢杆菌菌株，并对其进行固态发酵条件研究，通过对比试验和控制变量法，得出纳豆芽孢杆菌菌株固态发酵适宜条件为：玉米粉与麦麸质量比为 3:7，含水量 60%，种龄 15h，接种量 5%，发酵温度 37℃，发酵时间 5 天。金燕飞等[7]通过对纳豆菌株的分离、筛选和固体发酵等步骤的研究得出发酵 16h 时纳豆菌数达到高峰；发酵豆粕与玉米粉的适宜配比为 1:1；产品在 65℃以下、60min 以内干燥活菌数变化不明显，75℃以上的高温处理会导致活菌数显著下降。

2. 液体发酵

液体发酵是指菌体在一个密封的发酵罐内，通入无菌气体进行发酵。液体发酵具有易控制、规模易扩大、培养基成分明确、下游好操作等优点，适合工业化生产[4]。

杨郁等[8]于 2007 年 9 月从纳豆中分离筛选得到一株 N-15 酶活力为 900IU·mL$^{-1}$ 的纳豆菌株，优化培养条件后液体发酵得到酶活力为 1033IU·mL$^{-1}$，酶活力显著提高。张锋等[9]从纳豆样品中分离筛选到一株产纳豆激酶的菌株，编号为 BN-6。通过单因素试验和正交试验确定了液体发酵纳豆激酶的最佳条件，最终得到该菌产酶纤溶活力超过 1000IU·mL$^{-1}$ 发酵液。朱健辉等[10]通过用纳豆杆菌进行液态发酵生产纳豆激酶培养基的优化实验，确定最佳产酶培养基组成，获得了产酶活性可达 4300IU·mL$^{-1}$ 发酵液的纳豆激酶，并确定纳豆激酶的液态发酵属于部分生长偶联型。

总之，无论发酵什么产品，都可以根据产品使用目的进行选择，每种发酵方法各有优势，一般研究认为纳豆的功能食品和保健品可以选择固体发酵来实现从而降低成本；而口服或注射用药品则可以选择液体发酵来实现，有利于纳豆内纳豆激酶的分离纯化。

固体发酵与液体深层发酵相比，具有以下一些优点[11]：

(1) 设备简单，投资少；

(2) 操作简便，适应性强，原料来源广，价格低廉，可以利用很多种其他发酵工艺无法利用的粮食加工下脚料或废料进行生产；

(3) 发酵时间短，一般只 2～3 天，节省 1 天；

(4) 固体发酵只需空气自然对流或少量通风即可，能耗低；

(5)固体发酵的产物回收一般步骤少、费用也低，有些产物(如饲料)不需要分离步骤，全部物质可以作为饲料；

(6)发酵全过程无废水或很少，对环境污染较小。

由此可见，固体发酵将有十分广阔的前景。

液体发酵的设备自动化程度高，培养基成分明确，利于产物纯化，产酶稳定，规模一般较大，适合工业化生产。

从上述的液体发酵与固体发酵的研究中，可以发现影响发酵的因素很多，如果不优化这些影响因素，那么其产量、酶活力等将会降低。影响纳豆的发酵因素有发酵时间、接种量、浸泡时间、发酵温度等[12]。如何进行优化呢？在研究中，很多人都做了影响纳豆发酵的单因素试验。

### 5.1.2　影响纳豆激酶发酵的因素

1. 温度对酶稳定性的影响

(1)酶液配制：将冻干的酶粉溶于 $0.02mol \cdot L^{-1}$ 缓冲液中。

(2)分别于不同温度条件下放置 6h，每隔 1h 取样测定残余酶活。

(3)结论：温度对酶稳定性有很大的影响，在 30～60℃ 范围内，残余酶活随着保温温度的升高和保温时间的延长而迅速降低，且温度越高，降速越快，30℃ 保温 6h 残余 50%的酶活，而在 60℃ 保温 1h 酶活就已全部丧失[13]。所以，温度对酶稳定性有很大的影响，在实际生产过程中，必须找到最适宜温度，以提高酶活并严格控制好温度防止酶失活。

2. pH 对酶稳定性的影响

(1)试验方法：分别用不同 pH 的缓冲液配制酶液，置于室温下 24h 后测定残余酶活。

(2)结果显示：纳豆激酶在 pH 7 时稳定性最高，24h 残余酶活高于 90%；在 pH 6～8 范围内，24h 残余酶活≥80%，也比较稳定；而在 pH<6 和 pH>8 情况下，酶活迅速降低，且在酸性条件下降速更快[13]。

(3)结论：pH 对酶的稳定性有很大影响，找到适宜的 pH 提高酶稳定性，在实际生产中才可能获得更大的产率。

3. 基质初始水含量对纳豆激酶的影响

(1)试验方法：采用黄豆为固态发酵培养基，在黄豆灭菌冷却后称量，计算含水量，加水调节初始水含量维持在 30%、35%、40%、45%、50%、55%，接种纳豆枯草芽孢杆菌发酵，置于相同条件下发酵，完成后检测纳豆激酶的活力。

(2)结果显示：物料的初始水含量在 50%时，纳豆激酶的活力最高。

(3)结论：纳豆在固态发酵时需要适量的水分，水分过低造成物料松散、干燥，纳豆激酶难以生成；水分过高，将菌丝浸泡，菌体难以生长，所以纳豆激酶的活力不高[14]。

4. 干燥与储藏

（1）干燥方法

①冷冻干燥：发酵结束后及时取样，样品用冷冻干燥机进行冻干处理；

②常温干燥：发酵结束后取物料适量，置于阴凉、干燥处自然晾干。

（2）储藏：自然温度避光保存 170 天左右。样品处理后进行酶活测定。

（3）结果表明：低温冷冻干燥和常温干燥两种方法都可用于纳豆激酶粗酶制剂的制备，两种干燥方法之间纳豆激酶活性差异不明显。

（4）结论：冷冻干燥和常温干燥这两种方法都适用于纳豆激酶制剂的干燥，但常温干燥更经济一些。常温储藏 50 天后纳豆激酶活性仍可保持 90%，150 天后纳豆激酶活性仍可保持 80% 左右[15]。

5. 大豆浸泡时间对纳豆激酶酶活的影响

（1）试验方法：取 4 个试剂瓶，分别加入 10g 大豆，按照豆水比为 1∶2(g·mL$^{-1}$)的比例加入蒸馏水，盖上瓶塞进行浸泡并计时，浸泡时间依次为 6h、8h、10h、12h；浸泡完成后 115℃高温灭菌 30min；按照 6%的接种量依次接种芽孢杆菌，接种完后将瓶口封好并在外部附上一层保鲜膜防止其在生化培养箱中水分蒸发。放入生化培养箱中 39℃发酵 48h[16]，然后取出放入冰箱 4℃保鲜层后熟 24h；之后提取出纳豆激酶[17]，采用 TAME 法测定其活性。

（2）结果显示：随着浸泡时间的增加，检测到的吸光度呈先增加后降低的趋势。

（3）结论：若浸泡时间短，大豆吸水不充分，发酵过程中水分不足，导致拉丝物质少且黏性较差，出现各部分传质不均匀的现象，限制了纳豆菌的生长繁殖；若浸泡时间过长，大豆吸水膨胀，发酵过程中得不到足够的氧气，也会影响纳豆激酶的酶活。选择浸泡时间为 8h 作为最佳工艺控制点[18]。

6. 蒸煮时间对纳豆激酶酶活的影响

（1）试验原理及方法：高温蒸煮过程可以使大豆内蛋白质变性，改变其营养成分的构成。试验分别选取 5 份100g 浸泡 5h 后的大豆，蒸煮时间分别为 15min、30min、45min、60min、75min，接种量为 3%，发酵温度为 38℃，发酵时间为 24h，后熟时间为 2h。

（2）结果显示：此试验条件下，纳豆激酶酶活性随着蒸煮时间的延长呈现先增大后降低的趋势，蒸煮时间为在 45min 时纳豆激酶含量达到最高。蒸煮时间为 15min 和 30min 时，纳豆激酶酶活性较低，原因是豆粒内部硬度过大，营养物质结构尚未改变，不足以让菌体全部吸收利用。而蒸煮时间过长时，营养成分发生对菌体利用不利的改变。因此选取 45min 为最优蒸煮温度[19]。

7. 后熟时间对纳豆激酶酶活的影响

(1)试验方法：分别称取 5 份均为 50g 的干大豆加 150mL 蒸馏水浸泡 5h，蒸煮 30min，接种量为 3%，发酵温度为 38℃，发酵时间为 24h，将刚发酵好的纳豆放入冰箱 4℃后熟。

(2)结论：后熟时间对纳豆激酶活性的影响较小，在 0~3 天酶活性没有太大的改变，保持在一定水平上，随后缓慢地下降。而感官鉴评却存在差异，在 1 天时纳豆的风味较好，后熟完成。综合评定，选择 1 天作为最适后熟时间[19]。虽然后熟时间对纳豆激酶活性的影响较小，但此过程能大大降低刚发酵好纳豆中的氨味，在此过程中，纳豆风味与拉丝状态得到改良，后熟这一环节主要是使纳豆特征风味更浓郁，并可以较好地减少其中的不良风味。

8. 不同发酵接种量对发酵酶活的影响

(1)试验条件：取 6 个试剂瓶，分别加入 10g 大豆，按照豆水比为 $1:2(g \cdot mL^{-1})$ 的比例加入蒸馏水，盖上瓶塞进行浸泡并计时，浸泡时间为 10h；浸泡完成后 115℃ 高温灭菌 30min；按照 2%、4%、6%、8%、10%、12% 的接种量依次接种芽孢杆菌，接种完后将瓶口封好并在外部附上一层保鲜膜防止其在生化培养箱中水分蒸发，放入生化培养箱中 39℃ 发酵 48h[20]，然后取出放入冰箱 4℃保鲜层后熟 24h；之后提取出纳豆激酶，采用 TAME 法测定其活性。

(2)结果显示：如果接种量过小，纳豆菌种会用较长时间来适应新的环境，从而延长发酵时间，而接种量过大，纳豆菌种会因为生长过快消耗大量营养物质，并且氧气量不足。考虑到营养成分的利用率，选择接种量 10% 作为最佳工艺点（前提是菌群密度为 $1.93 \times 10^7$ 个·$mL^{-1}$ 菌液）[18]。

9. 不同发酵时间对发酵酶活的影响

(1)试验条件：取 4 个试剂瓶，分别加入 10g 大豆，按照豆水比采用 $1:2$ $(g \cdot mL^{-1})$ 加入蒸馏水，盖上瓶塞进行浸泡并计时，浸泡时间为 10h；浸泡完成后 115℃高温灭菌 30min；按照 6% 的接种量依次接种芽孢杆菌，接种完毕后将瓶口封好并在外部附上一层保鲜膜防止接种的芽孢杆菌在生化培养箱中水分蒸发，放入生化培养箱中 39℃ 发酵，时间依次为 24h、36h、48h、60h，然后取出放入冰箱 4℃保鲜层后熟 24h；之后提取出纳豆激酶，采用 TAME 法测定其活性。

(2)结果显示：随着发酵时间的增加，发酵后期营养物质减少，纳豆菌体逐渐老化，因此在此试验条件下可将 48h 作为最佳发酵时间[18]。

10. 金属离子对酶稳定性的影响

(1)试验方法：配制含不同金属离子种类和浓度的酶溶液，室温下放置 18h 后测定残余酶活力，并与不加金属离子的酶溶液对比，计算相对酶活力。

(2)结果表明：$Zn^{2+}$ 加入后出现了沉淀，对酶活有较大的抑制作用；$Al^{3+}$、

$Cu^{2+}$对酶也有一定程度的抑制；$K^+$影响不大；$Mg^{2+}$、$Ca^{2+}$是较好的酶活稳定剂和促进剂[10]。

(3)曲涛等[21]采用金属离子对纳豆激酶进行置换修饰研究，找出最佳金属离子的种类和浓度提高酶活性，以更大地发挥其药理学功能。实验结果表明，修饰后纳豆激酶的酶活性及稳定性有明显的提高，$6mmol\cdot L^{-1}$的$Mg^{2+}$对酶有明显的激活作用，比天然酶提高了 45%的活性。$Ca^{2+}$、$Mn^{2+}$、$Ni^{2+}$则表现出不同程度的抑制作用，因此可通过加入$Mg^{2+}$来提高纳豆激酶的活性。

11. 蛋白酶抑制剂对酶稳定性的影响

(1)试验方法：配制不同种类、不同浓度的蛋白酶抑制剂的溶液，分别与等体积的酶液混合均匀，37℃保温 30min，测残余酶活。

(2)结果显示：EDTA、抑肽素(pepstatin)、抑肽酶(aprotinin)和 PMSF 这 4 种蛋白酶抑制剂对纳豆激酶均有不同程度的抑制作用，在实验浓度范围内，前三者对纳豆激酶的抑制作用随着浓度的增加而增加，其中以 EDTA 对纳豆激酶的抑制作用最强，PMSF 对纳豆激酶的抑制作用不随浓度变化而改变，而是一直维持较强的抑制作用；SBTI 和 TPCK 对纳豆激酶不但没有抑制作用，反而使酶活力增加，可能该物质对纳豆激酶有一定的激活作用[10]。

12. 有机物对纳豆激酶稳定性的影响

提高纳豆激酶稳定性可将纳豆激酶与一些有机物混合，如与冷却的肉汤或与煮沸的小麦提取物混合，纳豆激酶的稳定性明显提高[22]。另外，添加牛血清蛋白、海藻酸钠、蛋白胨、甘油、明胶和丙二醇等有机物可使酶活性保持良好，其中添加明胶后，酶的稳定性可提高 5 倍以上[20]，同时酶的热稳定性也有明显改善。

### 5.1.3  纳豆激酶的发酵生产

1. 培养基的组成[23,24]和影响

1)碳源

碳源是组成培养基的主要成分之一，凡是可以被微生物利用，构成细胞代谢产物碳素来源的物质统称为碳源物质。碳源物质除了通过细胞内的一系列化学变化，在细胞内分解代谢提供小分子碳架外，还产生供合成代谢需要的能量。微生物对碳素化合物的需求是极为广泛的，根据碳素的来源不同，可将碳源物质分为无机碳源物质和有机碳源物质。常用的碳源有糖类(葡萄糖)、油脂、有机酸和低碳醇。在特殊情况下(如碳源贫乏时)，蛋白质水解产物或氨基酸等也可被某些菌种作为碳源使用。

在纳豆的发酵过程中，对碳源的选用尤其重要，不同的碳源对纳豆的产酶和培养纳豆菌的活菌数都有很大的影响。例如，有的选用淀粉作为碳源，其培养纳

豆菌的活菌数可为 $1168.0 \times 10^8$ cfu·$L^{-1}$[25]。有的选择葡萄糖作为碳源,其活菌数随葡萄糖浓度的增大而增大,而纳豆菌的芽孢数和代谢物的活力呈现先增后减的趋势[26]。总的来说,不同的碳源对纳豆中纳豆菌和纳豆激酶等多种成分皆有影响,下面由许强和薛健[27]的实验结果来说明选择合适碳源的重要性。

以淀粉为碳源,其纳豆激酶的产量可达到 720.70U·$mL^{-1}$,从研究中可知,选择测定的指标不一样,则需要的碳源不一样;不同的菌种、发酵方式等,所需要的碳源也不一样,但都说明碳源是微生物生长必不可少的营养物质。碳源如果过多,那么就会使培养基的 pH 偏低;碳源如果过少,那么纳豆菌的菌体会发生衰老和自溶[28,29]。实验结果可见蔗糖、可溶性淀粉和玉米粉的产酶活力比较大,考虑到便于后续实验操作及成本,碳源选择蔗糖为最佳。

2) 氮源

凡是能为微生物提供所需氮元素的营养物质称为氮源。氮源主要用于构成菌体细胞物质(氨基酸、蛋白质、核酸等)和含氮代谢物。可以作为微生物氮源的营养物质很多,有分子态氮、氨、铵盐、硝酸盐、尿素、牛肉膏和蛋白胨等。常用的氮源可分为两大类:有机氮源和无机氮源。

有机氮源:常用的有机氮源有豆芽(豆芽煮 30min 后过滤)、酵母膏、玉米浆、玉米蛋白粉、蛋白胨、酵母粉和酒糟等。它们在微生物分泌的蛋白酶作用下,水解成氨基酸,被菌体吸收后再进一步分解代谢。有机氮源除含有丰富的蛋白质、多肽和游离氨基酸外,往往还含有少量的糖类、脂肪、无机盐、维生素及某些生长因子,因而微生物在含有机氮源的培养基中常表现出生长旺盛、菌丝浓度增长迅速的特点。大多数发酵工业都借助于有机氮源来获得所需氨基酸。

无机氮源:常用的无机氮源有铵盐(硫酸铵)、硝酸盐和氨水等。微生物对它们的吸收利用一般比有机氮源快,所以称其为可迅速利用的氮源。但无机氮源的迅速利用常会引起 pH 的变化。

氮源也是微生物生长必不可少的营养物质,不同的人研究了不同的氮源对发酵过程中纳豆及其成分的影响。在培养中,多使用蛋白胨作为氮源,但因其价格较高,如果用在工业生产中就会导致成本变高,且生产得到所需的产物的量或活力不一定最高,不符合工业生产的要求。所以有研究者以豆粕粉为氮源的枯草芽孢杆菌液态发酵生产纳豆激酶,最终摇瓶发酵液中酶活达到 5471IU·$mL^{-1}$,是等量胰蛋白胨作为氮源发酵的 3.6 倍[30]。大部分实验都以有机氮源培养纳豆芽孢杆菌,而现在由于基因工程的发展,有研究者用无机氮源作为基因工程菌表达纳豆激酶的适宜氮源,取得了不错的效果[31]。氮源过多,则菌体繁殖旺盛,会使得 pH 增高,从而影响代谢产物的积累;氮源如果过少,那么纳豆菌的菌体繁殖量减少,从而直接影响到产量。下面以王莹莹等[32]实验的结果说明氮源在发酵中的重要意义:酵母粉对纳豆芽孢杆菌增殖最有利,比选用的蛋白胨效果更好;以同样的用量，酵母粉的活菌数达到 $5.6×10^9$cfu·mL$^{-1}$，所以选择酵母粉作为最佳氮源。

3）碳氮比

碳氮比也是影响纳豆发酵的重要因素，如果选择了最适的碳源、最适的氮源，但是比例不适合，也得不到高活性的产物。胡伶俐等[33]进行双因素五水平完全随机设计，比较不同碳源、氮源的浓度和碳氮比对酶活性的影响。结果是碳氮比对酶活性有显著的影响。史旭东等[34]研究了不同碳氮比对产酶活力的影响，以蔗糖作为碳源，以蛋白胨作为氮源，蔗糖和蛋白胨的浓度分别为 0.5%、1%、2%和3%，结果是当蔗糖浓度3%、蛋白胨浓度2%时，产酶活力最高。从多个研究者的研究结果可知，碳氮比对纳豆的发酵很重要。下面由洪明章和孙智杰[35]的实验结果说明其重要性：当碳源浓度高于2%时，纳豆枯草芽孢杆菌的产酶受到抑制；而在碳源质量分数（淀粉质量分数）为 1.5%和2.0%时，产酶量随氮源的增加而升高，当氮源质量分数（大豆蛋白胨质量分数）高于 1.5%时，产酶量又受到抑制；当碳源质量分数为 2.0%、氮源质量分数为 1.5%时，产酶量最高，达 898IU·mL$^{-1}$。

4）无机盐及微量元素

微生物在生长繁殖和生产过程中，需要某些无机盐和微量元素如磷、镁、硫、钾、钠、铁、氯、锰、锌、钙等，以作为其生理活性的组成物质或生理活性作用的调节物。这些物质一般在低浓度时对微生物生长和产物合成有促进作用，在高浓度时常表现出明显的抑制作用。在培养基中，镁、磷、钾、硫、钙和氯等常以盐的形式（如硫酸镁、磷酸二氢钾、磷酸氢二钾、碳酸钙、氯化钾等）加入，而钴、铜、铁、锰、锌、钼等缺少对微生物生长固然不利，但因其需要量很少，除了合成培养基外，一般在复合培养基中不再另外单独加入。

无机盐类是微生物生长不可缺少的营养物质，其作用主要是构成菌体细胞成分，作为酶的组成部分、酶的激活剂或抑制剂，调节培养基的渗透压、pH、氧化还原电位等[36]，所以在纳豆发酵中，无机盐的种类和使用的浓度对纳豆的成分有很大的影响，是培养基的重要影响因素之一。例如，史旭东等[34]研究了各种盐浓度对产酶活力的影响，从结果可知盐浓度影响产酶活力。陈丽花等[37]研究了无机盐的种类及添加量对纳豆芽孢杆菌深层液体发酵培养的影响，在所选的 4 种等量无机盐中，当无机盐为 NaCl 时活菌数最高。洪明章和孙智杰[35]的实验结果从侧面反映了无机盐在纳豆发酵中的重要性。

综上所述，纳豆培养基的各个成分对其发酵都有显著的影响，在实际生产中，一定要考虑其影响因素。

2. 培养基的分类[38]

1）斜面培养基

斜面培养基是供菌种繁殖、扩大之用，对这种培养基的要求是能够使菌体快速繁殖而健壮，且不易引起菌种变异。一般斜面培养基的碳源和氮源的含量不宜过多，特别是碳源，过多会引起 pH 的改变。无机盐的浓度也要控制适当，以免影响菌种的特性。

2) 种子培养基

为了扩大发酵罐的接种量，往往先将斜面菌种接于相对体积比较小的种子罐培养。有限数量的斜面菌种可以在种子罐中生长繁殖到一定的数量，以缩短发酵罐菌体生长繁殖的时间，提高发酵罐的设备利用率，这就是二次发酵。种子培养要求做到纯种、健壮、活力旺盛、数量足够，因此培养基要求适当的丰富和完全，随菌种的不同要求有所不同，但浓度不宜过高，应控制碳氮比，培养过程中 pH 在适当的范围，培养基的成分应易于被菌体吸收。种子培养基的主要成分和培养条件应尽可能与发酵培养基保持一致，以减少种子培养物转入发酵培养基后，菌体为适应新环境而做的各种改变。

3) 发酵培养基

发酵培养基供菌体生长繁殖和发酵产品生物合成之用。培养基要求适当的丰富和完全，适合于菌体的生理特性和要求，能使菌种迅速生长、健壮，能在较短的周期内充分发挥产生菌体合成发酵产品的能力。发酵培养基主要有固体培养基和液体培养基两种。

在纳豆的发酵中，这三种培养基都需要使用，纳豆菌的制备需要斜面培养基，这种培养基能使菌种快速繁殖和旺盛生长。但是仅用斜面培养基提供菌种是不够的，因为其体积较小，所得菌种量很小，所以需要扩大培养，而扩大培养需要种子液体培养基，即将斜面培养基上的菌种挑出接种在种子罐内，使其生长到一定的数量，这样能大大缩短菌体生长繁殖的时间，使菌种生长旺盛，但应注意保持种子培养基中的成分与发酵培养基中的一致，提高菌种的环境适应能力，缩短菌体在发酵中的适应时间。而要想使大豆变为纳豆，需要在大豆上接种纳豆菌，经发酵后才能得到，所以纳豆的发酵需要发酵培养基，培养基为纳豆的发酵提供营养成分，从而得到纳豆和纳豆的相关成分。在工业生产中，翁其敏等[39]研究了直投式纳豆发酵剂生产菌株的定向筛选，这种发酵剂具有活力高、体积小、携带使用方便的特点，不仅可以直接用于生产纳豆制品，而且可以作为食品添加剂使用或直接食用。直投式纳豆菌发酵剂的使用省去了菌种扩大培养的复杂操作过程，从而简化产品生产工艺，有利于保持产品质量的稳定，防止菌种的退化和污染。

3. 固态发酵工艺

固态发酵工艺是指微生物在没有或基本没有游离水的固态基质上进行发酵的一种方式。与液态发酵相比，固态发酵具有基质简单、原料普遍易得、来源广泛、投入少、技术简单、产物产率高、产酶活力高等优点。固态发酵工艺为传统的纳豆生产工艺,具体过程为:大豆浸泡过夜→煮熟灭菌→摊晾→接入菌种发酵→纳豆。将制备好的新鲜纳豆,用无菌生理盐水浸泡两次,合并提取液[40]。明飞平等的研究结果表明纳豆菌株 ZN-4 固体浅盘发酵的最佳接种量为 10%,最适发酵温度为 37℃,最佳发酵时间为 48h,在此条件下,固体发酵酶活最高可达到 2200U·g$^{-1}$[41]。在此,我们将对纳豆激酶的固态发酵工业及其优化工艺进行探讨。

纳豆菌接种于液体牛肉膏蛋白胨培养基中预培养 16h,按 2%的接种量接种于固体发酵培养基,发酵 16h、24h、48h,分别测定发酵物酶活,比较得出最佳发酵时间。固体发酵后,分别放入 40℃、50℃、60℃和 80℃的干燥箱中进行干燥。选取 16h、24h 和 48h 后 4 个干燥箱的样品测酶活,比较活性,确定最佳发酵干燥温度和时间。对最佳干燥温度和时间进行了测定,确定 50℃干燥 24h 后,纳豆激酶活性为 1800IU·g$^{-1}$样品,回收率为 34%,达到较好的回收效果[8]。此外,有研究表明:①在纳豆的固体发酵中,适当添加培养基,能促进纳豆产酶,如蔗糖和谷氨酸钠,确定最终添加量分别 4%和 2%;②葡萄糖并不能促进纳豆产酶,但是添加葡萄糖后,纳豆的氨味明显减弱,适合在新鲜纳豆产品中添加;③通过对培养基优化,可使纳豆产酶提高[42];④在最适发酵培养基的基础上,将种龄分别为 10h、12h、14h、18h、24h 的种子活化液接入摇瓶进行发酵实验,结果随着种龄的增加、细菌数量的增多,产酶量逐渐提高,当用种龄为 12h 的活化液进行发酵时,最有利于产酶。当种龄超过 12h 后,随着细菌生长活力的下降,产酶量开始降低,至 24h 时活化液非常不利于产酶[43]。

1)菜籽粕固态发酵产纳豆激酶

采用响应面法对纳豆芽孢杆菌固态发酵产纳豆激酶的发酵条件进行优化,得出了产纳豆激酶的最佳发酵条件为:发酵温度 36℃,初始物料比为 90.24g·100$^{-1}$g$^{-1}$,发酵时间 92.82h。在此条件下以菜籽粕和麸皮为基础培养基(按质量比 7∶3 混合),按 0.55g·100$^{-1}$g$^{-1}$、0.40g·100$^{-1}$g$^{-1}$、0.35g·100$^{-1}$g$^{-1}$分别添加葡萄糖、尿素、氯化钙,于初始 pH 7.0,接种量 8g·100$^{-1}$g$^{-1}$发酵培养纳豆芽孢杆菌,所产纳豆激酶的酶活力达 6031.33IU·g$^{-1}$,比优化前提高 1.55 倍。发酵温度、发酵时间和初始物料比对酶活力的影响依次减小。在一定范围内,随初始物料比、发酵时间和温度的增加,纳豆激酶酶活力增加[44]。

2)鲜豆渣固态发酵产纳豆激酶

豆渣是豆腐、豆奶等大豆制品加工中的主要副产物,含有丰富的膳食纤维和蛋白质,还含有多种微量元素和矿物质,是质优价廉的食品资源。我们以廉价的鲜豆渣为全组分,探讨其生产纳豆激酶的可行性,并与市售商品纳豆进行活力比较。在单因素试验基础上,应用 Box-Behnken 中心组合设计原理,设计发酵温度、发酵时间及接种量三因素三水平响应面试验,建立回归模型。经响应面分析,回归模型具有较高拟合度。优化后的鲜豆渣固态发酵的工艺参数为:发酵温度 36℃，发酵时间 36h，接种量 $8mL \cdot 100^{-1}g^{-1}$，该条件下纳豆激酶酶活达到 $1751.28U \cdot g^{-1}$。与商品化纳豆的纳豆激酶对比结果表明，除一个商品纳豆的纳豆激酶的活力比鲜豆渣发酵的纳豆激酶活力高以外，其余商品纳豆、同一品种的自制纳豆，纳豆激酶的活力与鲜豆渣发酵的纳豆激酶活力无显著差异。全组分鲜豆渣作为纳豆激酶生产的原料，可以实现低成本、高品质产品开发[20]。鲍艳霞等[45]的研究表明添加麸皮有利于微生物产酶，因为麸皮除含有淀粉质等碳水化合物以外，还含有多种维生素和金属离子，如 B 族维生素和生物素，以及镁、磷、铁、钙等金属离子，它们是微生物必需的生长因子。同时麸皮使培养基松散，从而改善通风状态，有利于微生物产酶。豆渣:麸皮=5:2 时，产酶最高。此外还发现在豆粕固态培养基中添加 KCl 可以提高纳豆激酶平均酶活力；KCl 的浓度对产酶有重要影响，KCl 浓度过高或者过低都会抑制产酶，导致平均酶活力降低。

3) 发芽大豆为固态发酵产纳豆激酶

相比大豆而言，发芽大豆不仅降低了抗营养因子，富集了丰富的 $\gamma$-氨基丁酸（$\gamma$-GABA），而且其营养成分满足了人们对于低糖、低脂肪、高蛋白大豆的需要，所以选用发芽大豆作为原料更符合现代食品发展的理念，以此作为发酵底物优化产纳豆激酶的发酵条件。通过单因素预试验确定影响产纳豆激酶酶活的因素，采用 Plackett-Burman 法筛选出影响发酵的主要因素为发酵温度、接种量和 $Mg^{2+}$ 的添加量，再通过中心组合设计方法，建立了产酶回归模型，确定了该模型最佳取值时各参数水平：蒸煮时间 15min、基质含水量 55%、装样量 $30g \cdot 250^{-1}mL^{-1}$、发酵温度 35℃、接种量 7%、发酵时间 36h、$Mg^{2+}$ 添加量 0.20%，其中接种量与 $Mg^{2+}$ 添加量的交互效应对产酶活力影响最显著。再次通过验证性试验，证明了在响应面优化条件下，纳豆激酶的活力为 $6918.76IU \cdot g^{-1}$，比以大豆为原料提高了 58.35%[46]。

4) 混合多菌种固态发酵产纳豆激酶

纳豆和毛霉的混合发酵条件优化如下。

(1) 毛霉孢子液的制备：将斜面保藏的菌种经 PDA 斜面活化后，接种到含有麸皮的培养基上，30℃培养 72h，然后用无菌水冲洗麸皮，即可得到毛霉孢子液。称取大豆 60g，经清洗、浸泡后，加入 2% 的食盐、4% 的蔗糖，于 115℃下灭菌 30min。

(2) 混合发酵：在优化的固态发酵基础上进行双菌混合发酵。

(3) 结果分析：根据培养温度、菌种配比、接种量及培养时间对纳豆激酶活力、氨基态氮的含量的影响进行了正交试验，以纳豆激酶的活力为指标进行分析，可以得到最佳发酵条件为：培养温度为 30℃，培养时间为 36h，接种量为 6%，菌种配比为 1:1。在最佳的发酵条件下进行发酵试验，三次试验得纳豆激酶活力的平均值 $(3426.45 \pm 46.23)IU \cdot g^{-1}$，氨基态氮的含量为 0.786%，在此发酵条件下纳豆激酶活力明显升高，而且产品的氨臭味几乎消失[14]。

(4) 结论：由于毛霉发酵的豆制品可改善产品的氨臭味，还具有淡淡的香味，不仅黏液多、酥软、口味较好、鲜香醇美，而且营养价值高，兼具有多种保健作用，一直以来都是广受人们所喜爱的佐餐调味佳品。通过单因素和正交试验，确定纯种固态发酵产纳豆激酶活力的最佳工艺，并在纯种发酵最佳条件下研究纳豆枯草芽孢杆菌和毛霉菌混合发酵工艺，提高产品中纳豆激酶的含量，改善纳豆的口感，以适合我国人民的口味。通过混合多菌种固态发酵产纳豆激酶这种途径，将纳豆激酶应用于食品行业，易被国内消费者所接受，更有利于人们通过饮食提高体内纳豆激酶含量，从而降低血栓疾病发病率，为广大的心脑血栓病患者带来福音，具有很好的社会效益。

5) 冷榨核桃粕固态发酵制备纳豆激酶

冷榨核桃粕营养价值高，高瑞雄等[47]以冷榨核桃粕为主要原料，采用纳豆芽孢杆菌进行固态发酵制备纳豆激酶的方法。通过单因素试验、Plackett-Burman(PB)试验和 Box-Behnken(BBD)响应面法确定最佳工艺参数。以纳豆激酶活性为指标，单因素试验表明核桃粕粒度小于 10 目，葡萄糖和 NaCl 添加量分别为 1%和 1.5%，浸泡时间 2h，蒸煮时间 50min，接种量 11%，后熟时间 24h 时，纳豆激酶活性相对较高。PB 试验表明料液比、发酵时间和发酵温度对纳豆激酶活性影响显著。采用 BBD 响应面分析法对关键因素进行优化，得到最佳工艺参数：料液比 1：1.5、发酵时间 30h、发酵温度 36℃。此发酵条件下纳豆激酶活性达到最大值 1522U·g$^{-1}$。其试验表明，纳豆芽孢杆菌固态发酵冷榨核桃粕是制备纳豆激酶的有效方法。

6) 苹果渣固态发酵产纳豆激酶

仓义鹏等[48]研究采用响应面设计的方法对纳豆激酶固态发酵工艺进行优化，并对优化后的结果进行验证，为实现其工业化利用提供参考依据。

(1) 菌种活化：将经斜面活化的菌种接入摇瓶种子培养基中，37℃、120r·min$^{-1}$，恒温培养 24h。

(2) 工艺流程：将基础培养基在高压锅内 121℃条件下蒸煮 20min，自然冷却至 55℃以下。在无菌条件下，将事先活化好的菌液喷洒于苹果渣中搅拌均匀，于浅盘中铺成 3~5cm 的薄层，37℃恒温培养发酵 24h[17,18]。发酵结束后取样分析。

(3) 结果：在单因素试验基础上，确定尿素添加量、培养基加水量、氧化钙添加量为影响酶产率的重要因素，应用响应面分析法对固态发酵苹果渣产纳豆激酶的工艺条件进行优化。优化得到最佳工艺条件为：尿素添加量 2.58%、培养基加水量 84.06mL、氧化钙添加量 2.65%。采用最优化条件进行实验，结果表明：纳豆激酶产率可达到 2150IU·g$^{-1}$，比单因素试验的最高酶产率(1680IU·g$^{-1}$)提高了 27.98%。以廉价的工农业废料作为基本培养基获得了有较高酶活的产品，经济优势明显。

## 4. 液态发酵工艺

液态发酵的基本步骤为：培养基灭菌→冷却→接入菌种→发酵液。取发酵液离心，收集上清液，通过纳豆芽孢杆菌的生长曲线确定了纳豆芽孢杆菌的最适种龄为 15～20h。在单因素试验的基础上，采用响应面法对发酵条件进行了优化，得出最佳的发酵条件为：接种 3%，温度 40℃，pH 7.0，发酵时间 84h。在该条件下发酵生产的纳豆激酶活力可达 749.41U·mL$^{-1}$，与响应面法设计的实验预测值（752.35U·mL$^{-1}$）差异不显著[49]。

此外，培养基组成不仅对菌体生长和产物合成等各种代谢活动的影响显著，还关系到产物的分离纯化等下游工艺，因此通常要对培养基组成进行优化。纳豆激酶液态发酵中常用的碳源有葡萄糖、木糖、蔗糖和可溶性淀粉等，以木糖最佳，其最适浓度为 2%[50]。若碳源浓度太低影响菌体生长，浓度太高则形成高渗环境而影响糖分的吸收，甚至使发酵液变得黏稠而不利于氧气的供应，从而降低激酶产量。氮源种类是影响纳豆激酶发酵的另一重要因素，大豆成分的有机氮源明显比其他氮源更有利于菌体的生长，而菌体对大豆蛋白胨的利用效率最高，豆饼粉只有酶解后才能被利用，无机氮源则几乎不能被利用。若氮源浓度过低菌体生长缓慢，浓度过高不利于酶的生成，大豆蛋白胨的浓度以 2%最为适宜[51]。培养基的 pH 不仅影响菌体的生长，还影响酶的活性，当 pH 为 8.0 时，对菌体生长有利，但在 pH 为 7.0 时获得的酶活性最高[52]。此外，培养基中加入 0.02%的 $CaCl_2$ 和 0.05%的 $MgSO_4$ 不仅有利于菌体生长，也有利于酶的生成[53]。在发酵前期，较高的温度有利于菌体的增加；发酵中后期，较低的发酵温度可以延长稳定期而利于酶的分泌，一般控制发酵温度在 37℃，超过 40℃会影响酶的活性[54]。接种量对酶的生成有较大影响，过低使发酵周期延长，过高使营养消耗过快不利于酶的合成，当接入 2%的种子培养液时酶的活性最高[52]。在进行摇瓶培养时，随着装样量的增加，生物量和酶的生成量都减少，提高发酵液的溶氧量有利于菌体生长和酶的生成。表面活性剂影响菌体细胞膜和细胞壁的合成，从而加快产物向细胞外的分泌，但它对细胞有一定的毒害作用，必须掌握添加的时间和添加的剂量。鲍时翔等[55]研究了 Tween-80、聚乙二醇和油酸钠的添加量及添加时间，发现在发酵 12h 后加入 0.1%的油酸钠效果最好。

### 1) 枯草芽孢杆菌液态发酵工艺

田莉等[56]通过构建能够高产纳豆激酶的枯草芽孢杆菌基因工程菌株，对其液态发酵条件进行优化。通过单因素试验和响应面 Box-Behnken 模型优化液态发酵培养参数，五因素三水平的响应面分析表明最佳发酵培养条件为：蛋白胨 26.05g·L$^{-1}$，葡萄糖 29.29g·L$^{-1}$，$MgSO_4$ 1.5g·L$^{-1}$，$CaCl_2$ 0.74g·L$^{-1}$，NaCl 10g·L$^{-1}$，pH 9.0，接种量 3%。在最优发酵培养条件下，纳豆激酶最高酶活达到 2186.17IU·mL$^{-1}$，比优化前提高了 269%，这表明响应面法优化枯草芽孢杆菌工程菌能够明显提高纳豆激酶活性。

2) 液态发酵豆粕制备纳豆激酶方法

纳豆激酶的生产一般采用发酵法，氮源物质对菌体的生长和发酵均有着重要作用。传统的固态发酵方法以大豆为原料，存在易染杂菌和回收率低等问题，因此难以满足大规模工业化生产要求。而液态发酵生产纳豆激酶过程中，所用培养基中的氮源一般为蛋白胨、牛肉膏、酵母膏等，与生物资源传统固态发酵方法相比，液态发酵法增加了生产成本[57]。正交试验结果表明，接菌量、发酵时间、培养基 pH 及豆粕含量对发酵产酶有较大影响。接菌量影响发酵周期，适宜的接菌量会使菌体快速进入对数期，缩短生长过程，有助于产物合成，还有利于抑制杂菌污染；如果接菌量过大，营养物质和溶解氧过度消耗，代谢废物堆积，会影响产物发酵水平。随着发酵进行，纳豆激酶逐渐积累，同时酶失活也逐渐加速，到发酵后期酶的合成速度低于失活速度，出现酶活性越来越低的现象。培养基 pH 对微生物的生长、产物的合成都有较大的影响，碱性条件下菌体易死亡，酸性条件下纳豆激酶容易失活，因此适宜的 pH 非常重要。由于上述几个因素间可能存在交互作用，故设计正交试验以确定其最适宜条件。正交试验表明，四个因素对纳豆激酶活力的影响主次顺序为：发酵时间＞接菌量＞pH＞豆粕含量。发酵的最优条件为：培养基中豆粕含量 2%，pH 7.0，以 1%接菌，发酵 48 h 时，酶活力达到 $4429.6U \cdot mL^{-1}$，为初始条件$(1536.4U \cdot mL^{-1})$的 2.88 倍[58]。

3) 基因工程菌发酵产纳豆激酶

作为革兰氏阳性菌和革兰氏阴性菌的模式菌，枯草芽孢杆菌和大肠埃希氏菌是纳豆激酶表达研究最集中的宿主菌。大肠埃希氏菌(E.coli)表达的纳豆激酶通常为不溶的包涵体形式，但 Chiang 等[59]通过将纳豆激酶与油质蛋白融合表达，并将表达蛋白置于含有三酰甘油和磷脂等成分的人工油体中复性，可获得有活性的蛋白质；而 Liang 等[60]利用一个协助胞外质表达的启动子 pelB，实现了纳豆激酶在大肠埃希氏菌中胞外的可溶性表达，但与枯草芽孢杆菌相比较，表达量相对较低。纳豆激酶在枯草芽孢杆菌中可实现可溶性表达，Chen 等[61]通过发酵条件优化，利用枯草芽孢杆菌工程菌摇床培养和发酵罐培养表达纳豆激酶，其酶活分别为 $71\,500CU \cdot mL^{-1}$ 和 $77\,400CU \cdot mL^{-1}$。Wu 等[62]构建了枯草芽孢杆菌工程菌，并通过优化启动子使纳豆激酶的表达量增加了 136%，达 $1999U \cdot mL^{-1}$(平板法)。除枯草芽孢杆菌和大肠埃希氏菌外，其他细菌及动植物细胞也被用来表达纳豆激酶。Wei 等[63]利用一般公认安全的地衣芽孢杆菌(B. licheniformis)作为宿主菌，通过敲除编码 8 个胞外蛋白酶的 10 个基因，并优化信号肽，构建了高产纳豆激酶的地衣芽孢杆菌工程菌。Liang 等[64]利用乳酸链球菌肽(nisin)的抗性基因作为筛选标记，以乳酸菌的模式菌株乳酸乳球菌(Lactococcus lactis)为宿主菌构建了表达纳豆激酶的食品级菌株。Li 等[65]通过将绿色荧光蛋白和纳豆激酶融合在草地贪夜蛾

(*Spodoptera frugiperda*)细胞内进行可溶性表达,酶活性达 60U·mL$^{-1}$。Han 等[66]基于植物偏爱密码子,通过合成获得了纳豆激酶的编码基因,采用植物果实特异性启动子 E8,使纳豆激酶在甜瓜(*Cucumis melo* L.)中表达,最高酶活达 79.3U·mL$^{-1}$。尽管对不同菌株发酵或动植物细胞培养制备纳豆激酶的报道很多,但纳豆激酶测定方法不统一,给不同研究间的比较带来困难。

有研究报道,由两个或三个启动子串联形成的复合启动子调控的基因表达水平较单个启动子有明显提高[67,68]。同一蛋白质在不同启动子的作用下,表达效果往往相差甚远,有的甚至无法表达。葛春蕾等[69]研究通过串联启动子方式实现纳豆激酶在枯草芽孢杆菌 WB800 中的高效分泌表达。通过对几种现有报道的强启动子的比较并对其进行串联操作,确定生产纳豆激酶的最优启动子及纳豆激酶的最高产量。她们先在枯草芽孢杆菌 WB800 中成功构建 5 种含不同强启动子的重组质粒 pSG101(PHpaII)、pSG102(PBcaprE)、pSG103(PluxS)、pSG104(PgsiB)和 pSG105(PyxiE),实现纳豆激酶分泌表达,并对其纤溶活性进行测定。结果表明,启动子 PHpaII 介导的纳豆激酶纤溶活性(110.80FU·mL$^{-1}$)明显优于其他 4 种启动子。通过对启动子 PHpaII 进行多次串联,成功构建质粒 pSG106(PHpaII-PHpaII)、pSG107(PHpaII-PHpaII-PHpaII)和 pSG108(PHpaII-PHpaII-PHpaII-PHpaII)。数据显示,菌株 *Bacillus subtilis* WB800/pSG107(PHpaII-PHpaII-PHpaII)纳豆激酶产量最高为 213.30FU·mL$^{-1}$,相比单个启动子 PHpaII,提高了 92.51%。通过对 5 种强启动子的比较以及对其进行串联操作,成功实现纳豆激酶在枯草芽孢杆菌 WB800 的高效表达,纤溶活性最高为 213.30FU·mL$^{-1}$,该酶活明显高于 Suwanmanon 等[70]报道的经优化后的纳豆激酶纤溶活性(130.96FU·mL$^{-1}$),实现了纳豆激酶在枯草芽孢杆菌 WB800 中的高水平表达。本研究选用的质粒 pMA0911 是 pMA5 的衍生质粒,拷贝数较高,为 30~50;而选用强的启动子并进一步串联,更加促进了目的蛋白的大量表达。本研究成功实现了纳豆激酶在枯草芽孢杆菌中的高效分泌表达,为纳豆激酶基因工程改造奠定了一定的基础,同时推动了纳豆激酶的工业化生产。

5. 纳豆激酶的改进发酵工业

1)地衣芽孢杆菌工程菌高产纳豆激酶的发酵罐工艺优化

以产纳豆激酶的地衣芽孢杆菌工程菌 BL10(pP43SNT-SsacC)为研究对象,进行 5L 发酵罐工艺优化及中试放大研究。可观察到 5L 罐转速、温度和 pH 对纳豆激酶发酵过程的影响,优化发酵条件为:转速 500r·min$^{-1}$、发酵温度 37℃、自然 pH,纳豆激酶发酵活性达 62.90FU·mL$^{-1}$,比初始发酵活性提高了 94%。在此基础上,进行了葡萄糖和混合氮源补料发酵研究,确定了 5L 罐的补料发酵工艺,当葡萄糖的补加速率为 1.5g·(L·h)$^{-1}$时,生物量提高 31%,纳豆激酶发酵活性达到 71.23FU·mL$^{-1}$,比对照提高了 13%。在 50L 罐和 300L 罐的中试放大实验中,纳豆激酶发酵酶活分别达到 67.23FU·mL$^{-1}$ 和 72.33FU·mL$^{-1}$，纳豆激酶发酵活性相对稳定[71]。

2) 纳豆菌的固定化液态发酵

(1) 固定化细胞技术作为一种先进的生物技术，与游离细胞发酵相比，具有如下优点：

①固定化细胞技术的出现，使高细胞密度的高速率发酵成为可能，使单位时间、单位容积的生产能力大大提高；

②固定化细胞作为生物催化剂，能反复活化使用和连续化运转；

③固定化细胞对杂菌的污染和代谢产物的抑制作用比游离细胞有更高的抵抗性；

④发酵产物易于与菌体分离。

(2) 固定化发酵也存在一些缺点：

①需要好氧反应的固定化细胞，固定化细胞的壁和膜所造成的底物或产物的进出障碍和载体造成的通气困难，往往严重地影响反应速率，使产量低下；

②有的细胞容易自溶或污染，或固定化颗粒的机械强度差，或细胞容易从载体上脱落，使反复利用次数减少，产品质量和数量不稳定。

因此，如果能够采用固定化技术将纳豆菌进行固定化，然后进行发酵产酶，将会获得更大的产率。目前国内有微胶囊固定化枯草杆菌发酵生产纳豆激酶，其他的固定化方法未见报道。郭晓燕[40]以聚乙烯醇为主要包埋材料，采用细胞包埋法生产纳豆激酶，以达到比游离细胞培养产酶量高、周期短、操作简便的目的，以适于工业化生产。纳豆菌游离细胞与固定化细胞发酵产酶的比较结果如下。

①固定化细胞产酶时间早于游离细胞，产酶量高于游离细胞，首批发酵是游离细胞的 1.6 倍。

②固定化细胞最多使用批次的研究结果表明，固定化细胞至少可以连续使用 19 批次。

③碳源的优化实验表明，用 50%蔗糖代替葡萄糖，平均酶活提高 3.8%，但由于蔗糖价格较高，仍选用葡萄糖为碳源。

④通过染色方法研究选定美蓝纤维蛋白平板法为改良的纤维蛋白平板法。

⑤得尿激酶标准曲线公式：$y=37.459x^{1.2463}$，通过确定的尿激酶标准曲线计算出发酵液中纳豆激酶的比活力为 7280IU·mL$^{-1}$。

## 5.2　纳豆激酶的提取、分离和纯化

在发酵液提取纯化之前需要进行发酵液的预处理[72]，目的在于改变发酵液的物理特性，以利于固液分离。发酵液中杂质很多，其中对提取影响最大的是高价

无机离子和杂蛋白等。在采用离子交换法提取时，高价无机离子的存在会影响离子交换剂对生化物质的交换容量。杂蛋白的存在，不仅在采用离子交换法时会降低其吸附能力，而且在常规过滤或膜过滤时，还会使滤速下降，膜受到污染。因此，在预处理时，应尽量除去此类物质。发酵液的前处理包括生理盐水浸提、离心除菌、盐析沉淀除去杂蛋白等操作。

纳豆激酶分离纯化的相关研究很多，绝大部分采用的是传统的蛋白质分离纯化手段，交替使用沉淀、盐析、离心、过滤和色谱等技术，逐步除去杂质，但存在诸多缺点。随着分离技术的不断发展，新型分离技术在生物产品分离纯化中的应用已日益广泛，将新型的分离技术应用于纳豆激酶分离纯化，对理论研究及规模化生产都有积极的指导意义。

### 5.2.1　层析法

柱层析是分离纯化蛋白质最常用的方法，具有操作简便、可规模化生产及选择性强等特点，广泛应用于规模化工业生产中。基本工艺流程是：离心除菌—盐析(或有机溶剂沉淀)—超滤浓缩—凝胶过滤层析—脱盐—离子交换层析或疏水层析。一般是将凝胶层析、疏水层析、亲和层析和离子交换层析中两种以上的层析方法配合使用来进行酶的分离。

1. 超滤浓缩——中空纤维式超滤器

其优点是保留体积小，单位体积中所含过滤面积大，可以逆洗，操作压力较低，动力消耗较少。缺点是料液需要预处理；每个操作单元完成后需要认真清洗，还要注意防腐；单根纤维损坏时，需调换整个模件。

2. 凝胶过滤层析法

凝胶过滤层析法又称排阻层析或分子筛方法，主要是根据蛋白质的大小和形状，即蛋白质的质量进行分离和纯化。层析柱中的填料是某些惰性的多孔网状结构物质，多是交联的聚糖(如葡聚糖或琼脂糖)类物质，使蛋白质混合物中的物质按分子大小进行分离。它的突出优点是层析所用的凝胶属于惰性载体，不带电荷，吸附力弱，操作条件比较温和，可在相当广的温度范围下进行，不需要有机溶剂，并且对分离成分理化性质的保持有独到之处，对于高分子物质有很好的分离效果。

3. 离子交换法

蛋白质与离子交换剂的结合是通过蛋白质表面的电荷与层析剂上离子基团之间的静电作用而结合。在偏离等电点的 pH 下，溶液中蛋白质以多价离子状态存在，并为缓冲液中反离子所中和。当样品进入离子交换剂时，蛋白质被吸附，大量反离子被取代出来，这样必定增加了溶液中的离子强度，同时 pH 升高。这样，离子交换的条件发生了变化，交换剂的吸附能力被降低。

部分研究者对柱层析的研究成果见表 5-1。

表 5-1　柱层析分离纯化纳豆激酶试验

| 研究者 | 前处理 | 柱层析 | SDS-PAGE 测得分子质量/kDa | 纯化倍数 | 酶活回收率/% |
|---|---|---|---|---|---|
| 高大海等[73] | 离心除菌，硫酸铵除杂 | Superdex G-75 凝胶层析和 Sepharose Fast Flow 离子交换层析 | 27.7 | 1.2 | 78.7 |
| 陆利霞等[74] | 硫酸铵分级盐析 | Phenyl Sepharose 疏水柱层析分离 | 28 | 14.82 | 44.03 |
| 李炳锦等[75] | 硫酸铵除杂 | Butyl-Toyopearl 柱层析 | 27.1 | 50 | 75.57 |
| 丁贵平等[76] | 硫酸铵分级盐析 | Sephadex-G100 柱层析 | — | | |
| 史延茂等[77] | 离心除菌，硫酸铵除杂，330(OH)型树脂脱色 | CM-52 柱层析 | — | 31.2 | 48.51 |
| 谭颖嫦等[78] | 离心，滤膜过滤 | M-Sepharose Fast Flow 阳离子交换层析纯化 | 27～28 | 29.6 | 73.3 |
| 慕娟等[79] | NaCl 溶液浸提，硫酸铵盐析 | Sephadex G-150 凝胶层析 | | 50 | 40 |
| 刘柳等[80] | 硫酸铵除杂 | DEAE-Sepharose Fast Flow 阴离子层析，CM-Sepharose Fast Flow 阳离子层析及 Phenyl-Sepharose Cl-4B 疏水层析 | — | 32.2 | 13.2 |
| 白震等[81] | 生理盐水浸提，硫酸铵分级沉淀 | 亲和层析、阳离子交换层析及凝胶过滤层析 | — | — | 52.9 |

比较其提纯倍数和回收率，得出较好的分离纯化方案为：样品依次经过 DEAE-Sepharose Fast Flow 阴离子层、CM-Sepharose Fast Flow 阳离子层析和 Phenyl-Sepharose Cl-4B 疏水层析柱，纳豆激酶最终纯化倍数达到 32.2，回收率为 13.2%[1]。若以纳豆为材料提取纳豆激酶，只需在上述步骤前增加一步，先用生理盐水浸提，其他相同。高大海等[73]用层析方法纯化一种与纳豆激酶性质相似的枯草杆菌纤溶酶，最终纯化倍数和酶活力回收率分别为 8.4% 和 49%；而郝淑凤等[82]采用 Serine Sepharose 2B 和 Sephacryl S-200 柱层析对另一种枯草杆菌纤溶酶进行分离纯化，所得产品纯化倍数为 30 倍，活力回收率为 40%，酶活力 $1.68×10^5U·mg^{-1}$。李睿等[17]研究以高产纳豆枯草芽孢杆菌发酵液为原料，离心除菌体，硫酸铵分级盐析，并仅通过一步 Phenyl Sepharose 疏水柱层析实现了纳豆激酶 II 的分离纯化，酶收率 56.51%，纯化倍数 17.90，比活力高达 $48407.77IU·mg^{-1}$。柱层析法在纳豆激酶的分离纯化方面应用广泛，虽然可以得到较高的回收率，但也存在着一些缺点，如成本高、操作复杂、消耗时间长且不易于放大用于工业生产，并且当利用有机溶剂沉淀杂蛋白时，也极易使蛋白质变性失活。因此，为保证得到的纯化酶具有较高的催化活性，需要找到提取条件温和、操作过程简单、成本

不高的分离纯化技术应用于工业生产。刘超[83]对纳豆激酶的纯化进行了研究。发酵液经离心除菌，20%～60%饱和度硫酸铵分级沉淀，所得沉淀用 10mmol·L$^{-1}$ (pH 6.4)的磷酸缓冲液溶解后，进行 Superdex G-75 凝胶层析，采用梯度洗脱方法进行洗脱，所得回收液中纳豆激酶活力很高，SDS-PAGE 电泳检验为纯度较高的单带且纳豆激酶比活较高，省去了透析过程，通过凝胶过滤，回收率得到了进一步的提高，分离工艺更加稳定、可靠，比活也有较大幅度的提高。

　　传统柱层析分离方法在纳豆激酶分离纯化中虽然得到了广泛应用，但是其纯化步骤多，时间长，操作工艺复杂，过程的总产率较低，这些步骤多为间歇操作，生产效率难以提高，选择性低，从而造成纳豆激酶分离纯化的成本很高。探讨适合于纳豆激酶分离纯化的工业化生产新方法是目前研究的热点。

### 5.2.2　凝胶电泳法

　　1. SDS-PAGE 聚丙烯酰胺凝胶电泳

　　采用不连续系统，5%浓缩胶，12%分离胶，电泳缓冲液为 pH 8.3 的 Tris 甘氨酸缓冲液，加样液与载样液等量混合，煮沸 2～3min，考马斯亮蓝染色[84]。

　　2. IEF-PAGE 聚丙烯酰胺凝胶电泳

　　用含 1%两性电介质(ampholine，pH 3.5～10) 的 7.5%聚丙烯酰胺凝胶，阳极电极溶液为 5% NaOH 溶液，阴极溶液为 5%磷酸溶液，常规染色，pHS-3C 型数字酸度计测值[84]。

### 5.2.3　超顺磁性聚乙酸乙烯酯微球亲和分离纳豆激酶

　　(1)采用改进的悬浮聚合法制备了磁性聚乙酸乙烯酯微球，经水解、氨基化修饰，再以戊二醛作为间隔臂偶联配基对氨基苯甲脒，最终制得适合纳豆激酶分离纯化的磁性 PVA 亲和微球，比饱和磁化强度为 32.4emu·g$^{-1}$。

　　(2)纳豆激酶与亲和配基之间具有较强的亲和作用力，吸附速率快，40min 即可达到平衡。离子强度影响纳豆激酶与配基之间的相互作用力，高离子强度可实现纳豆激酶的快速解吸，约 15min 达到解吸平衡。

　　(3)采用制备的磁性亲和 PVA 微球纯化纳豆激酶，纯化能力可达到 12.3FU·50$^{-1}$mg$^{-1}$，微球表面偶联丰富的配基，吸附量明显增加，大于文献磁性高分子微球的吸附量。酶活回收率为 73.4%，纯化因子为 10.3。纳豆激酶纯度经电泳分析为一条带，分子质量为 28kDa，达到电泳纯[85]。

### 5.2.4　大豆蛋白偶联壳聚糖微球介质提取纳豆激酶

　　采用液体反相悬浮法制取壳聚糖微球，在微球表面偶联纳豆激酶的亲和配体——大豆蛋白，作为纳豆溶栓酶的亲和吸附介质。结果表明，壳聚糖微球本身对纳豆激酶没有特异吸附，偶联大豆蛋白的壳聚糖微球对发酵粗酶液中的纳豆激酶的吸附性能符合 Langmuir 方程，吸附平衡时间约为 60min，最大吸附量为 3926.56U·g$^{-1}$。纳豆激酶发酵液的上样量与柱体积比为 1∶9 时，纳豆激酶的收率可以达到 52.3%，纯化倍数可以达到 18.1 倍[22]。

### 5.2.5　盐析法

盐析法是工业上常用的一种蛋白质纯化技术，其原理是在高浓度的电解质盐溶液内，蛋白质分子表层的水化层被破坏，使蛋白质分子中的憎水区域裸露而导致蛋白质分子聚集沉淀。硫酸铵作为最常用的盐析试剂，具有溶解度大(0℃时的饱和度为 5.35mol·L$^{-1}$，25℃时的饱和度为 5.82mol·L$^{-1}$)、不受温度影响的优点，而且可以较大地保留蛋白质与酶的生物活性。硫酸铵作为蛋白质纯化剂有其优点，但其缺点也是明显的：①共沉作用，因而不是一个具高分辨率的方法；②硫酸铵中的重金属离子对蛋白质的巯基十分敏感；③硫酸铵的使用量大，如 80%饱和浓度的硫酸铵溶液需在 1L 水中加入 561g 的硫酸铵；④需要脱盐，后续处理比较麻烦。所以，硫酸铵法纯化不是一种十分理想的方法。目前文献报道[17]的大都是采用盐析法对纳豆激酶进行分离。

朱德艳等[86]的研究曾表明纳豆激酶采用硫酸铵盐析法进行粗提纯，硫酸铵盐在 70%饱和度时提纯效果较好。用盐析法进行分离纯化时，为提高产量、确保酶的高活性，应注意以下几点。

(1)在纳豆激酶的提纯过程中，不宜采用丙酮沉淀法。笔者往粗酶液中加入不同量丙酮后得到的沉淀物纤溶圈之间的大小差异较小，没能找到适宜的量，并且提纯效果不如硫酸铵盐析法。但丙酮易回收，适宜大规模生产。

(2)有机溶剂(如丙酮)易使蛋白质变性，盐析出的沉淀直接加入丙酮洗涤，如有沉淀无法溶解于 pH 7.8 磷酸缓冲液中，说明有蛋白质变性。分析其原因，可能是直接向沉淀中加入丙酮时，沉淀表面丙酮浓度过高，使蛋白质变性。因而采取先加缓冲液使沉淀溶解后再加入丙酮迅速混匀的方法，避免了蛋白质因丙酮浓度过高而变性。

(3)菌体液态发酵的时间以 2～3 天为宜。时间过短，酶产量小；时间过长，菌体自溶，也影响酶的产量。

(4)高温易使蛋白质变性。整个操作过程中，要尽量保持低温环境，以免酶失活。高大海等[73]考察了纳豆激酶分离纯化的操作步骤和操作条件，最终确定的分离纯化路线是：发酵液离心除菌，20%～60%饱和度硫酸铵分级沉淀，所得沉淀用 10mmol·L$^{-1}$(pH 6.4)的磷酸缓冲液溶解后，进行 Superdex G-75 凝胶层析，收集活性部分进行 SP Sepharose Fast Flow 离子交换层析，采用梯度洗脱方法进行洗脱，所得回收液中纳豆激酶的纯度很高，比活到达 28 530IU·mg$^{-1}$ 蛋白，经 SDS-PAGE

电泳检验为单一条带。最终的纯化倍数为8.4，酶活回收率为49%。本方法能够得到单一条带的纳豆激酶且比活非常高，同时省去了透析过程，分离效率大大提高。与本实验室前期的工作相比，通过优化凝胶过滤及离子交换介质，回收率得到了进一步的提高，分离工艺更加稳定、可靠，比活也有较大幅度的提高。以上实验表明，通过硫酸铵沉淀、凝胶过滤和离子交换层析来分离纳豆激酶是比较理想的分离方法，该方法尤其适用于实验室规模制备高纯度纳豆激酶。虽然本方法不宜直接放大并大规模分离纳豆激酶，但是通过本研究明确了发酵液的组成，对杂蛋白的性质和特点也有了初步的了解，这将有助于将来设计出效率更高、更经济、且适于大规模操作的分离条件。

### 5.2.6 反胶团萃取法

反胶束是将表面活性剂溶于非极性有机溶剂中，并使其浓度超过临界胶束浓度，在有机溶剂内形成一个内核亲水的聚集体，从而使极性亲水物质可以进入聚集体内得到分离[88]。反胶团是针对生物活性蛋白质提出的一种液液萃取体系。同传统的蛋白质分离纯化手段相比，它具有分离步骤少、易于放大、高选择性、低成本的特点。从20世纪70年代末反胶团概念的提出到现在，它一直是生化工程领域的研究热点。

纳豆激酶是一种新型溶栓药物，它与 Subtilisin Carlsberg 为同源蛋白。以 Subtilisin Carlsberg 为模拟蛋白，AOT/isooctane 反胶团体系为有机相，研究了各种萃取条件和反萃取条件对 Subtilisin Carlsberg 萃取过程的影响。在对模拟体系研究的基础上，利用 AOT/isooctane 反胶团体系从发酵液中分离纯化纳豆激酶。结果表明，纳豆激酶的萃取行为和 Subtilisin Carlsberg 非常类似，以目标蛋白的同源蛋白作为模拟蛋白研究萃取规律是合理可行的。纳豆激酶经过一次萃取循环，蛋白质回收率约为33.25%，酶活力回收率达到80.2%，纯化因子约为2.5左右。

纳豆激酶前萃取的动力是带正电荷的纳豆激酶和带负电荷的 AOT[丁二酸(2-乙基)己酯磺酸钠]亲水磺酸基团之间的静电引力作用，因此，发酵液的 pH 对萃取过程有较大影响，pH 升高，蛋白质回收率明显下降，纳豆激酶活力的回收率在 pH 6.0～6.5 范围内达到最大，约为80%。纳豆激酶反萃取过程中，不能通过提高反萃液的 pH 和离子强度以减弱静电相互作用而强化反萃取过程，但可以添加异丙醇强化反萃取过程，随着异丙醇浓度的增加，蛋白质和酶活回收率同步增加，当异丙醇浓度超过15%后，两者基本保持稳定。在前萃取过程中，有机相和发酵上清液体积比越大，酶活回收率和蛋白回收率越高，以二者等体积混合为宜。该过程8min后，虽然蛋白质的回收率增加，但酶活回收率却降低。反萃取时负载有机相与反萃水相等体积混合效果最好，酶活回收率超过80%，且萃取达到平衡的时间仅为10min。前萃取过程和反萃取过程的最适温度分别是25℃和35℃[88]。以纳豆激酶的粗提液为水相与反胶团溶液按比例混合,在 10~35℃下进行萃取,使纳豆激酶进入反胶团溶液;再在 20~45℃下进行反萃取,可使纳豆激酶的回收率达到 80%以上,纯化因子达到 3 以上,并且同时具有浓缩和脱色作用[90]。

### 5.2.7  有机溶剂沉淀法

有机溶剂沉淀作用主要是降低水溶液的介电常数。在蛋白质溶液中加入一些弱极性有机溶剂改变溶液的介电常数,可使不同种类蛋白质的溶解度产生不同程度的下降,因此该法可用来纯化蛋白质。但有机溶剂大多带有一定的副作用,易使蛋白质构象发生变化而导致变性,所以在纯化时一般采用毒性较小的丙酮以尽量消除这种副作用。有机溶剂沉淀法的优点是:

(1)分辨能力比盐析法高,即一种蛋白质或其他溶质只能在一个比较窄的有机溶质范围内沉淀;

(2)沉淀不用脱盐,过滤比较容易;

(3)在生化制备中的应用比盐析法更广泛。

其缺点是对某些具有生物活性的大分子(如酶),容易引起变性失活,操作需在低温下进行。

### 5.2.8  膨胀床吸附法

膨胀床吸附(expanded bed adsorption)法是根据静电吸附的原理,以 Streamline SP 阳离子交换吸附剂将纳豆激酶从发酵液中分离出来。该法将固液分离、目标产物的浓缩和初步纯化在一个单元操作中完成,充分体现了分离过程的集成优势。发酵液的 pH 和电导率是影响吸附效果的重要因素。在 pH 7.0~5.5 范围内,随着 pH 的降低,纳豆激酶与吸附剂的作用增强,当 pH 为 6.0 时,纳豆激酶的回收率最高。但 pH 过低时,由于杂蛋白产生的污染增加,纳豆激酶的纯度降低。发酵液的电导率过高,纳豆激酶不能被吸附;发酵液经稀释后电导率降低,纳豆激酶的吸附量增加,当电导率低于 $6.2mS \cdot cm^{-1}$ 时,平衡吸附量变化不大。在膨胀床吸附过程中,维持膨胀率恒定或维持料液流速恒定对纳豆激酶的回收率没有明显的影响[91]。胡洪波等[91]对膨胀床分离纳豆激酶过程的各个阶段进行了考察。在填充床上的探索性试验表明,吸附时最佳的 pH 为 6.0,电导率应低于 $6.2mS \cdot cm^{-1}$。在膨胀床上样吸附阶段,考察了保持流速不变和保持床层膨胀率不变两种操作方式,结果表明采用控制膨胀率不变的方法更适合纳豆激酶这种料液的黏度和平衡缓冲液的黏度相差不大的情况;在冲洗阶段,通过考察颗粒冲洗的效率,确定采用平衡缓冲液冲洗;洗脱阶段采用填充床模式洗脱。与传统方法相比,用膨胀床对纳豆激酶进行分离和纯化,操作步骤从 6 步减少为 2 步,操作时间缩短了 8~10h,回收率提高了约 50%。

### 5.2.9　金属螯合双水相亲和分配技术分离纳豆激酶

金属螯合双水相亲和分配(IMAP)技术把金属螯合亲和作用引入双水相分配,具有选择性好、分离条件温和、与生物质兼容性好等优点而备受关注。其对于表面具有 His-X3-His-His-Gly-His 等位点的天然蛋白质或带有组氨酸标签的基因工程蛋白具有高度的亲和作用[87]。纳豆激酶是由 275 个氨基酸残基组成的单链多肽,氨基酸一级序列结构中存在—H(64)GTH(67)—结构[92],可以考虑应用 IMAP 技术进行分离。双水相萃取具有可以直接处理发酵液的优势,把金属螯合亲和作用引入双水相系统加强了分配的选择性,也给原本影响因素多的双水相分配增加了研究难度。陆瑾等[93]利用金属螯合双水相亲和分配技术对纳豆激酶的分离纯化进行了研究,考察了双水相系统、聚合物的分子量和浓度、亲和配基加入量、pH、相比以及生物质加入量等因素对亲和分配的影响。结果表明,双聚合物系统比聚合物/无机盐系统更有利于纳豆激酶亲和分配;pH 和亲和配基加入量是影响分配的关键因素。优化的分配条件为:2.6%聚乙二醇,20.2%羟丙基淀粉,5%亲和配基 PEG-IDA-Cu(II),相比 1.2,pH 8.2,发酵液加入量15%。分配系统放大到 100g,仍保持一致的酶活回收率(90%)和纯化因子(2.0)。设计了两次分配分离流程,纯化因子达到 3.52,总收率为 81%。

纳豆激酶酶活测定采用纤维蛋白琼脂糖凝胶平板法,蛋白质浓度测定采用考马斯亮蓝法。双水相系统在室温下配制,系统总质量 5g,各组分的浓度均用质量百分比表示。将 PEG、PES 和无机盐配制成一定浓度的母液,按预先设计好的总组成,精确称量,配制成相应的双水相系统,加入一定量的发酵液、缓冲液补足至 5g,封口,上下颠倒数次,混匀后,1000r·min$^{-1}$ 离心 5min 使其分相。测定上下相体积,取样,分析上下相中纳豆激酶及总蛋白含量。

### 5.2.10　三相分配技术

三相分配技术是一项相对较新的技术,不同于双水相系统,该技术可以从发酵液中直接提取目标蛋白,并将混合液分为三层:上层为有机相,下层为水相,非极性有机相与极性水相之间则为目标蛋白的富集区。三相分配技术具有简单、快速、高效的特点,并且易于放大用于工业生产[94]。Garg 等[95]利用三相分配技术从纳豆激酶发酵液中分离纳豆激酶,采用硫酸钠和叔丁醇组合沉淀粗蛋白,使目标蛋白存在于下层水层和上层有机层之间的界面。他们研究了温度、pH、硫酸铵和叔丁醇的浓度等关键参数,发现 pH 8、温度 37℃、硫酸铵质量浓度 30%,并且和叔丁醇的比例为 1:1.5 最为合适。一次三相分离,纯化倍数为 5.6,酶活回收率为 129.5%。纳豆激酶用不同的辅料冻干,同时采用叔丁醇(助溶剂)冷冻干燥,其二级结构没有影响。三相分离技术使用的叔丁醇与沉淀的蛋白质结合,增加了蛋白质的浮力，使沉淀蛋白浮于浓盐溶液之上，因此相较于其他分离纯化方法具有条件温和、成本低等优点，既保证了酶的活性不受影响，而且回收率也较高。

### 5.2.11　发酵与泡载分离耦合方法

发酵与泡载分离耦合方法是生化分离工程中的研究热点之一，其方法是在发酵过程中，利用泡沫分离法对蛋白酶进行富集分离，达到发酵与分离相耦合，可以解除终产物的反馈抑制作用，缩短生产周期，提高酶活[94]。韩润林等[96]采用发酵与泡载分离耦合方法对纳豆激酶进行了研究，酶的产率比简单分批发酵提高30%。然后再经超滤、离子交换（CM-52）和凝胶过滤（Sephadex G-50）三步分离，得到了电泳纯的纳豆激酶。

### 5.2.12　超滤法

超滤法的核心部分为具有微小孔径的超滤膜。超滤膜可以将流经其表面，大于其孔径的分子截留，小于其孔径的分子则透过，从而达到浓缩大分子的目的。这种方法虽然不会对酶活力有损害，但单独使用得到的酶纯度不高，因此多与其他方法联用。陈景鑫等[97]将超滤法和层析法联用，先使用超滤法处理实验室制备的纳豆激酶粗酶液，探究了超滤压力、超滤温度、料液 pH 等主要参数对膜通量的影响，确定了超滤分离纳豆激酶的最佳工艺条件后，再用层析法分离得到纳豆激酶的比活力为 9610.46IU/mg、回收率为 92.3%，酶液经 SDS-聚丙烯酰胺凝胶电泳表现为单一蛋白条带，分子量为 28 000。Murakami 等[98]将纳豆激酶发酵液离心除菌后使用反渗透膜处理，再将滤液通过截流分子质量为 10kDa 的超滤膜除去小分子量杂质，之后使用 CM-琼脂凝胶柱洗脱，得到较高活性的滤液经超滤设备进一步浓缩，再次用凝胶柱 S-100 过滤后，经 12 000r·min$^{-1}$ 离心得到纯化度较高的纳豆激酶。因此，若将超滤技术代替盐析法进行发酵液的前处理，再上色谱柱进一步纯化滤液得到的纳豆激酶活性很可能较盐析法高，且方法可行。但是盐析操作也有一定的优点，如一定浓度的盐溶液在沉淀杂蛋白的同时，也可以去除一定量的离子，既可以减少大分子堵塞滤膜的概率，又能降低杂离子对离子交换柱的吸附影响。王建[99]将发酵液先用盐析法进行前处理，再根据纳豆激酶的分子量选用不同孔径的超滤膜纯化纳豆激酶。选用 30%饱和度的硫酸铵沉淀杂蛋白，再用70%饱和度的硫酸铵沉淀纳豆激酶，根据纳豆激酶的分子量，将纳豆激酶的粗酶液经 30kDa 的超滤膜过滤，并将透过的溶液收集。再经 10kDa 的超滤膜收集没有透过膜的滤液。通过单因素试验和正交试验研究了操作压力、料液温度和料液 pH 等超滤工艺参数对膜通量和纳豆激酶含量的影响，最后分离纯化得到的纳豆激酶比活力达到 1052.41IU·mg$^{-1}$，纯化倍数为 2.5，回收率达到 81%。与仅用硫酸铵盐析法分离纯化纳豆激酶相比较,虽然进一步使用超滤法提纯后回收率有所下降,但纳豆激酶的纯化倍数得到很大提高,并且超滤法步骤比较简单,对纳豆激酶的含量也不会有特别大的损失。蔡立涛等[100]及黄婷[101]都将发酵液经过盐析法初步除杂、除去杂蛋白后再经超滤法过滤,得到的混合液经 SDS-PAGE,显示的分子质量为 27 000Da 左右,纤溶蛋白平板显示结果具有较好的纤溶活性。因此可知盐析与超滤法联用可以取得活性较好、回收率较高的纳豆激酶。

### 5.2.13　亲和颗粒

亲和颗粒提取生物大分子取决于与特定靶分子之间相互作用的亲和配体。近年来,制备亲和颗粒吸附剂,利用其对纳豆激酶的亲和性,在纳豆激酶的粗酶液中亲和吸附纳豆激酶,是提取纯化纳豆激酶的又一新兴方法[94]。早在 2006 年,Yang 等[102]制备了大小均一、用氨基修饰的 PMMA 磁性微球,并将对氨基甲苯脒作为亲和配体固定于微球表面,最后得到的磁性微球可以在发酵液中直接纯化纳豆激酶,并且纯化倍数和酶活回收率分别为 8.7 和 85%,纯化过程仅需 40min。由于这种方法和传统方法相比不仅节省纯化时间,较大程度上简化了选择过程,还提供了较好的结果,于是越来越多研究者倾向于制备亲和颗粒来纯化纳豆激酶。2011 年,苏俊彩等[22]利用大豆蛋白对纳豆激酶有吸附作用,通过反相悬浮聚合法制得了壳聚糖微球,并在它表面交联上大豆蛋白,制得的壳聚糖微球成为亲和吸附剂,对纳豆激酶具有特异性吸附性能,测得的吸附平衡时间为 60min,回收率为 5.23%,纯化因子为 18.1。2012 年,马跃华等[103]采用静态吸附方法验证了大豆颗粒对纳豆激酶的亲和吸附特性,测定了其静态吸附动力学特性、吸附等温线及吸附条件。结果表明,吸附的最佳缓冲液选择 pH 6.0、0.01mol·L$^{-1}$ 的 PBS,吸附时间 4h,浓度为 1mol·L$^{-1}$ 的 NaCl 溶液进行洗脱,在静态时,选用大豆颗粒的最大吸附量 6351.58IU·g$^{-1}$,洗脱后收率达到 81.3%,纯化倍数约 30.23 倍,且电泳检测可达到一条带。因此他们初步推断大豆蛋白之所以可以吸附纳豆激酶,是因为大豆蛋白中可能含有与纳豆激酶特异性吸附的配体结构。随着制备亲和吸附剂方法的发展,也有研究者用化学合成的方法制备了易于与混合液分离的亲和吸附颗粒。Kong 等[104]采用改进悬浮聚合法制备了磁性聚乙酸乙烯酯微球,经水解、氨化修饰,以戊二醛作间隔臂偶联配基对氨基苯甲脒,制得磁性 PVA 亲和微球,用于纳豆激酶粗酶液的分离纯化,结果表明,磁性微球具有较高的比饱和磁化强度,40min 即可达到纳豆激酶的吸附平衡,15min 内完成酶的解吸,酶活回收率接近 75%,电泳分析为一条带。2017 年,Liu 等[105]用二咪唑为交联剂,MSO 作溶剂,将精氨酸或赖氨酸修饰在磁性纳米颗粒表面,用来吸附纳豆激酶,并用茚三酮法检测吸附结果。研究结果表明,精氨酸修饰的磁性纳米颗粒对纳豆激酶的吸附量为所及表面修饰的 4 倍。精氨酸表面修饰的磁性纳米粒子对纳豆激酶的吸附量在 9.6～30mol·mg$^{-1}$，可以有效分离纳豆溶液中的纳豆激酶。制备亲和颗粒可以在发酵液中直接吸附目标蛋白而达到分离纯化的目的，操作简单，效率高，不会对蛋白活性有任何不良的影响，更易于分离，是一种理想的分离纯化方法。

### 5.2.14　磁性微球分离法

磁性微球分离（magnetic bead separation）法是 20 世纪 70 年代末发展起来的一种新型生物分离法，微球由磁性的内核和高分子外壳两部分组成，高分子外壳上的多样性功能基团可与多种生物活性物质偶联，然后在外加磁场的作用下，微球可定向移动从而达到快速分离的目的。磁性微球适用于温和条件下复杂生物体系的快速分离，尤其是对蛋白质进行纯化。纳豆激酶可以与磁性微球表面对氨基苯甲脒为配体的功能基团偶联，在外加磁场作用下得到选择性高纯度分离[88]。Yang等[106]利用该法直接从发酵液中分离纳豆激酶，酶活回收率达 85%，纯化因子也达8.7，且整个回收过程仅需 40min，与传统的分离纯化工艺相比，具有高效、快速等优点。除这些方法外，Shinsaku 等[107]在纳豆培养液中通过加壳多糖处理，再经过反渗透膜浓缩等步骤，得到 13 000FU·g$^{-1}$ 的纳豆激酶，并使纳豆发酵过程中产生的血液凝结因子——维生素 K$_2$ 的含量降低为 5μg·g$^{-1}$。

### 5.2.15　总结

在纳豆激酶分离纯化过程中，大部分研究都采用了两种或两种以上的操作步骤，如过滤、盐析沉淀、透析、超滤、离子交换层析、凝胶过滤层析、亲和作用、疏水作用等。超滤是常用的浓缩方法，但有比较广泛的透过率和滤膜易被污染的缺点。色谱分离法需要进行前处理，消耗较多的时间，一般用于治疗性蛋白，不能应用于大规模生产；而通常的萃取法得到的纳豆激酶纯度也不高。因此即使含有纳豆激酶的产品廉价、易得、产量高[108]，但纳豆激酶的纯品却不多见。随着分离纯化技术的不断发展，新型的分离纯化技术在生物制品上的应用也越来越广泛。亲和颗粒的方法不仅对纳豆激酶具有特异性，还可以在混合液中直接吸附纳豆激酶，而且易于与原混合液分离。近年来不断发展起来的分子印迹技术[109]与该方法有异曲同工之妙，只需根据不同模板分子的大小、理化性质及空间结构特点，制备对模板分子具有特异性吸附作用的印迹聚合物，用该聚合物吸附特定的模板分子，对小分子或绝大多数的生物大分子都适用，且不会破坏其生物活性，具有操作简便、精度高、耗时短的优点。科学技术的发展日新月异，随着更多分离纯化技术的成熟，有望投入大规模分离生产，获得更多高质量、高纯度的纳豆激酶产品指日可待。

# 参 考 文 献

[1] 刘柳, 郭勇. 层析法分离纳豆激酶的研究. 现代食品科技, 2007, 23(1): 17-19.

[2] 谭周进, 周传云, 廖兴华, 等. 原料对纳豆品质的影响. 食品科学, 2003, 24(1): 87-90.

[3] 杨郁, 张丽靖, 董本祥. 固体发酵及干燥粉碎条件对纳豆激酶活性的影响研究. 浙江农业科学, 2008, 50(2): 241-242.

[4] 王士杰, 罗超, 韩风波. 纳豆菌发酵方法比较分析. 产业与科技论坛, 2014, 13(22): 61-62.

[5] 孙启玲, 罗建伟, 魏琪, 等. 提高发酵纳豆多肽含量和纳豆激酶活性的方法. CN1545909A. 2004-11-17.

[6] 黄占旺, 帅明, 牛丽亚. 纳豆芽孢杆菌的筛选与固态发酵研究. 中国粮油学报, 2009, 24(1): 42-46.

[7] 金燕飞, 沈立荣, 冯凤琴, 等. 饲用纳豆芽孢杆菌固体发酵和干燥工艺研究. 中国粮油学报, 2006, 21(5): 42-45.

[8] 杨郁, 张丽靖, 天知诚吾. 纳豆激酶高产菌株筛选及发酵条件优化. 现代食品科技, 2007, 23(10): 22-25.

[9] 张锋, 金杰, 安莹, 等. 纳豆激酶液体发酵条件的优化研究. 四川食品与发酵, 2005, 33(4): 22-26.

[10] 朱健辉, 杜连祥, 路福平. 高产纳豆激酶液态发酵工艺的优化. 工业微生物, 2007, 37(1): 20-24.

[11] 王刚. 纳豆激酶的固体发酵、分离纯化及应用研究. 长春: 吉林农业大学硕士学位论文, 2005.

[12] 赵倩楠. 四种豆子纳豆发酵工艺条件的研究及产品开发. 西安: 陕西科技大学硕士学位论文, 2014.

[13] 朱健辉, 杜连祥, 路福平, 等. 高效溶栓酶——纳豆激酶的纯化及酶学性质研究. 微生物学通报, 2006, 41(1): 68-71.

[14] 王常苏, 孙晓彤, 金健, 等. 混合多菌种固态发酵产纳豆激酶的研究. 武汉工业学院学报, 2013, 32(3): 5-9.

[15] 周伏忠, 陈晓飞, 陈国参, 等. 高活力纳豆激酶制备及贮藏方法的初步研究. 河南科学, 2009, 27(6): 675-677.

[16] 孙清荣. 纳豆食品生产状况调研. 食品工程, 2010, 38(4): 16-18.

[17] 李睿, 阮文辉. 纳豆激酶 NKⅡ分离纯化及其酶促动力学研究. 中国酿造, 2016, 35(7): 89-92.

[18] 张浩, 王家林. 高活性纳豆激酶工艺改进研究. 安徽农业科学, 2017, 45(10): 93-94.

[19] 刘野, 苏杭, 宋焕禄, 等. 基于纳豆激酶活性的纳豆加工条件的优化研究. 食品工业科技, 2016, 37(7): 170-175.

[20] 苏敏, 于洪良, 王尚, 等. 低成本生产纳豆激酶工艺初探. 食品工业, 2017, 38(10): 48-52.

[21] 曲涛, 徐尔尼, 周新萍, 等. 金属离子对纳豆激酶的化学修饰研究. 食品科学, 2006, 27(1): 82-85.

[22] 苏俊彩, 董超, 史延茂, 等. 大豆蛋白偶联壳聚糖微球介质提取纳豆激酶的研究. 大豆科学, 2011, 30(4): 652-656, 662.

[23] 胡海荚. 培养基的组成. 江西化工, 2004, 20(4): 62-63.

[24] 陈凤美, 孙勇, 蒋继宏. 木蹄层孔菌液体培养基优化及培养条件. 食用菌, 2007, 14(6): 9-10.

[25] 范紫煊. 纳豆芽孢杆菌高密度发酵条件优化. 河北科技师范学院学报, 2013, 27(4): 14-20.

[26] 陈丽花, 陈有容, 齐凤兰. 纳豆芽孢杆菌的功能及其应用. 食品工业, 2001, 22(4): 39-41.

[27] 许强, 薛健. 纳豆激酶液体发酵培养基优化研究. 北京农业: 下旬刊, 2014, 33(11): 32-33.

[28] 桂花. 纳豆激酶高产菌株的选育及液体发酵工艺优化研究. 西安: 陕西科技大学硕士学位论文, 2007.

[29] 李婷婷. 纳豆菌培养条件的初探, 第二届中华农业文化国际研讨会, 2011. 北京: 中国农业科技出版社.

[30] 董艳山, 高丽, 何加亨, 等. 以豆粕粉为氮源的枯草芽孢杆菌液态发酵生产纳豆激酶. 食品与发酵工艺, 2017, 48(2): 109-114.

[31] 赵新宇, 陈杨阳, 陈敬帮, 等. 高产纳豆激酶地衣芽孢杆菌工程菌全合成培养基优化. 食品科学, 2016, 37(7): 140-145.

[32] 王莹莹, 王德培, 李可乐, 等. 纳豆芽孢杆菌增殖培养的研究. 饲料工业, 2012, 33(12): 50-55.

[33] 胡伶俐, 李军, 张云峰, 等. 纳豆激酶液体发酵条件的优化. 化学与生物工程, 2011, 28(1): 42-46.

[34] 史旭东, 孙丹, 韩继福. 纳豆菌 I 液体发酵生产纳豆激酶最佳培养基的筛选. 齐齐哈尔大学学报, 2006, 22(5): 84-88.

[35] 洪明章, 孙智杰. 纳豆激酶液体发酵条件的优化. 农产品加工: 学刊, 2010, 9(7): 54-58.

[36] 彭颖, 胡亚平, 秦丹, 等. 以豆粕为基质纳豆芽孢杆菌的固态发酵培养基的优化. 轻工科技, 2013, (10): 5-6, 9.

[37] 陈丽花, 陈有容, 齐凤兰, 等. 纳豆芽孢杆菌 SFU.18 液体深层发酵培养基的优化. 上海水产大学学报, 2001, 10(4): 323-328.

[38] 何健勇. 发酵工艺学. 北京: 中国医药科技出版社, 2009: 60-116.

[39] 翁其敏, 黄占旺, 孔灵荣. 直投式纳豆发酵剂生产菌株的定向筛选. 中国酿造, 2010, 29(7): 64-68.

[40] 郭晓燕. 细胞固定化生产纳豆激酶的研究及细胞固定化反应器的设计. 南昌: 南昌大学硕士学位论文, 2006.

[41] 明飞平, 梁淑娃, 夏枫耿, 等. 产纳豆激酶菌株液体及固体发酵工艺初步研究. 中国食品添加剂, 2009, 20(2): 103-107.

[42] 李永飞, 王正刚, 卢泽民, 等. 固体发酵纳豆激酶培养基的优化. 粮食加工, 2008, 33(1): 58-59, 63.

[43] 李妍, 吴庆红, 陈义伦, 等. 一株纳豆芽孢杆菌的产酶条件优化. 食品科学, 2013, 34(3): 179-183.

[44] 慕琦, 向凌云, 赵艳岭, 等. 纳豆红曲胶囊活性成分及其保健功能研究进展. 河南科学, 2018, 36(10): 1562-1568.

[45] 鲍艳霞, 钱之玉, 陈钧, 等. 豆渣固体发酵产纳豆激酶的工艺优化及其部分酶学性质研究. 大豆科学, 2005, 24(1): 43-47.

[46] 黄勋, 王常苏, 高泽鑫, 等. 以发芽大豆为原料固态发酵产富含纳豆激酶食品工艺优化. 中国酿造, 2014, 33(12): 102-106.

[47] 高瑞雄, 闫巧珍, 邢颖, 等. 冷榨核桃粕固态发酵制备纳豆激酶. 中国食品学报, 2018, 18(3): 103-113.

[48] 仓义鹏, 张宏志, 董明盛. 苹果渣固态发酵产纳豆激酶的工艺优化. 食品科学, 2010, 31(15): 181-185.

[49] 张超凤, 严美婷, 杜霞, 等. 响应面法优化纳豆激酶液态发酵条件. 中国生物制品学杂志, 2017, 30(6): 658-663.

[50] 谢秋玲, 郭勇, 林剑. 纳豆激酶产生菌——纳豆菌对木糖和葡萄糖的利用. 微生物学通报, 2001, 28(4): 9-12.

[51] 王发祥, 钟青萍, 钟士清. 纳豆菌液体发酵条件的优化. 微生物学杂志, 2004, 27(3): 64.

[52] 熊晓辉, 梁剑光, 熊强. 纳豆激酶液体发酵条件的优化. 食品与发酵工业, 2004, 35(1): 62-66.

[53] 薛健, 臧学丽, 陈光, 等. 纳豆激酶液体发酵条件的优化. 吉林农业大学学报, 2005, 27(5): 101-105.

[54] 张锋, 金杰, 安莹, 等. 纳豆激酶高活性菌株的筛选及其液体发酵条件的优化. 食品研究与开发, 2006, 27(4): 26, 27-29.

[55] 鲍时翔, 田艳, 黄惠琴, 等. 纳豆菌液体发酵生产纳豆激酶的研究. 药物生物技术, 2002, 9(6): 322-325.

[56] 田莉, 卢轶男, 朱建, 等. 产纳豆激酶的枯草芽孢杆菌基因工程菌发酵条件的响应面优化. 武汉工程大学学报, 2018, 40(6): 619-626.

[57] 蔡玉华, 胥振国. 纳豆激酶高产菌株发酵条件的优化. 中国生物制品学杂志, 2014, 27(11): 1481-1484.

[58] 吴昱含, 郭大鹏, 李帅鹏, 等. 液态发酵豆粕制备纳豆激酶方法的优化. 生物资源, 2017, 39(4): 308-313.

[59] Chiang C J, Chen H C, Chao Y P, et al. Efficient system of artificial oil bodies for functional expression and purification of recombinant natto kinase in *Escherichia coli*. J Agric Food Chem, 2005, 53(12): 4799-4804.

[60] Liang X B, Jia S F, Sun Y F, et al. Secretory expression of nattokinase from *Bacillus subtilis* YF38 in *Escherichia coli*. Mol Biotechnol, 2007, 37(3): 187-194.

[61] Chen P T, Chiang C J, Chao Y P. Medium optimization for the production of recombinant nattokinase by *Bacillus subtilis* using response surface methodology. Biotechnol Progr, 2007, 23(6): 1327-1332.

[62] Wu S M, Feng C F, Zhong J, et al. Enhanced production of recombinant nattokinase in *Bacillus subtilis* by promoter optimization. World J Microb Biot, 2011, 27(1): 99-106.

[63] Wei X T, Zhou Y H, Chen J B, et al. Efficient expression of nattokinase in *Bacillus licheniformis*: Host strain construction and signal peptide optimization. J Ind Microbiol Biotechnol, 2014, 42(2): 287-295.

[64] Liang X B, Zhang L X, Zhong J, et al. Secretory expression of a heterologous nattokinase in *Lactococcus lactis*. Appl Microbiol Biotechnol, 2007, 75(1): 95-101.

[65] Li X X, Wang X L, Xiong S L, et al. Expression and purification of recombinant nattokinase in *Spodoptera frugiperda* cells. Biotechnol Lett, 2007, 29(10): 1459-1464.

[66] Han L, Zhang L Q, Liu J L, et al. Transient expression of optimized and synthesized nattokinase gene in melon (*Cucumis melo* L.) fruit by agroinfiltration. Plant Biotechnol, 2015, 32(2): 175-180.

[67] Widner B, Thomas M, Sternberg D, et al. Development of marker-free strains of *Bacillus subtilis* capable of secreting high levels of industrial enzymes. Journal of Industrial Microbiology & Biotechnology, 2000, 25(4): 204-212.

[68] Wei W, Xiang H, Tan H. Two tandem promoters to increase gene expression in *Lactococcus lactis*. Biotechnology Letters, 2002, 24(20): 1669-1672.

[69] 葛春蕾, 刘中美, 崔文璟, 等. 通过串联启动子实现纳豆激酶在枯草芽孢杆菌中的高效表达. 现代食品科技, 2016, 32(11): 15, 72-77.

[70] Suwanmanon K, Hsieh P C. Isolating *Bacillas subtillus* and optimizing ist fermentative medium for GABA and nattokinase production. CyTA-Journal of Food, 2014, 12(3): 282-290.

[71] 祝亚娇, 宋嘉宾, 陈标阳, 等. 地衣芽孢杆菌工程菌高产纳豆激酶的发酵罐工艺优化及中试放大. 食品与发酵工业, 2016, 42(1): 37-41.

[72] 史丰坤, 刘建军, 赵祥颖, 等. 纳豆激酶分离纯化技术的研究. 山东新工业学院学报, 2008, 3(22): 24-28.

[73] 高大海, 梅乐和, 盛清. 硫酸铵沉淀和层析法分离纯化纳豆激酶的研究. 高校化学工程学报, 2006, 20(1): 63-67.

[74] 陆利霞, 李睿, 熊强, 等. 纳豆激酶的分离纯化研究. 生物加工过程, 2004, 2(4): 64-71.

[75] 李炳锦, 崔京浩, 李永林, 等. 纳豆激酶分离纯化与鉴定. 药物生物技术, 2003, 10(4): 232-237.

[76] 丁贵平, 蔡正森, 王正刚. 纳豆激酶的分离纯化及生化研究. 氨基酸和生物资源, 2001, 23(3): 13-16.

[77] 史延茂, 马跃华, 杨明, 等. 纳豆激酶分离纯化方法的研究. 中国酿造, 2010, 29(4): 119-123.

[78] 谭颖嫦, 彭中健, 夏枫耿, 等. 纳豆激酶分离纯化的工艺研究. 现代食品科技, 2011, 8(27): 985-987.

[79] 慕娟, 党永. 纳豆激酶的分离纯化及酶学性质研究. 西北药学杂志, 2002, 17: 155-157.

[80] 刘柳, 郭勇. 层析法分离纳豆激酶的研究. 现代食品科技, 2007, 23(1): 17-19.

[81] 白震, 徐梅, 韩斯琴, 等. 纳豆激酶分离纯化及性质研究. 上海: 中国科学院上海冶金研究所材料物理与化学(专业)博士学位论文, 2000.

[82] 郝淑凤, 韩斯琴, 曾青, 等. 一种具有纤溶活性的蛋白酶的分离纯化及性质. 沈阳药科大学学报, 2002, 46(6): 451-454.

[83] 刘超. 凝胶层析分离提纯纳豆激酶研究. 食品研究与开发, 2010, 31(8): 174-176, 192.

[84] 江晓, 董明盛, 江汉湖. 一种食源性纤溶酶(纳豆激酶)酶学性质的研究. 中国酿造, 2002, 21(1): 23-25.

[85] 任武贤, 王星星, 戴东升. 纳豆激酶液态发酵工艺的优化. 大豆科学, 2015, 34(1): 128-130.

[86] 朱德艳, 杨进, 孔祥辉. 发酵液中纳豆激酶盐析法分离的研究. 荆门职业技术学院学报, 2002, 17(3): 43-44, 95.

[87] SuhS S, ArnoldF H.A mathematical model for metal affinity protein partitioning. Biotechnol Bioeng, 1990, 35(3): 682-690.

[88] 杨明俊, 杨晓彤, 杨庆尧. 纳豆激酶的发酵和纯化方法. 大豆科学, 2007, 26(6): 961-965.

[89] 刘俊果, 邢建民, 畅天狮, 等. 反胶团萃取分离纯化纳豆激酶. 科学通报, 2006, 51(2): 133-135.

[90] 阳承利, 邢建民, 刘俊果, 等. 纳豆激酶分离纯化技术的研究进展. 现代化工, 2004, 24(2): 23-25.

[91] 胡洪波, 张雪洪, 梅乐和, 等. 膨胀床离子交换吸附分离纳豆激酶. 化学工程, 2005, 34(4): 1-4.

[92] Fu L, Yang Z X. The fundamental study and application of nattokinase(纳豆激酶的研究与应用). Process of Bioengineering, 1995, 15(5): 46-49.

[93] 陆瑾, 赵珺, 林东强, 等. 金属螯合双水相亲和分配技术分离纳豆激酶的研究. 高校化学工程学报, 2004, 19(4): 465-470.

[94] 黄妍, 张勋力, 张迎庆. 纳豆激酶分离纯化研究进展. 食品与发酵工业, 2017, 43(12): 283-288.

[95] Garg R, Thorat B N. Nattokinase purification by three phase partitioning and impact of *t*-butanol on freeze drying. Separation and Purification Technology, 2014, 131(4): 19-26.

[96] 韩润林, 张小勇, 张建安, 等. 枯草杆菌溶栓酶的分离纯化研究. 中国生化药物杂志, 2000, 21(5): 221-224.

[97] 陈景鑫, 刘妍妍, 沙维, 等. 超滤法提取纳豆激酶的技术参数优化. 食品科技, 2010, 35(5): 225-229.

[98] Murakami K, Yamanaka N, Ohnishi K, et al. Inhibition of angiotensin I converting enzyme by subtilisin NAT (nattokinase) in natto, a Japanese traditional fermented food. Food & Function, 2012, 3(6): 674-678.

[99] 王建. 纳豆激酶的发酵、纯化条件的优化及开发应用. 西安: 陕西科技大学硕士学位论文, 2012.

[100] 蔡立涛, 徐祥, 王婷婷, 等. 纳豆激酶基因在毕赤酵母中的表达纯化及抗体制备. 中国生化药物杂志, 2010, 31(1): 10-13.

[101] 黄婷. 纳豆固态发酵及纳豆激酶分离纯化应用研究. 武汉: 武汉轻工大学硕士学位论文, 2016.

[102] Yang C, Xing J, Guan Y, et al. Superparamagnetic poly(methyl methacrylate) beads for nattokinase purification from fermentation broth. Applied Microbiology and Biotechnology, 2006, 72(3): 616-622.

[103] 马跃华, 董超, 杨明, 等. 纳豆激酶的亲和吸附工艺研究. 大豆科学, 2010, 29(2): 306-309, 314.

[104] Kong P, Xie Y, Wei X, et al. Research on superparamagnetic polyvinyl acetate microspHeres for affinity separation of nattokinase. The Chinese Journal of Process Engineering, 2012, 12(1): 105-111.

[105] Liu C H, Lai H Y, Wu W C. Facile synthesis of magnetic iron oxide nanoparticles for nattokinase isolation. Food and Bioproducts Processing, 2017, 102(3): 260-267.

[106] Yang C L, Xing J M, Guan Y Pi, et al. Superparamagnetic poly(methyl methacrylate)beads for nattokinase purificati on from fermentation broth. Appl Microbiol Biotechnol, 2006, 72(3): 616-622.

[107] Shinsaku T. *Bacillus natto* culture extract. US7018630B2 ,2006-3-28.

[108] Wang S L, Wu Y Y, Liang T W. Purification and biochemical characterization of a nattokinase by conversion of shrimp shell with *Bacillus subtilis* TKU007. New Biotechnology, 2011, 28(2): 196-202.

[109] Anirudhan T S, Christa J, Deepa J R. Extraction of melamine from milk using a magnetic molecularly imprinted polymer. Food Chemistry, 2017, 227(7): 8-92.

# 第6章 纳豆生物活性物质

纳豆是黄豆经过纳豆芽孢杆菌发酵而制成的食品，含有丰富的纳豆菌、纳豆激酶、γ-多聚谷氨酸(γ-PGA)、异黄酮、皂苷、生物多糖、优质小分子蛋白质(肽)、超氧化物歧化酶、卵磷脂、吡啶二羧酸、维生素 $K_2$、果糖、亚麻酸、亚油酸、低聚糖及 100 多种蛋白酶等生物活性物质，它们是纳豆保健功能的物质基础。不同的纳豆产品，其中生物活性物质的种类与含量会有很大差别。日本江户时代的《本朝食鉴》中记载纳豆营养丰富，包治百病[1-3]。日本民间，纳豆常用于治疗伤寒、痢疾等疾病。第二次世界大战期间，纳豆成为日本军队的必需食品，以及治疗白癣、预防霍乱和痢疾的药品[4, 5]。纳豆菌属于益生菌，人体食用纳豆后，消化系统会产生纳豆菌分解食物，产生更多的具有调整和改善人体心脑血管、骨骼、免疫和胃肠道的生理活性物质，对于高血脂、高血糖、高血黏、癌症、血栓、静脉曲张、骨质疏松、老年痴呆、便秘、腹泻等具有预防和治疗作用，被认为是日本人长寿的"秘方"。

## 6.1 蛋白质与氨基酸

### 6.1.1 蛋白质

有着"第一营养素"之称的蛋白质是构成人体结构必不可少的组成部分，对于人体正常生理功能的维持起着重要的作用。对于食品营养价值的评估主要是看其含有蛋白质的量及其氨基酸的组成，人体对蛋白质的需求归根结底是看其单位氨基酸的种类及数量。天然蛋白质一般含有 22 种氨基酸，这 22 种氨基酸中有 8 种是人体不能合成的，需从外界摄入，叫必需氨基酸。评价食物的质量是通过计算食物中的蛋白质、组成蛋白质的必需氨基酸含量及比值(比值是指将该蛋白质中色氨酸含量定为 1，分别计算出其他必需氨基酸的相应比值)，与人体必需氨基酸需要模式相比较，蛋白质中必需氨基酸的含量和比值与人体需要模式越接近，越容易被人体吸收利用。

大豆是纳豆的发酵原材料，据报道，大豆经发酵制成纳豆后，大豆蛋白有50%～60%分解为肽和氨基酸[6]。所以，纳豆中含有未经水解的大豆蛋白及易于消化的肽和氨基酸。

具有"豆中之王"之称的大豆，属豆科植物，蛋白质含量极其丰富。大豆中含有高达 35%～40%的蛋白质，高出谷类作物蛋白质含量的 4～5 倍。组成大豆蛋白的氨基酸中含有人体本身不能合成的 8 种必需氨基酸(必需氨基酸包括赖氨酸、缬氨酸、苏氨酸、亮氨酸、异亮氨酸、甲硫氨酸、色氨酸和苯丙氨酸），其氨基酸组成基本等同于牛奶蛋白质的氨基酸组成，除甲硫氨酸含量较低外，其他必需氨基酸含量比较高。大豆蛋白在营养学上为"完全蛋白"，其营养价值等同动物蛋白，大豆蛋白质组成氨基酸的基因结构与组成人体核酸的氨基酸相似，所以它是自然界最具营养的植物蛋白，是由氨基酸通过肽键联结而成的高分子有机物。大豆蛋白的结构复杂、组成氨基酸的种类繁多，无法精确测定其分子质量，检测发现大豆蛋白的分子质量为 $8×10^3～6×10^5Da$[7]。大豆蛋白所含的氨基酸比值与人体需求较为接近，因而大豆在膳食中不仅可以满足量的要求，而且还可以与谷类蛋白起"互补作用"，从而提高蛋白质的在饮食中的生理价值。大豆蛋白的赖氨酸含量较高而甲硫氨酸含量较低，谷类蛋白缺乏赖氨酸而甲硫氨酸含量比较丰富，两类食物搭配食用，可以互相补充人体必需的氨基酸，使必需氨基酸比例满足人体的需要模式，进而提高蛋白质的营养价值[8]。

### 6.1.2 氨基酸

氨基酸是体内合成蛋白质的基本组成单元，氨基酸分子含有氨基($—NH_2$)和羧基($—COOH$)，所以氨基酸是两性的。人体蛋白质由 22 种氨基酸通过肽键结合及构象改变折叠而成。氨基酸按来源可分为非必需氨基酸和必需氨基酸。机体在进行蛋白质的合成时，人体所需的必需氨基酸不能缺乏，缺乏任何一种必需氨基酸，都会严重影响其他蛋白质的组成。人体必需氨基酸的缺乏会导致人体在幼儿、青少年时期的生长发育延缓、消瘦、体重减轻、智力发育受损，成年人缺乏必需氨基酸则表现为疲倦、烦躁、肌肉萎缩等。

大豆蛋白在纳豆的发酵过程中由纳豆芽孢杆菌分泌的蛋白酶水解成多肽和不同的氨基酸。齐凤兰等[6]对纳豆中的氨基酸进行了检测，纳豆中含有 18 种氨基酸，其中有 8 种是人体必需的氨基酸。大豆经过发酵制成纳豆，提高大豆消化率的同时保持了大豆中含有的必需氨基酸，并且按人体所需的比例关系来满足人体的需要。纳豆中甲硫氨酸和赖氨酸两种氨基酸的含量分别占总氨基酸的1.35%和 6.34%。氨基酸对人体不仅具有营养功能，还具有提味及增加纳豆特色的作用。

## 6.2 脂 类

脂类由脂肪和类脂组成，脂肪是由脂肪酸和甘油构成的有机物，根据脂肪酸的饱和程度、碳链的长度、双键的个数等将其分为饱和脂肪酸和不饱和脂肪酸。不饱和脂肪酸中含有不能由人体自身合成，只能由膳食提供的必需脂肪酸，必需脂肪酸包含亚麻酸和亚麻油。饱和脂肪酸和不饱和脂肪酸分别有升高血胆固醇和降低血胆固醇的作用。类脂包括磷脂和胆固醇，磷脂又包括脑磷脂和卵磷脂。

大豆中脂类含量约占 20%，主要是由甘油和脂肪酸形成的甘油脂肪酸酯，即大豆脂肪，通常以液态的形式存在。大豆脂肪含有油酸、硬脂酸、亚油酸、亚麻酸、棕榈酸等脂肪酸，其中不饱和脂肪酸占 60%～85%，脂肪总量的 50% 以上为以亚油酸的形式存在的必需脂肪酸。亚油酸能够有效增加儿童对营养的吸收率并能够降低成年人血清中的胆固醇。在大豆脂肪中还含有 1.8%～3.2% 的磷脂。

周思静等测定大豆中脂肪的含量高于纳豆中的脂肪含量[9]，大豆含量为 24.18g·100$^{-1}$g$^{-1}$，纳豆为 21.45g·100$^{-1}$g$^{-1}$。原因可能是在纳豆的发酵过程中，纳豆菌产生的脂肪酶将脂肪作为碳源利用供给能量，造成脂肪含量下降的同时形成纳豆柔软、黏滑的特点。

在丹贝、大豆和纳豆中脂肪酸含量的测定中，丹贝的脂肪酸总量最高，分别是原料大豆和纳豆的 5.31 倍和 6.76 倍。纳豆中含量最高的脂肪酸为亚油酸，其他依次为油酸、软脂酸、亚麻酸、硬脂酸，脂肪酸的不饱和程度较高。纳豆中总的脂肪酸含量低于原料大豆，其中饱和脂肪酸和不饱和脂肪酸均低于原料大豆。纳豆中游离脂肪酸含量低于大豆的原因为油脂水解的速度低于游离脂肪酸自动氧化的速度；饱和游离脂肪酸在酶的作用下发生氧化作用形成甲基酮和酮酸；微生物在发酵过程中的生长消耗了大量的碳水化合物及脂肪酸作为能量补充。豆豉中的游离脂肪酸被分解脂肪酸的酶系所分解，成为能够赋予产品特有香味[10]的酯类物质等。

目前认为营养上最具价值的两类脂肪酸主要包括亚油酸和亚麻酸，属于 *n*-6 系列和 *n*-3 系列，属于多不饱和脂肪酸。亚油酸有助于生长、发育及妊娠。亚麻酸在体内代谢可生成二十二碳六烯酸(docosallexaenoic acid，DHA)和二十碳五烯酸(eicosapentaenoic acid，EPA)，具备降血脂和防治心血管疾病等多种生理功能。适当地食用黄豆及其制品特别是毛霉型豆豉，对于需要大量摄入多不饱和脂肪酸的人群比较适宜。

### 6.2.1　亚油酸

亚油酸是一种含有 18 个碳原子和 2 个双键的不饱和脂肪酸，为无色油状液体，结构式为顺，顺-9, 12-十八碳二烯酸，分子量为 280.44，分子式为 $C_{18}H_{32}O_2$。亚油酸易溶于乙醇、乙醚、氯仿等有机溶剂，与二甲基甲酰胺和油类混溶，不溶于甘油和水。亚油酸是一种多功能性不饱和脂肪酸，属于体内必需脂肪酸。亚油酸普遍存在于人们日常食用的液体植物油中。一般植物油中亚油酸的含量为 40% 左右；红花籽油、葵花籽油、棉籽油、大豆油、玉米油、芝麻油中亚油酸含量较为丰富，为 40%～50%。

　　亚油酸是纳豆脂质的主要成分，占全脂质的 50%，大豆中脂肪的存在形式以三酰甘油为主，纳豆发酵过程中纳豆菌分泌的脂肪酶能水解三酰甘油为甘油、单甘酯、二酰甘油和脂肪酸，使纳豆中游离的脂肪酸特别是含量最多的亚油酸含量增高。纳豆中原料大豆的磷脂成分基本不变，磷脂成分中的卵磷脂能够分解体内多余的大颗粒脂肪，补充体内乙酰胆碱，补充能量。另外，亚油酸能够降低血浆中的胆固醇含量，有预防动脉硬化、心脏病和高血压的功效；亚油酸还能抑制肠道病原菌，具有防癌抗癌、抗氧化作用，并参与人体心血管疾病的控制、增强机体免疫能力、促进骨组织代谢、调节细胞生长与凋亡等[11]。

### 6.2.2　亚麻酸

　　亚麻酸(C18：3$n$-3，LNA)属于 $\omega$-3 系列多不饱和脂肪酸，为全顺式 9, 12, 15-十八碳三烯酸，是构成人体组织细胞的主要成分，它在人体内不能合成，必须从体外摄取。人体一旦缺乏，即会引起机体脂质代谢紊乱，导致免疫力降低、健忘、疲劳、视力减退、动脉粥样硬化等症状的发生，尤其是婴幼儿、青少年如果缺乏亚麻酸，就会严重影响其智力正常发育。亚麻酸是合成类二十烷酸(包括前列腺素和白细胞三烯)的前体，并能通过增强免疫功能激活前列腺素、提高抗氧化应激能力[12]。

　　近年来大量研究表明膳食中 $\alpha$-亚麻酸有保护心血管的作用，可以降低心血管病的发病风险。人体自身不能合成 $\alpha$-亚麻酸，也无法由其他营养来合成，必须依靠膳食来获得，又称为必需脂肪酸。它进入人体后，在脱氢酶和碳链延长酶的催化下，转化成 EPA 和 DHA，被机体吸收。$\alpha$-亚麻酸主要存在于植物油中，如亚麻籽油、紫苏籽油等食物油。许多科学家研究证明，导致癌症、心脑血管病等许多疾病的直接原因是人体饱和脂肪酸过剩或摄入过多的反式脂肪酸，摄入大量 $\alpha$-亚麻酸可以显著地改变疾病状态。$\alpha$-亚麻酸的基本功能主要表现为：增强智力，增强免疫力，保护视力，降低血脂，降低血压，降低血糖，抑制出血性脑疾病和血栓性疾病，抑制癌症的发生和转移，预防心肌梗死和脑梗死，预防过敏性疾病，预防炎症，减缓人体衰老等[13]。

# 6.3　维 生 素 类

　　维生素是一种低分子有机化合物，是人和动物为维持正常生理功能从食物中获得的一类微量物质，能够调节人体的正常生长、发育和代谢等活动。维生素在体内既不是构成身体组织的原料，也不是能量的来源，许多维生素是机体内酶系统中辅酶的组成部分，人体的需求量不大，每日仅需要以毫克或微克计算的量就能满足机体的生理需要。根据维生素溶解性的不同，通常分为脂溶性维生素与水溶性维生素两类。脂溶性维生素溶于脂肪及非极性有机溶剂，不溶于水，摄入过多可致中毒，吸收后可在体内集聚，排泄量少，包括维生素 A、维生素 D、维生素 E、维生素 K 等。水溶性维生素主要包括维生素 $B_1$、$B_2$、$B_3$、$B_6$、$B_{12}$，易排泄，不容易在体内蓄积，大量服用也不会或很少出现中毒现象。

### 6.3.1　维生素 $K_2$

纳豆菌可以发酵大豆产生大量的维生素 $K_2$（menaquinone，甲萘醌类），100g 纳豆中约含有 $1000\mu g$ 的维生素 $K_2$。维生素 $K_2$ 对骨蛋白质的生成有促进作用，骨蛋白质与钙共同生成骨质，使骨骼的密度增加，$10g \cdot d^{-1}$ 纳豆足以满足机体需要的维生素 $K_2$。须见洋行等研究证实，食用纳豆 100g 后 4h，血液中的维生素 $K_2$ 的浓度可提高 54 倍。此外，东京大学医学部在 1995 年对 6000 名 60 岁以上的骨质疏松患者进行了调查研究，发现易骨折的人血液中维生素 $K_2$ 的浓度与健康人相比降低了一半，摄入维生素 $K_2$ 可以减缓腰痛，并可增加骨髓的质量。因此，纳豆作为每日必备食品可预防和治疗骨质疏松症[14]。

维生素 $K_2$ 主要由微生物产生[15]。

纳豆中的维生素 $K_2$ 主要起预防骨质疏松作用[16]。维生素 $K_2$ 是一系列含有 2-甲基-1,4-萘醌母核及 $C_3$ 位带有数目不等的异戊二烯结构单元的萜烯侧链化合物的统称。纳豆中维生素 $K_2$ 的含量是一般食品的上百倍。

维生素 $K_2$ 在参与骨代谢的同时，调节成骨细胞和破骨细胞的分化，使其通过将骨钙素中的谷氨酸残基羧化成 $\gamma$-羧化谷氨酸残基来促进骨形成[17]。$\gamma$-羧化谷氨酸作为人体内的生物活性物质，存在于凝血因子及其他凝血级联相关蛋白质中。谷氨酸残基的 $\gamma$-羧基化需要维生素 $K_2$ 来介导，它不仅能够维持机体正常凝血，还能够增强骨的矿化，对骨质疏松的预防和治疗具有重要作用。近年来研究表明[18]，维生素 $K_2$ 对多种肿瘤细胞的增殖具有抑制作用。

### 6.3.2　核黄素（维生素 $B_2$）

维生素 $B_2$ 是形成人体组织、器官表面的一种必需物质，它在人体内无法储存，但人体每天又需要，所以必须每天从食物中补充，食物中以动物肝、肾、心等维生素 $B_2$ 的含量较高，其次是奶及其制品、禽蛋类和豆类及其制品、谷类，一般蔬菜也含有少量的维生素 $B_2$。植物当中维生素 $B_2$ 主要存在于谷物的皮、壳当中，在粮食加工过程中大部分都流失了。人体略微缺乏维生素 $B_2$ 不会有任何感觉，但到一定程度时就会出现明显的症状，如消化道出现充血、肿胀，随后皮肤或黏膜出现溃疡，然后开始出血等。人体若长期缺乏维生素 $B_2$，那么其他部位也会出现同样的症状。

齐凤兰等[6]应用荧光法（外标法）测定纳豆与蒸煮大豆中核黄素的含量（激发

波长为 440nm，发射波长为 560nm)，发现每 100g 纳豆中核黄素均高于蒸煮大豆，特别是发酵后纳豆的核黄素含量提高了 6 倍以上。

## 6.4 矿 物 质

约占人体重量 4%～5% 的矿物质支持着维持人体血液和体液平衡与健康的酶系统。钙、磷、镁、钠、钾、氯、硫是人体需要量比较高的常量矿物质元素；铁、锌、硒、铬、铜、氟、碘、钼、锰是人体需要量比较低的微量矿物质元素。矿物质不能由人体自身产生，需要通过食物获取。

大豆中含有约 5% 的以植酸盐形式存在的钙、磷、镁、铁等矿物质；大豆中 70%～80% 的磷很难被人体利用；与植酸结合形成不溶性钙盐的钙因不被人体吸收，有 70%～80% 残留在粪便中；大豆中的铁因其与植酸结合形成不溶性铁，利用率仅为 7%；锌与植酸结合形成不溶性盐而导致其利用率下降。植酸 $(C_6H_{18}O_{24}P_6)$ 即肌醇六磷酸，在天然植物种子、胚芽、麸皮、米糠中以钙镁的复盐(即菲丁)形式广泛存在，基本上不以游离态形式存在，易螯合钙、铁、锌、镁、磷等元素而阻碍人体对金属元素的吸收。在植物性饲料中，植酸的磷酸根部分与蛋白质分子形成难溶性复合物，通过降低蛋白质的生物效价与消化率而影响蛋白质的功能特性；对猪胰脂肪酶的活性起抑制作用，不利于矿物元素的吸收利用，降低磷的利用率[19]。另外，碳水化合物、脂肪、维生素的吸收利用也因为植酸盐的存在而降低其利用率。植酸在大豆中含量为 1%～5%[20]。

在豆豉发酵形成的过程中，植酸被微生物分泌的活性植酸酶水解生成肌醇和磷酸盐，使植酸减少 15%～20%，从而使矿物质的可溶性增加而导致其利用率增加 30%～50%[21, 22]。植酸酶具有催化植酸及其盐类水解成肌醇和磷酸的作用，纳豆的发酵菌种纳豆芽孢杆菌也可以产生该类酶[23]。

陆琪[20]连续测定纳豆在不同发酵时间段植酸的含量，结果证明纳豆芽孢杆菌在发酵大豆的过程中可以降解大豆所含有的植酸。随着发酵时间的延长，纳豆中植酸含量逐渐降低，发酵 72h 内植酸含量降低 34.41%，但随着发酵时间的延长，植酸含量变化不大。大豆经过纳豆芽孢杆菌发酵成纳豆后，会提高矿物质的利用率并增加营养价值。

## 6.5 碳水化合物

碳水化合物提供的热量比例为 50%～70% 时，才能维持人体的蛋白质和脂肪代谢平衡。碳水化合物由糖类和膳食纤维组成，糖类包括单糖、双糖和多糖。单糖(葡萄糖、果糖)可直接被人体吸收；双糖(蔗糖、麦芽糖、乳糖)需要被分解成单糖后才能被人体吸收；多糖包括淀粉、糊精、糖原等。人体所需的热量主要由糖类提供，大约占人体所需热量的 55%~60%，另外还可构成细胞和机体组织，促进人体的生长发育。

大豆中的碳水化合物约占细胞干重的 35%，其中可溶性碳水化合物约为 10%。大豆中含有葡萄糖、阿拉伯糖等单糖和大量富有价值的二糖及低聚糖。我们通常所说的大豆低聚糖主要就是蔗糖(2.5%~8.2%)、棉籽糖(0.1%~0.9%)和水苏糖(1.4%~4.1%)。

大豆膳食纤维是在人体消化系统内、只在大肠中可被微生物少量降解的、属于营养素范畴的大豆组分，包括半纤维素、纤维素、木质素和果胶质。果胶中 70%成分属于以 $\beta$-1,4-葡萄糖苷键联合多个葡萄糖单体形成的直链高分子碳水化合物；大豆中的碳水化合物约 2/3 是半纤维素、纤维素和木质素等食物纤维。食物纤维可防止便秘、预防肠道癌并能降低三酰甘油、血清胆固醇等。

纳豆中的纤维素类物质可以与寡糖耦合，有利于促进双歧杆菌增殖，起到调节肠道菌群微生态平衡的作用，维持肠道的正常功能[24]。

# 6.6　大豆异黄酮

大豆异黄酮是一种植物性雌激素，属于天然荷尔蒙，又称为植物动情激素；异黄酮是黄酮类化合物中的一种，主要存在于豆科植物中，是大豆生长中形成的一类次级代谢产物。大豆异黄酮的雌激素作用影响到激素分泌、代谢生物学活性、蛋白质合成、生长因子活性；大豆异黄酮是天然的癌症化学预防剂，它能够弥补30 岁以后女性雌性激素分泌不足的缺陷，改善皮肤水分及弹性状况，缓解更年期综合征和改善骨质疏松，还可预防癌症及降低心血管疾病风险。美国 FAD 曾为了防治女性癌症，建议成年妇女每日应摄入 20~90mg 大豆异黄酮。

## 6.6.1　大豆异黄酮的来源

豆科蝶形花亚科的极少数植物，如大豆、墨西哥小白豆、苜蓿和绿豆等植物中含有异黄酮，苜蓿和大豆中异黄酮含量最高，苜蓿中含有 0.5%~3.5%异黄酮，大豆中含有 0.1%~0.5%异黄酮。大豆异黄酮主要分布于大豆种子的子叶和胚轴中，种皮中含量极少。80%~90%的大豆异黄酮存在于子叶中，含量为 0.1%~0.3%。大豆异黄酮在胚轴中所含种类较多且浓度(1%~2%)较高，但由于胚轴只占种子总质量的 2%，因此尽管浓度很高，所占比例却只有整粒种子含量的 10%~20%[25]。

## 6.6.2　大豆异黄酮的组成和结构

大豆含有丰富的异黄酮，共有 12 种异构体，其中 3 种为苷元形式[染料木素

(genistein)、大豆黄素(daidzein)和黄豆黄素(glycitein)]，尤其是染料木素含量高达 50%～60%[26, 27]；另外 9 种为葡萄糖苷形式；97%～98%以糖苷形式存在，苷元仅占 2%～3%[28]。大豆中大豆异黄酮 97%以上为以糖苷型存在，活性较低[29]。

大豆在加工、微生物发酵或酶水解作用下，可释放出异黄酮苷元。将大豆异黄酮糖苷转化为苷元，其雌激素受体结合的生物活性提高 30 倍[30]。染料木素和大豆黄素属于芳香环的非类固醇化合物，它们的结构与雌激素相似，能与内源性雌激素受体结合，发挥雌激素效应，故有植物性雌激素之称[31]。

一般认为，大豆异黄酮的苷元要比糖苷的生物活性高，三种苷元中染料木素的活性最高，大豆苷元次之[32]。

经研究证明大豆异黄酮具有抗氧化、抗菌等多种生理功能。大豆异黄酮天然苷类的分子结构需要通过结肠中微生物 $\beta$-葡萄糖苷酶的水解后，其水解产物进一步被细胞降解而生成苷元(genistin)[33]，才能被吸收，因为小肠壁不能直接吸收糖苷(genistin)。因此，葡萄糖苷如果能在体外有效地被水解为苷元，大豆异黄酮的生物活性就可以显著增强。研究表明，在大豆发酵过程中，如少孢根霉等一些微生物产生的 $\beta$-葡萄糖苷酶可切除大豆苷和染料木苷上的 $\beta$-糖基，进而提高大豆苷元和染料木素的含量，纳豆芽孢杆菌亦具有此功能[34]。经测定，大豆食品中含糖苷 200.6～968.1μg·g$^{-1}$，苷元 4.6～18.21μg·g$^{-1}$；而纳豆食品中含糖苷 71.7～492.8μg·g$^{-1}$，苷元 38.5～229.1μg·g$^{-1}$[35]。因此，大豆在经过发酵生成纳豆后，异黄酮苷元的含量及生物学活性都显著提高。

### 6.6.3　大豆异黄酮的生理功能

带有 2 个或 3 个羟基和芳香环的大豆异黄酮结构相对稳定，易于通过细胞膜与受体蛋白和酶结合。异黄酮与雌激素相似的结构特点使其易于与雌激素受体(ER)结合，从而发挥作用。大豆异黄酮另外还具抗氧化活性、抑制细胞增殖和分化、抗血管生成、促进性激素结合球蛋白(SHBG)合成等生物学活性。异黄酮生物活性(尤其是雌激素活性和抗雌激素活性)决定其生理作用，每克纳豆中含38.5～29.1μg 染料木素、71.7～492.8μg 染料木苷(genistin)，其中染料木素是抗癌的主要活性成分，因此常食纳豆可有效降低癌症发生率[36]。

1. 抗肿瘤作用

大豆异黄酮的体内外实验及流行病学研究均表明，它能够抑制多种肿瘤，如人类胃癌、乳腺癌、结肠癌和肺癌等，以及动物的乳腺癌、前列腺癌、肝癌及皮肤癌等。染料木素作为大豆的活性成分之一，是其有效抑癌成分之一。目前已明确大豆异黄酮能抑制多种癌细胞[37]的主要抗癌作用机制包括：①类似女性雌激素作用及抗激素作用；②抑制与癌相关酶活性的作用，特别是酪蛋白激酶；③在癌细胞增殖的促进阶段，具有抑制血管增生作用；④消除活性氧，从而具有抗氧化作用；⑤调节细胞周期；⑥染料木黄酮具有抑制一些与 DNA 切断有关酶活性的作用等[38, 39]。

2. 抗骨质疏松作用

骨质疏松症是一种常见的全身性代谢性骨病，以单位体积内骨量减少及骨微结构改变为特征，多见于绝经后妇女和老年男性。骨质疏松的严重后果为发生骨质疏松性骨折（脆性骨折），即在受到轻微创伤时或日常活动中即可发生的骨折，以脊柱、髋部和前臂为好发部位。发生骨折会导致骨质疏松症患者的病残率和死亡率明显增加。骨质疏松是多种原因引起的一组骨病，在多数骨质疏松中，骨组织的减少主要由于骨质吸收增多所致，以骨骼疼痛、易于骨折为特征。绝经后妇女卵巢功能减退，雌激素水平下降，内分泌功能失调，骨质疏松发病率可高达20%～50%。大豆异黄酮是典型的植物雌激素，具有弱雌激素活性，能够改善由于植物神经功能失调引起的心血管症状、精神症状及新陈代谢障碍，并减轻女性更年期综合征，延缓女性细胞衰老，保持皮肤弹性，减少骨丢失，促进骨生成，降血脂等双向调节平衡功能[40]。

3. 预防心血管病作用

近年来，在预防心血管疾病中关于大豆异黄酮的作用机制主要有以下几种：①大豆异黄酮对 LDL 受体产生正向调节，进而促进胆固醇的清除；②染料木黄酮能够有效地清除脂质过氧化体系中的脂质自由基，阻止 LDL 过度氧化；③抑制血管平滑肌细胞的增殖；④染料木黄酮可以通过对酪氨酸激酶的抑制作用来抑制血小板激活和凝聚，从而起到抗血栓生成作用。

# 6.7　大 豆 皂 苷

大豆中含量最高（0.65%）的大豆皂苷存在于豆科植物中，也存在于多种大豆制品中。大豆皂苷是大豆制品苦涩味的主要来源，被作为抗营养因子，认为其对人体健康不利。近年来研究表明大豆皂苷具有预防心血管疾病和抗癌等功效，且毒副作用很小。

## 6.7.1　大豆皂苷的结构

大豆皂苷（total soyasexponin，Ts）是由低聚糖与齐墩果烯（oleanene）三萜连接而成的分子，水解后的水溶性成分主要为葡萄糖、半乳糖、葡萄糖醛酸、阿拉伯糖等。

目前已分离鉴定的大豆皂苷约 18 种，属于三萜类齐墩果酸型皂苷，分子量为

800～1400，具有较大的极性，为无色或乳白色粉末。其化学结构由三萜类同系物的羟基和糖分子环状半缩醛上的羟基失水缩合而成，比较复杂，包括皂苷元和 $\beta$-D-木糖、$\beta$-D-半乳糖、$\alpha$-L-阿拉伯糖、$\alpha$-L-鼠李糖、$\beta$-D-葡萄糖醛酸等单糖。大豆皂苷按苷元结构不同可分为 A、B、E 和 2,3-二氢-2,5-二羟基-6-甲基-4($H$)-吡喃-4-酮(DDMP)类。A 类大豆皂苷是以大豆皂醇 A 为配基的双糖链皂苷；B 类和 E 类大豆皂苷分别是以大豆皂醇 B 和大豆皂醇 E 为配基的单糖链皂苷；DDMP 类皂苷则是以大豆皂醇 B 为配基，$C_{22}$ 位上结合有 DDMP 的单糖链皂苷[41]。DDMP 族皂苷只有在非常温和的提取条件下才不会被破坏，在加热和有三价铁存在的条件下，DDMP 族皂苷都会转化生成 B、E 族皂苷[42]。

段智变等[34]在检测纳豆及其提取物的皂苷含量时，发现纳豆及其提取物中皂苷含量高于大豆及其提取物中的皂苷含量。

### 6.7.2　大豆皂苷的生理功能

大豆皂苷对呼吸系统、神经系统、心血管系统等具有多种药理学作用，还能够提高机体免疫力、抗肿瘤等。

1. 抗衰老作用

靳莉等[43]研究表明大豆皂苷在一定程度上促进细胞超氧化物歧化酶(SOD)的合成，SOD 能消除生物体在新陈代谢过程中产生的有害物质，大豆皂苷给人体不断地补充 SOD，具有抗衰老的特殊效果。

2. 抗肿瘤作用

郁利平等[44]在离体条件下的研究表明，Ts 对 YAC-1 细胞(鼠白血病细胞)具有明显的细胞毒性作用，对其生长有抑制作用，并且能提高肿瘤免疫细胞活性。

3. 降血脂作用

华雨薇等[45]通过高脂饮食饲养小鼠发现大豆皂苷低剂量组的总胆固醇和三酰甘油水平显著低于高脂组($P<0.05$)，高密度脂蛋白的水平显著升高($P<0.05$)，高剂量组的大豆皂苷的三酰甘油水平显著下降，说明大豆皂苷对小鼠血脂具有调节作用，能够在一定程度上预防高脂血症。

4. 增强免疫作用

董文彦等[46]给予雄性小鼠大豆皂苷溶液和生理盐水，50 天后测定胸腺指数、脾指数、巨噬细胞吞噬率、吞噬指数、溶血素和迟发型过敏反应 5 项免疫指标，发现大豆皂苷组与对照组相比，5 项免疫指标均有提高，表明大豆皂苷能够提高机体的细胞免疫和体液免疫能力。

# 6.8　卵　磷　脂

卵磷脂又称为蛋黄素，与蛋白质、维生素并列为"第三营养素"，是生命活动必需的基础物质，是大脑、神经系统、免疫系统及心、肝、肾、生殖腺等重要器官的组成部分，而且是胆碱和必需脂肪酸的构成原料，能够维持生物膜的生理活性和机体的正常代谢。生命离开了卵磷脂便不复存在。

## 6.8.1　卵磷脂的结构组成

卵磷脂分子由甘油、脂肪酸、磷酸及胆碱组成[47]，天然卵磷脂常由不同脂肪酸的几种卵磷脂组合而成。卵磷脂分子中脂肪酸常见的有油酸、亚油酸、软脂酸、硬脂酸、花生四烯酸和亚麻三烯酸等，饱和脂肪酸通常存在 $\alpha$ 位($R_1CO$—)，不饱和脂肪酸通常存在 $\beta$ 位($R_2CO$—)。

## 6.8.2　卵磷脂的生理功能

1. 调节血脂、降低胆固醇

脂肪性的蜡状物质——胆固醇会引起动脉硬化，如果含量过高的胆固醇堆积在动脉壁上，就会使血液循环受到阻碍，造成心、脑血管疾病的发生。脂肪的吸收和利用受卵磷脂的调节，卵磷脂能够有效地清除血管壁上的部分沉积物，进而阻止胆固醇在血管内壁的沉积，缩小粥样硬化斑，对于胆固醇引起的血管内膜损伤具有防止作用；卵磷脂的乳化作用能够显著降低胆固醇、三酰甘油、低密度脂蛋白的作用，并能及时清除过剩的三酰甘油[48]。

许多文献表明卵磷脂对血脂具有调节作用，邓宏宇等研究卵磷脂在大鼠血脂调节中的作用时，发现卵磷脂高剂量组大鼠 TG、TC 及 LDLC 水平与模型对照组、低剂量组及中剂量组相比较含量明显较低，中剂量组上述指标水平明显低于模型对照组及低剂量组，差异均有统计学意义($P<0.05$)，说明具有降脂作用的大豆卵磷脂的降脂效果与灌胃剂量呈正相关[49]。

2. 延缓衰老功能

人体细胞的细胞膜组成成分中含有大量卵磷脂。适量补充卵磷脂能及时修补人体受损的细胞膜，提高细胞膜脂肪酸的不饱和度，改善细胞膜的功能及提高细胞的活力。细胞活力的增加不仅提高了人体的代谢能力、自愈能力和机体组织的再生能力，进而增强人体整个生命体的活力，延缓人体的衰老和改善由于人体衰老而引发的动作不协调等症，持续保持人类的健康、年轻与活力[48]，而且卵磷脂还具有促进皮肤代谢、促进吸收脂溶性维生素、消除青春痘和皮肤色素沉着、提高皮肤持水性及光泽度的作用。

3. 强化脑部功能、增强记忆力

脑神经细胞中卵磷脂的含量约占其质量的 17%～20%。"胆碱"是大豆卵磷脂的基本成分，卵磷脂的充分供应保证"胆碱"与人体内的"乙酰"充分合成"乙酰胆碱"，"乙酰胆碱"是大脑内的一种信息传导物质，从而能提高脑细胞的活性，提高记忆与智力水平。造成老年痴呆症的主要原因是乙酰胆碱的减少，卵磷脂含量充足不仅能够增强大脑细胞吸收、释放化学物质及传递信息的能力，还能激活脑细胞，防治老年性脑力衰退，提高记忆力，缓解压力，减缓疲倦感等。

# 6.9　大豆低聚糖

大豆低聚糖属 $\alpha$-半乳糖苷类，是大豆中可溶性碳水化合物的总称。

## 6.9.1　大豆低聚糖的结构组成

水苏糖(stachyose)、棉子糖(rattinose)和蔗糖是大豆中天然存在的低聚糖，含量分别约为 4%、1%、5%。在蔗糖的葡萄糖基一侧以 $\alpha$-1，6-糖苷键连接 1 个或 2 个半乳糖形成棉子糖和水苏糖。果糖、葡萄糖、半乳糖松醇、松醇、毛蕊花糖、右旋肌醇甲醚及半乳糖肌醇甲醚等糖类亦属于大豆低聚糖。由于水解水苏糖和棉子糖的水解酶 $\alpha$-D-半乳糖苷酶($\alpha$-D-galactosidase)在人体和动物体内缺乏，所以这些低聚糖不能通过消化吸收到达结肠，在结肠中低聚糖通过细菌的发酵作用产气而导致肠胃胀气，因此它们被称为大豆胀气因子[49]。大豆及其制品的加工由于上述原因要求除去大豆低聚糖，随着对大豆低聚糖的不断研究，发现它对人体有益，并没有害处[50]。低聚糖发酵的两大途径：①微生物产生的糖苷转移酶通过转糖基作用合成低聚糖；②微生物产生的内切半纤维素酶类，如半乳聚糖酶、甘露聚糖酶和木葡聚糖酶及木聚糖酶等水解半纤维素类多糖产生低聚糖。大豆发酵食品中已发现的低聚糖有低聚果糖、蔗果三糖(包括其 3 种异构体)、低聚半乳糖、低聚异麦芽糖及低聚木糖等。其中低聚果糖是在发酵中产生的，主要是由蔗果三糖的 3 种异构体在果糖基转移酶的作用下形成的；而低聚半乳糖是由 $\beta$-半乳糖苷酶转糖基作用形成的[51]。

## 6.9.2　大豆低聚糖的功能作用

大豆低聚糖通过对人体有益菌——双歧杆菌的快速增殖作用来体现对人体的生理作用。

1. 抗癌作用

肠道内有双歧杆菌、乳酸菌、大肠埃希氏菌、产气荚膜梭菌等 80 多种细菌，食物消化吸收后仍有一部分留在肠道内，未能被消化吸收，这些残渣在大肠有害菌的作用下，发酵产生如氨、胺、苯酚和吲哚等多种有毒致癌物质。双歧杆菌等有益菌的存在可以消灭有害菌并分解致癌物质而起到清洁肠道的作用。不能被人体消化吸收的大豆低聚糖是肠道内双歧杆菌的理想营养物，可快速促进双歧杆菌增殖。大豆低聚糖有以下几个特点：①不会被胃酸和胆汁分解；②不会被有害菌利用；③能让双歧杆菌快速增殖；④不会被胃肠消化吸收；⑤增殖后的双歧杆菌能在肠道内长期滞留。

双歧杆菌在分解致癌物质的同时还可诱导产生干扰素，活化纳豆激酶细胞，促进球蛋白抗体的产生，并且能通过磷脂酸与肠黏膜表面形成一层具有保护作用的生物膜屏障。

2. 降血脂作用

血浆胆固醇、三酰甘油含量是高脂血症的重要检测指标，大量研究显示大豆低聚糖及其制品可有效降低体内胆固醇、三酰甘油等含量[52]。Chen 等[53]通过给高脂血症大鼠喂食大豆低聚糖，研究大豆低聚糖对其血脂水平和氧化应激的影响，结果表明大豆低聚糖可显著降低氧化应激反应及体内血脂水平，对治疗心脑血管疾病具有重要作用。

# 6.10　超氧化物歧化酶（SOD）

### 6.10.1　SOD 的种类与分布

SOD 是一类清除自由基的蛋白酶，对需氧生物的生存起着重要的作用，是生物体防御氧毒性的关键。基于金属辅基不同，SOD 至少可以分为 Cu/Zn-SOD、Mn-SOD、Fe-SOD 三种类型[54]。纳豆中也含有 SOD（表 6-1），属于 Fe-SOD 型，被认为是纳豆菌分泌性酶[55]。

表 6-1　不同种类型的 SOD 分布

| SOD 类型 | 分布 | 颜色 | 例子 |
| --- | --- | --- | --- |
| Cu/Zn-SOD | 真核细胞细胞质 | 蓝绿色 | 猪血、猪肝 |
| Mn-SOD | 原核及真核细胞线粒体 | 紫红色 | 人和狒狒肝细胞的细胞液 |
| Fe-SOD | 原核细胞 | 黄褐色 | 绿菌属、脱硫弧菌属 |

### 6.10.2　SOD 的催化机制

超氧化物歧化酶作用的底物是超氧阴离子自由基（$O_2^-$），它既带一个负电荷，又只有一个未成对的电子。在不同条件下，$O_2^-$ 既可作还原剂变成 $O_2$，又可作氧化剂变成 $H_2O_2$，$H_2O_2$ 在过氧化氢酶（catalase，CAT）的作用下生成 $H_2O$ 和 $O_2$。由此可见，有毒性的 $O_2^-$ 在 SOD 和 CAT 共同作用下变成了无毒的 $H_2O$ 和 $O_2$[56]。

### 6.10.3 SOD 的生理功能

正常情况下，体内超氧阴离子自由基（$O_2^-$）的产生与清除是平衡的，当 $O_2^-$ 产生过多时，会对机体产生毒害作用。SOD 是体内的一个抗氧化酶，将超氧阴离子自由基歧化为过氧化氢和氧气时，起到消除超氧阴离子自由基的作用。因而 SOD 具抗衰老、提高机体对多种疾病的抵抗力、增强机体对外界环境的适应力、减轻肿瘤患者在放疗和化疗过程中的严重毒副作用等生理功能[56]。

# 6.11　纳　豆　菌

纳豆芽孢杆菌（*Bacillus natto*）是 1906 年 Sawamura 从日本传统大豆发酵食品纳豆中分离得到一种产蛋白酶益生菌[57]。纳豆芽孢杆菌是枯草芽孢杆菌的一个亚种，是一类好氧型、内生抗逆孢子的杆状细菌，自身没有致病性，只具有单层细胞外膜，能产生多种抗生素和酶，具有广谱抗菌活性和极强的抗逆能力，在极端条件下，还可以诱导产生抗逆性很强的内源孢子[20]。1g 纳豆中含有 10 亿以上个纳豆菌，摄取 100g 纳豆，1000 亿个纳豆菌就进入肠内。纳豆菌可以抑制引起肠内异常发酵和痢疾等的腐败菌，促进乳酸菌的繁殖，调节肠内菌群平衡，预防痢疾、肠炎和便秘等。研究表明，纳豆菌对细菌、酵母和霉菌均具有一定的抗菌活性，且具有抑制沙门氏菌、伤寒菌、痢疾菌及大肠埃希氏菌（O157、H7）等致病菌的作用。纳豆菌还可灭活葡萄球菌肠毒素，产生许多抗生素，如杆菌肽、多黏菌素、2,6-吡啶二羧酸等，在抗生素使用前纳豆在民间已被长期用于治疗痢疾、伤寒等消化道疾病，因此常食纳豆可起到壮体防病的功效[58]。

### 6.11.1 整肠功能

在有氧条件下把从大鼠粪便中筛选的小鼠乳杆菌与纳豆杆菌孢子共同培养，小鼠乳杆菌的生长情况优于小鼠乳杆菌单独培养的原因是由于纳豆杆菌孢子在发生或生长过程中，产生了一些单糖或低聚糖等可促进小鼠乳杆菌生长代谢的产物。纳豆杆菌通过产生的过氧化氢酶和丝氨酸蛋白酶，可使细胞抵抗 0.1mmol $H_2O_2$ 的毒性作用，促进乳酸菌生长与生存[59]；鸡食用纳豆杆菌 28 天，显著降低了血液氨浓度，小肠绒毛长度增加、细胞面积与细胞的有丝分裂增殖等组织变化均比对照组增强。肉用仔鸡食用纳豆杆菌能扩大小肠吸收面积，促进动物内脏器官的生理机能并增强消化吸收功能，有利于动物的生长[60]。

### 6.11.2 抗菌作用

纳豆杆菌在代谢过程中会产生如多黏菌素、杆菌肽、2,6-吡啶二羧酸等对痢疾杆菌、原发性大肠埃希氏菌（O157、O111、O144）、伤寒菌、沙门氏菌、酵母菌和霉菌等均具有抗菌活性的物质，起到杀菌或抑菌作用。纳豆杆菌产生可降解金黄色葡萄球菌肠毒素 A（SEA）的枯草杆菌蛋白酶，其芽孢对病原性大肠埃希氏菌（如O111、O144）及沙门氏菌亦有抗菌作用，并能杀死肠道出血性大肠埃希氏菌 O157。多黏菌素包括多黏菌素 B（polymyxin B）及多黏菌素 E（polymyxin E），它们是多肽类抗生素，二者具有相似的药理作用，能够杀死多数革兰氏阴性杆菌。多黏菌素对大肠埃希氏菌、巴氏杆菌、布鲁氏菌、弧菌、痢疾杆菌、沙门氏菌、绿脓杆菌等具有强大的杀菌作用。多黏菌素是通过破坏细菌细胞膜，改变细菌细胞膜的通透性而起到杀菌作用的。杆菌肽主要对革兰氏阳性菌起作用，杆菌肽对耐药的金黄色葡萄球菌、链球菌、肠球菌有效，对放线菌和螺旋体也有效，但对革兰氏阴性菌无效。2,6-吡啶二羧酸是纳豆菌在发酵过程中产生的存在于纳豆黏液中的抗菌物质。

### 6.11.3　增强营养代谢、提高生产性能

在动物肠道内，纳豆杆菌生长繁殖过程中产生如维生素、氨基酸、促生长因子等促进动物机体物质代谢的多种营养物质。Savage 估计在动物盲肠中的微生物可为动物提供维生素需要量的 25%～30%，纳豆杆菌在肠道内产生的乳酸能够通过增殖肠道内双歧杆菌和乳酸杆菌等产酸菌，改善胃肠道环境，促进钙、磷、铁等微量元素的利用和维生素 D 的吸收。双歧杆菌和乳酸杆菌等产酸菌能自身合成或促进合成多种 B 族维生素；双歧杆菌还能通过抑制某些维生素分解菌来保障维生素的供应，如通过抑制分解维生素 $B_1$ 的解硫胺素芽孢杆菌的生长来调节维生素 $B_1$ 的供应，从而增强动物体内的营养代谢功能[61]。

### 6.11.4　增强免疫功能

纳豆杆菌是一种很好的免疫增强剂，可显著提高脾脏中 T、B 淋巴细胞百分率。以纳豆杆菌培养物投喂受试鱼，可明显提高鱼类的非特异性免疫功能；免疫刺激是芽孢杆菌发挥益生作用的机制之一，给鼠口服芽孢杆菌，刺激了鼠全身性的 IgG 反应[62]。

# 6.12　纳 豆 激 酶

纳豆激酶（nattokinase，NK）是由纳豆枯草芽孢杆菌（*Bacillus subtilis*）分泌产生的一种具有纤溶作用的丝氨酸蛋白酶[63]。

### 6.12.1　纳豆激酶的结构

纳豆激酶的化学结构是一条由 275 个氨基酸残基组成的单链多肽，这种结构

与其他枯草杆菌蛋白酶的氨基酸序列相比，表现出了较高的同源性。纳豆激酶在水解血纤维蛋白过程中需要碱性环境，适宜 pH 为 6.0～12.0，酶活性的最佳温度为 50℃。最早从纳豆中发现纤溶酶，并将这种酶命名为纳豆激酶。根据纳豆激酶的基因序列，它与枯杆菌白酶 E 有 99.5%同源性，与枯草杆菌蛋白酶 A 有 99.3%的同源性。纳豆激酶在 pH 6.0～12.0 范围内具有很强的血纤维蛋白溶解能力，但在温度超过 50℃时，酶活性急速下降。研究其酰胺水解活性发现，该酶最敏感的底物是血浆纤溶酶底物，而对尿激酶底物、弹性蛋白酶底物不起作用。通过狗的溶栓模型试验证实，口服纳豆后能温和持续地提高血液纤溶活性，在体内不易引起出血。临床试验表明，有肺部血栓的试验鼠和健康的志愿者口服纳豆后血栓减少、优球蛋白溶解时间明显缩短，具有药效长、无免疫原性、廉价等优点，是一种安全高效的溶栓剂[20]。

### 6.12.2　纳豆激酶的生理功能

纳豆激酶具有很强的纤溶活性，其纤溶活性是纤溶酶的近 4 倍。纳豆激酶不但能直接作用于纤维蛋白，而且能激活体内纤溶酶原，从而增加内源性纤溶酶的量与作用，因此表现出较强的溶血栓作用[64]。与目前临床上常用的血栓治疗药物链激酶(SK)、尿激酶(u-PA)、组织型纤溶酶原激活剂(t-PA)等相比，纳豆激酶具有溶栓效果明显、不易引起出血、安全性能好、能抗胰蛋白酶水解、经消化道吸收不被破坏等优点[65, 66]。研究发现，纳豆激酶对缓解阿尔茨海默病也有一定的帮助[67]。因此，纳豆是一种潜在的、可以开发为预防和治疗心脑血管疾病的功能食品[68, 69]。

## 6.13　γ-多聚谷氨酸

纳豆中的谷氨酸含量为 $3.27mg \cdot g^{-1}$，占氨基酸总量的 20.14%。大豆经过纳豆芽孢杆菌发酵后，在纳豆的周围产生大量的黏性物质，这些黏性物质是纳豆中的谷氨酸经聚合而成的多聚谷氨酸和多聚果糖的混合物，其中多聚谷氨酸约为总量的 60%～80%[1]。具有水溶性、可食性、抗冻性、保湿性、可塑性、成纤维性等性质的 γ-PGA(γ-多聚谷氨酸)是一种可完全降解的新型天然高分子材料，在食品、医药、农业、日常用品和塑料等领域具有广泛的应用潜力，具有极大开发价值，近年来被作为增稠剂、保湿剂、药物载体等而一直被广泛应用于工业领域。

### 6.13.1　γ-PGA 的结构

γ-多聚谷氨酸(γ-polyglutamic acid，γ-PGA)是一种由芽孢杆菌合成的胞外异形肽,是由 D-谷氨酸和 L-谷氨酸通过 $\gamma$-谷氨肽键聚合而成的氨基酸聚合物,通常由5000 个左右的谷氨酸单体组成,分子质量一般在 10 万~100 万 Da[70]。

### 6.13.2　$\gamma$-PGA 的性质研究

$\gamma$-PGA 于 1937 年发现,之后在枯草芽孢杆菌(*Bacillus subtilis*)和纳豆杆菌(*Bacillus natto*)中也发现 $\gamma$-PGA[71]。由于在 $\gamma$-PGA 分子中有大量游离的亲水性羧基,使它具有很多优良特性:可在分子内部或分子之间形成氢键,水溶性好;对金属离子的吸附性强;优良的生物降解性,主链上存在大量肽键,在体内环境下受酶的生物作用,会降解生成无毒的短肽、小分子或氨基酸单体,在自然环境中会受到微生物的作用而降解;无毒;良好的生物相容性,无自身抗原性;抗冻特性;在生理功能方面可防止细胞脱水、保护细胞免受蛋白酶的降解等[70]。因其分子量大、负离子多而使水溶液具有特有的黏性。吕莹等[72]对纳豆中分离提纯的 $\gamma$-PGA 进行了性质研究,确定了 pH、温度、浓度对 $\gamma$-PGA 黏度的影响。

实验表明,$\gamma$-PGA 的黏度随浓度的升高而增大;pH 对 $\gamma$-PGA 的黏度影响显著,当 pH 小于 6.0 时,pH 的升高导致 $\gamma$-PGA 的黏度增大;当 pH 大于 6.0 时则相反。pH 在 5.0~7.5 时 $\gamma$-PGA 的黏度变化不明显;当 pH 从 5.0 降低到 3.0 过程中,$\gamma$-PGA 的黏度迅速降低,约减少 74%。pH 小于 3.0 时 $\gamma$-PGA 以一种高度紧缩的螺旋状态存在。酸度的变化对黏度的影响不显著;温度对 $\gamma$-PGA 黏度的影响较大。低于 70℃时,随着温度升高,分子获得了更多的热能,热运动加强,$\gamma$-PGA 分子间的相互作用减弱,导致黏度迅速下降;当温度高于 70℃时,黏度的下降趋于平缓。

### 6.13.3　$\gamma$-PGA 在医药方面的应用

多聚谷氨酸在医药上的应用专利非常多,在其所有相关专利中约占 50%,主要用于抗肿瘤药物的载体、靶向药物的载体、外用药物的载体和药物缓释等[73]。利用聚氨基酸作为药物的载体或介质,制成一定的剂型,控制药物在人体内的释放速率,使药物按照设计的剂量,于要求的时间内按一定的速率在体内释放,以达到有效治疗的目的。例如,红豆杉中紫杉烷类化合物紫杉醇(paclitaxel,TXL),具有抗肿瘤活性,但水溶性差,使药用开发受到很大限制。Cell Therapeutics 公司(CTD)开发的抗肿瘤药物——聚谷氨酸紫杉醇 PG-TXL(CT-2103),该产品用水溶性生物可分解的聚合体载体包裹以增加紫杉醇输送到肿瘤部位的能力,注射 PG-TXL 剂量为 120mg·kg$^{-1}$ 的小鼠,可使肺癌细胞减少 75%,而只用紫杉醇仅使肺癌细胞减少 58%[74]。同时 PG-TXL 比紫杉醇对肿瘤细胞的耐药性更强[75]。聚谷氨酸用糖基修饰后的衍生物可作为肝细胞特殊药物的载体,把药物运输到肝细胞内。动物静脉内给药试验表明药物和糖脂化的 PGA 复合物在肝脏中有很大积聚,起到了靶向作用[76]。糖脂化的 PGA 在肝脏中由酶作用能被迅速降解成内源性物质谷氨酸，不会在体内产生蓄积和毒副作用[77]。

# 6.14　脂 肽 类

环脂肽是由微生物产生的一类生物表面活性剂，它是由亲水的肽环和亲油的脂肪烃链两部分组成。由于其独特的化学组成和两亲型分子结构，除具表面活性外，环脂肽还具有抗真菌、抗细菌、抗病毒、抗肿瘤等生物活性，因而脂肽类在医药、食品、微生物采油、化妆品等领域有着很重要的应用前景。目前，国内外已对纳豆菌及其代谢产物纳豆激酶进行了大量细致的研究，随着对纳豆菌研究的不断深入，以及纳豆的一些新的保健功能的发现，纳豆菌的次级代谢产物——脂肽类物质日益受到人们的关注。

## 6.14.1　脂肽类的结构

环脂肽(CLP)由两部分组成，即 7～10 个氨基酸组成的肽链和 $\beta$-羟基脂肪酸链或 $\beta$-氨基脂肪酸链，其中脂肪酸链上的羟基或氨基与肽链氨基酸上的羧基结合形成内酯键或酰胺键，因此，脂肽类生物表面活性剂一般是以内酯或酰胺键结合而成的环状脂肽(cyclic lipopeptide)，一般是革兰氏阳性芽孢杆菌的次级代谢产物。刘唤明等在前期的研究中从纳豆中分离了一株纳豆芽孢杆菌 NT-6 菌株，该菌可以产生 Surfactin、Iturin、Fengycin 三类抗菌脂肽类物质[78]，并证实其在食品中应用是安全的。纳豆菌抗菌脂肽具有广谱的抗菌活性，对革兰氏阴性菌、革兰氏阳性菌、酵母菌和霉菌皆有抗菌作用[79]。

## 6.14.2　枯草菌脂肽

枯草菌脂肽(surfactin)由 7 个 $\alpha$-氨基酸残基和 1 个 $\beta$-羟基脂肪酸残基组成，$\beta$-羟基脂肪酸长度为 C14、C15，和肽链以内酯键结合。根据肽链与 $\beta$-羟基脂肪酸形成内酯环位点的氨基酸组成不同，分为 Surfactin A、Surfactin B、Surfactin C。Surfactin A 在 7 位点是 L-亮氨酸，Surfactin B 是 L-缬氨酸，Surfactin C 是 L-异亮氨酸。

## 6.14.3　伊枯草菌素

伊枯草菌素(Iturin)A 是最早发现具有抑菌活性的生物表面活性剂之一，是枯草芽孢杆菌产生的有效抗真菌的脂肽类表面活性剂。Iturin 在结构上与其他环脂肽最显著的区别是具有 $\beta$-氨基脂肪酸链，而其他环脂肽由 $\beta$-羟基脂肪酸组成。根据肽环 1 位上天冬氨酰和天冬氨酸的变化，可将伊枯草菌素分成 Iturin A 和 Iturin B。

### 6.14.4　Fengycin 家族

Fengycin 是枯草芽孢杆菌产生的另一类环脂肽，包括长度为 C16～C19 的 $\beta$-羟基脂肪酸链，以及 10 个氨基酸组成的肽链。与其他环脂肽不同的是，$\alpha$-氨基酸除了 L-氨基酸，还包括 4 种 D-氨基酸和鸟氨酸，其中后 8 位氨基酸形成肽环。Fengycin 为同分异构体混合物，变化主要在脂肪酸链长度和支链、肽环氨基酸的组成上。其中，Fengycin A 与 Fengycin B 的区别主要是在 6 位的氨基酸不同，Fengycin A 为 D-丙氨酸，Fengycin B 为 D-缬氨酸。

### 6.14.5　Lichenysin

由 *Bacillus licheniformis* 产生的 Lichenysin，在结构上与枯草菌脂肽类似，在环肽中 1 位的 L-谷氨酸由 L-谷氨酰胺取代。

### 6.14.6　其他微生物产生的环脂肽

目前研究较多的是芽孢菌产生的环脂肽，其种类丰富，包括：Surfactin A、Surfactin B、Surfactin C；Iturin A、Iturin B；Mycosubtilin；Bacillomycin D、Bacillomycin F、Bacillomycin L；Fengycin 家族类；结构非常类似于 Surfactin A 的 Lichenysin A 等。

### 6.14.7　脂肽类的功能

由于其特殊的化学组成和两亲型分子结构，脂肽类可作为一种新型的生物类表面活性剂。另外，脂肽类还具有很多非同寻常的生物活性，如溶解血细胞、抗支原体、溶解血栓、抗肿瘤等，是目前很有前景的新型抗菌、抗肿瘤、抗高血压、抗病毒药物，用于治疗和预防人体的一些疾病。因而脂肽类在医药、食品、微生物采油、化妆品等领域有着很重要的应用前景[80]。

1. 抗细菌真菌作用

刘唤明等[81, 82]对纳豆菌抗菌脂肽抑制副溶血弧菌和金黄色葡萄球菌的抑菌机制进行了探讨，表明纳豆菌抗菌脂肽可使细菌的细胞膜通透性增加，或形成孔洞导致细胞内一些物质泄漏，使细胞生长受到抑制，进而导致细菌死亡。当抗菌脂肽的质量浓度达到 0.6MIC 以上时，其对副溶血弧菌代谢活力的抑制作用显著；而对于金黄色葡萄球菌，最小抑菌浓度为 $0.625\text{mg} \cdot \text{mL}^{-1}$。

刘唤明等[83]研究纳豆菌脂肽对虾养殖环境中的产 T-2 毒素镰孢菌分离株的控制效应，结果显示，脂肽浓度为 $1\text{mg} \cdot \text{mL}^{-1}$ 时，对镰孢菌孢子萌发的抑制率达 78.8%，表明纳豆菌脂肽可以破坏镰孢菌菌丝的细胞膜，并与膜物质结合，导致真菌菌丝细胞膜穿孔。

## 2. 抗肿瘤

安秀峰等[84]通过酸沉、有机溶剂提取及活性炭吸附等方法从纳豆发酵液中提取纳豆脂肽，研究纳豆脂肽对人乳腺癌细胞 MCF-7 的作用。研究发现，纳豆脂肽对人乳腺癌细胞 MCF-7 的增殖有显著抑制作用，且抑制率随纳豆脂肽浓度的增加而上升，其 $IC_{50}$ 为 $3.68\mu g \cdot mL^{-1}$。纳豆脂肽可以影响 MCF-7 细胞的凋亡率，并将细胞周期阻滞在 S 期，表明纳豆脂肽能显著抑制体外培养的人乳腺癌细胞 MCF-7 的增殖，引起人乳腺癌细胞 MCF-7 的凋亡。

刘瑞雪等[85]初步探讨了纳豆脂肽诱导人乳腺癌细胞 MCF-7 凋亡的可能作用机制，发现纳豆脂肽可能是通过影响 MCF-7 细胞内雌激素受体表达水平和引起 DNA 损伤来诱导 MCF-7 细胞发生凋亡。

## 参 考 文 献

[1] 王聪, 孔繁东, 祖国仁, 等. 纳豆激酶的研究现状与展望. 食品与药品, 2005, 7(1): 28-31.

[2] 张锦华, 王萍, 何后军, 等. 纳豆提取物和纳豆菌培养液对仔猪肠道菌体外抑菌试验. 江西农业大学学报, 2007, 29(2): 262-265.

[3] 迟东升, 阮新民, 陈可冀. 新型溶栓剂——纳豆激酶. 心血管病学进展. 2007, 28(4): 545-550.

[4] 鲍时翔, 田艳, 黄惠琴, 等. 纳豆菌液体发酵生产纳豆激酶的研究. 药物生物技术, 2002, 9(6): 332-325.

[5] Verstraete M, Lonen H, Collen D. Thrombolitic agents in development. Drags, 1995, 50(1): 29-42.

[6] 齐凤兰, 巽锐华, 陈有容. 纳豆中营养与活性成分的分析研究. 中国食物与营养, 2004, 10(2): 33-35.

[7] 张志民, 董文恒, 田光吉, 等. 提高大豆蛋白质含量的途径与措施. 中国种业, 2017, 36(3): 22-23.

[8] 房翠兰. 豆豉加工过程中蛋白质和膳食纤维生物学变化的研究. 重庆: 西南大学硕士论文, 2007.

[9] 周思静, 裴颖, 高美源, 等. 高活性 $\beta$-葡萄糖苷酶哂丹贝发酵工艺研究. 核农学报, 2012, 26(8): 1159-1164.

[10] 谢艳华, 陈力力, 谢靓, 等. 不同菌种发酵对豆豉游离脂肪酸构成的影响. 中国酿造, 2017, 36(3): 80-84.

[11] 赵敏. 亚油酸及亚油酸甲酯的抗炎作用研究. 成都: 西南交通大学硕士论文, 2012.

[12] 罗娜, 丁志丽, 张易祥, 等. 饲料亚麻酸含量对日本沼虾生长、抗氧化能力、非特异性免疫性能及抗氨氮胁迫能力的影响. 动物营养学报, 2017, 29(1): 134-146.

[13] 石琳. α-亚麻酸对高血压人群影响的相关研究进展. 世界最新医学信息文摘, 2017, 17(40): 257-258.

[14] 曹峰. 纳豆活性成分冷冻干燥工艺条件及储存稳定性的研究. 济南: 山东轻工业学院硕士论文, 2008.

[15] 宋均营, 贡国鸿, 王丽, 等. 纳豆芽孢杆菌产 VK2 菌株的 NTG 与 N+注入复合诱变选育. 工业微生物, 2014, 44(2): 52-56.

[16] 董跃伟. 反相高效液相色谱法测定纳豆提取物中维生素 K2(35)含量. 中国药品标准, 2010, 11(4): 287-289.

[17] 王理明, 李巧云. 维生素 $K_2$ 与骨质疏松. 中药与临床, 2007, 26(4): 293-295.

[18] 郭洪敏, 杜靖远. 维生素 $K_2$ 对成骨细胞增殖和分化的影响. 中华老年医学杂志, 1998, 5(2): 73-75.

[19] 赵晓芳, 刘惠芳. 抗营养因子及其钝化方法. 四川畜牧兽医, 2002, 29(b05): 77-79.

[20] 陆琪. 纳豆活性成分及其药效初步研究. 镇江: 江苏大学硕士论文, 2007.

[21] 宋永生. 豆豉加工前后营养与活性成分变化的研究. 食品工业科技, 2003, 24(7): 79-80.

[22] 石彦国. 大豆制品工艺学. 北京: 中国轻工业出版社, 2005.

[23] 刘玲玲, 陈钧. 响应面法优化麦麸发酵产植酸酶条件的研究. 中国粮油学报, 2009, 24(10): 112-115.

[24] 齐海萍, 钱和, 王璋, 等. 纳豆——一种值得开发的食品. 中国调味品, 2003, 28(2): 11-14.

[25] 崔学平, 斯大勇, 崔扬健. 大豆异黄酮的生理功能. 饲料与畜牧, 2009, 23(2): 17-19.

[26] 殷丽君, 李里特, 李再贵, 等. 大豆异黄酮的研究近况与展望. 食品科学, 2002, 23(4): 152-154.

[27] 马达, 王素馨, 张春枝, 等. 采用转基因酵母模型检测大豆异黄酮酶解前后雌激素活性. 食品与发酵工业, 2006, 32(3): 86-88.

[28] 陆琪, 陈钧, 周海云. 纳豆中异黄酮组成含量变化研究. 食品科技, 2007, 32(9): 66-68.

[29] 王莉, 金学年, 金成哲, 等. 纳豆发酵过程中纳豆激酶及活性物质的变化. 大连工业大学学报, 2008, 27(1): 5-9.

[30] 张波, 马达, 杨博, 等. 吸附树脂分离大豆异黄酮染料木苷和乙酰基染料木苷的研究. 食品与发酵工业, 2007, 33(6): 69-71.

[31] 魏梅, 周宏兵. 大豆的有效成分及其药理作用. 广东药学院学报, 2001, 17(1): 21-23.

[32] 孙艳梅, 张永忠. 水解制备大豆异黄酮苷元研究进展. 食品研究与开发, 2002, 23(3): 11- 13.

[33] Chang H, Jin T Y, Jin W F, et al. Modulation of isoflavones on bone-nodule formation in rat calvaria osteoblasts in vitro. Biomedical & Environmental Sciences, 2003, 16(1): 83-89.

[34] 段智变, 董改香, 温晓庆, 等. 纳豆及其提取物生物活性物质测定. 山西农业大学学报(自然科学版), 2008, 28(2): 180-182.

[35] 吴建章, 刘忠民. 功能食品纳豆对骨代谢的影响. 安徽农业科学, 2010, 38(31): 17798-17800.

[36] 眭红卫. 对大豆异黄酮及其生理作用的研究. 武汉商业服务学院学报, 2003, 17(4): 9-12.

[37] 房岩, 孙刚, 付艳苹. 大豆异黄酮的药理和毒理效应研究进展. 农业与技术, 2006, 26(2): 48-50.

[38] 孙君明, 常汝镇. 大豆籽粒中异黄酮含量的质量——数量性状的遗传分析初探. 大豆科学, 1998, 17(4): 305-310.

[39] 胡斌, 邓放明, 唐春江. 大豆异黄酮的生理功能及检测方法研究进展. 农产品加工(学刊), 2008, 7(5): 82-85.

[40] 李鹏, 李晓磊, 高长城. 大豆异黄酮生理功能的研究进展. 长春大学学报, 2009, 19(10): 58-59.

[41] 师文添, 于学雷, 袁建, 等. 从大豆胚芽中分离纯化大豆皂苷的研究. 中国粮油学报, 2009, 24(1): 25-29.

[42] 胡学烟, 王兴国. 大豆皂苷的研究进展(Ⅰ)——皂苷的分布、结构及其性质. 中国油脂, 2001, 26(4): 29-33.

[43] 靳莉, 高学敏, 汪锦邦, 等. 大豆总皂苷抗衰老作用的研究Ⅱ. 抗衰老功能的实验研究. 食品工业科技, 1999, 21(s1): 39-41.

[44] 郁利平, 吕义, 袁旭影, 等. 大豆皂苷对YAC—1肿瘤细胞的杀伤作用及体外NK细胞活性的影响. 实用肿瘤学杂志, 1993, 7(3): 16-17.

[45] 华雨薇, 李春阳, 王帆, 等. 大豆皂苷和异黄酮对小鼠血脂的调节作用. 安徽农业科学, 2015, 55(21): 3-4.

[46] 董文彦, 张东平, 高学敏, 等. 大豆皂苷的免疫增强作用. 中国粮油学报, 2001, 16(6): 9-11.

[47] 韩轶, 周扬, 赵永芳. 卵磷脂的提纯、鉴定及应用. 氨基酸和生物资源, 2001, 23(2): 28-31.

[48] 付茂辉, 赵青山. 大豆卵磷脂的研究概况. 食品工程, 2005, 33(4): 24-25.

[49] 王璇琳, 李素波, 高红伟, 等. 重组 α-半乳糖苷酶酶解大豆低聚糖研究. 食品科学, 2008, 29(12): 222-226.

[50] 黄思满, 钟机, 陈丽娇. 大豆低聚糖的生理功能与研究进展. 粮食流通技术, 2016, 1(1): 110-111.

[51] 代丽娇, 孙森, 钱家亮. 豆豉营养与保健功能的研究. 粮食加工, 2007, 32(2): 57-59.

[52] 唐春江, 邓放明, 王乔隆, 等. 大豆低聚糖的研究进展. 农产品加工(学刊), 2008, 33(2): 33-37.

[53] Chen B, Wang J, Zhang L, et al. Effect of intercropping pepper with sugarcane on populations of *Liriomyza huidobrensis* (Diptera: Agromyzidae) and its parasitoids. Crop Protection, 2011, 30(3): 253-258.

[54] 田春美, 钟秋平. 超氧化物歧化酶的现状研究进展. 中国热带医学, 2005, 5(8): 1730-1732.

[55] 崔明勋, 姜成哲, 李太元. 纳豆中SOD的分离纯化及性质的研究. 食品研究与开发, 2011, 32(12): 68-71.

[56] 时沁峰, 曹威荣. 超氧化物歧化酶(SOD)的研究概况. 畜禽业, 2009, 20(4): 66-68.

[57] RE 戈登, WC 海恩斯, CHN 帕格. 芽孢杆菌属. 北京: 农业出版社, 1983: 42-43.

[58] 黄占旺. 营养健康食品——纳豆. 江西食品工业, 2003, 16(2): 21-22.

[59] Hosoi T, Ametani A, Kiuchi K, et al. Improved growth and viabiliy of lactobacilli in the presence of *Bacillus subtilis* (*natto*), catalase, or subtilisin. Canadian Journal of Microbiology, 2000, 46(10): 892-897.

[60] Mongkol, Samanya, Kohen Yamauchi. Histological alterations of intestinal villi in chickens fed dried *Bacillus subfilis* var, *natto*. Comparative Biochemistry and Physiology, 2002, 133(1): 95-104.

[61] Savage D c. Microbiol ecology of the gastrointestinal tract. Annu Rev Microbiol, 1977, 31(6): 107-133.

[62] 许蓉. 芽孢杆菌对鱼类免疫机能的影响. 武汉: 华中农业大学硕士论文, 2005.

[63] 张杰, 葛武鹏, 张静, 等. 高产纳豆激酶的枯草芽孢杆菌优选及发酵工艺条件优化. 食品工业科技, 2015, 36(8): 202-205.

[64] 黄薇, 孔繁东, 祖国仁, 等. 高 NK 活性纳豆菌的诱变选育及产酶条件的研究. 食品科技. 2007, 33(4): 17-21.

[65] 谢嵩, 于宗琴, 刘秀菊. 纳豆激酶的制备及其降血脂功效研究. 中国生化药物杂志, 2015, 35(1): 17-20.

[66] 李妍, 吴庆红, 陈义伦, 等. 一株纳豆芽孢杆菌的产酶条件优化. 食品科学, 2013, 34(3): 179-183.

[67] 赵仲麟, 李淑英, 聂莹, 等. 纳豆激酶生产菌的筛选及发酵纳豆特性研究. 生物技术通报, 2015, 31(3): 161-164.

[68] 李淑英, 赵仲麟, 聂莹, 等. 纳豆激酶研究进展. 中国农业科技导报, 2013, 15(4): 139-143.

[69] 杨英歌, 谢昕, 李荣. 高产纳豆激酶菌株的筛选鉴定. 黑龙江畜牧兽医, 2016, 59(8): 138-141.

[70] 汪新. Bacillus subtilis ZJUTZY 发酵生产 γ-聚谷氨酸及其分离提纯研究. 杭州: 浙江工业大学硕士论文, 2009.

[71] Toshirou N, Kumiko K, Yoshifumi I. Chemical analysis of poly-.GAMMA.-glutamic acidproduced by plasmid-free *Bacillus subtilis* (*natto*): evidence that plasmids are not involved in poly-. GAMMA. -glutamic acid production. The Journal of General and Applied Microbiology, 1997, 43(3): 139-143.

[72] 吕莹, 郝紫徽, 李虹, 等. 聚 γ-谷氨酸的分离提纯. 食品与发酵工业, 2005, 31(2): 133-134.

[73] 游庆红, 张新民, 陈国广, 等. γ-聚谷氨酸的生物合成及应用. 现代化工, 2002, 22(12): 56-59.

[74] Li C, Price J E, Milas L, et al. Ant-itumor activity of poly(L-glutamic acid)-paclitaxel on syngeneic and xenografted tumors. C-linical Cancer Research An Official Journal of the American Association for Cancer Research, 1999, 5(4): 891.

[75] Auzenne E, Donato N J, Li C, et al. Superior therapeutic profile of poly-L-glutamic acid-paclitaxel copolymer compared with Taxol in xenogeneic compartmental models of human ovarian carcinoma. Clinical Cancer Research, 2002, 8(2): 573-581.

[76] 陈国广, 陈茂伟, 韦萍, 等. 聚谷氨酸及其衍生物在新型药物传输系统中的应用. 南京工业大学学报(自科版), 2003, 25(2): 75-78.

[77] 李崇辉, 温守明. 肝靶向配体半乳糖基白蛋白和多聚谷氨酸. 生物化学与生物物理进展, 1998, 25(6): 532-535.

[78] 孙力军, 王雅玲. 一种新型抗菌肽水产生物保鲜剂 APNT-6 的开发和应用. 中国食品科学技术学会第六届年会暨第五届东西方食品业高层论坛. 北京, 2009.

[79] 钟青萍, 谢俊杰, 余世望. 纳豆菌的分离鉴定及其抗菌活性. 食品科学, 2002, 23(10): 109-112.

[80] 李媛. 高产脂肽优良纳豆菌的选育. 济南: 山东轻工业学院硕士论文, 2009.

[81] 刘唤明, 孙力军, 王雅玲, 等. 纳豆菌抗菌脂肽对副溶血弧菌的抑菌机理. 食品科学, 2012, 33(15): 201-205.

[82] 刘唤明, 孙力军, 王雅玲, 等. 纳豆菌脂肽对金黄色葡萄球菌的抑菌机理的研究. 食品工业科学, 2012, 33(11): 109-112.

[83] 刘唤明, 王雅玲, 孙力军, 等. 纳豆菌脂肽对分离于对虾养殖环境中产 T-2 毒素镰孢菌抑制效应的研究. 水产学报, 2013, 37(5): 784-789.

[84] 安秀峰, 刘河汝, 代晓曼, 等. 纳豆脂肽对人乳腺癌细胞 MCF-7 的作用. 食品工业科技, 2014, 35(3): 343-345.

[85] 刘瑞雪, 安秀峰, 冯莉, 等. 纳豆脂肽诱导人乳腺癌细胞 MCF-7 凋亡的机制研究. 癌变·畸变·突变, 2015, 27(6): 459-462.

# 第7章 纳豆成分质量分析

纳豆含水分 61.8%、粗蛋白 9.26%、粗脂肪 8.17%、碳水化合物 6.09%、粗纤维素 2.2%、灰分 1.86%。除含大豆各种营养成分外，在纳豆制作过程中，微生物体内的酶系统将大豆蛋白分解为氨基酸和多肽，使蛋白质消化率由原来普通大豆的 65% 提高至 80%[1]。

与煮熟的大豆相比，纳豆中所含蛋白质、脂肪、矿物质、钙等营养物质，均高于同等质量煮熟的大豆。它除了保持原料大豆的营养外，有些成分的含量比煮熟的大豆还要高，如蛋白质、纤维、钙、铁、钾、维生素等，特别是纤维、钙、铁、钾的含量甚至超过了鸡蛋[2]。纳豆中还富含多种易被人体吸收的营养成分和生理活性物质，如氨基酸、有机酸、寡聚糖、纳豆激酶、异黄酮、皂苷素、维生素等。

据分析，纳豆含有 19 种氨基酸和维生素 $K_2$、叶酸、生育酚等多种维生素，以及 22 种矿物元素，并富含不饱和脂肪酸、食用纤维素等。更可贵的是，纳豆还富含具有医疗保健作用的大豆磷脂、皂苷类、低聚糖、粗多糖、异黄酮、吡啶二羧酸和纳豆激酶、超氧化物歧化酶(SOD)、蛋白酶、糖化酶、纤维素酶、果胶酶、淀粉酶等微生物发酵产生的活性酶，并能诱发干扰素的产生[1]。

纳豆中的多种营养活性成分具有益于人体健康的功效，纳豆的生理功能特性与纳豆黏液中的一些活性物质有关。例如，纳豆激酶具有良好的溶栓作用；血管紧张肽转化酶抑制剂具有降血压的作用；纳豆中产生的许多抗生素可使纳豆具有很好的抗菌消毒的功效；卵磷脂、异黄酮也是纳豆中良好的抗氧化物质；纳豆中维生素 $K_2$ 可以预防骨质疏松，具有抗肿瘤等功效；纳豆中含有的多种维生素、卵磷脂、亚麻酸等使纳豆具有抗衰老、提高记忆力、美容等保健功能。因此，纳豆的营养与活性物质使纳豆在食用中体现了多种神奇的医疗保健功能。

## 7.1 纳豆激酶活性测定

血栓类疾病是严重危害人类健康的疾病之一。目前已应用的大多溶血栓药物如尿激酶、链激酶等均只能由静脉给药，无法口服。纳豆激酶是由纳豆菌或纳豆枯草杆菌产生的一种具有强烈溶栓功能的碱性丝氨酸蛋白酶，可水解纤维蛋白成为小肽和氨基酸，属于第二代溶栓剂，具有良好的溶栓效果，可经口服途径达到纤溶的目的，同时可以诱导肝脏或血管内皮产生 TPA(组织型纤溶酶原激活剂)，使生物体自身纤溶系统活化，间接激活纤维蛋白溶酶原活性，从而温和、持续地提高血液的纤溶活性[3]。

纳豆激酶由纳豆菌发酵而得，可以大规模生产且稳定，价格低廉；纳豆长期食用的安全性等因素都将使纳豆激酶成为一种理想的预防和治疗栓塞的生化药物[4]。同其他溶血栓药物相比，纳豆激酶具有以下几个优点[5]：①由食品纳豆中提取，安全性好；②分子质量小，更易为人体吸收；③可以由消化道吸收，因此可以成为第一个口服性溶血栓药物；④直接作用于纤维蛋白，而不像尿激酶等现有药物，是纤溶酶原的激活剂，因此作用迅速；⑤可以利用细菌发酵生产，造价低廉。

纳豆激酶制剂主要用于预防和治疗心脑血栓、脑中风、老年痴呆症等。根据WHO公布的统计数字，全世界现在患有各种血栓性疾病的患者有1500万之多，其中每年约有300万患者死亡，同时还发现这种状况向低龄化发展[6]。

由于纳豆激酶具有可口服、安全性高、价格低和纤溶活力强等优势，其酶活力是判定纳豆产品品质的另一重要指标，是一种很有潜力的新溶栓药物。血栓一直是老年性心血管疾病难题，血栓中含有一种不溶性纤维蛋白，而纳豆激酶能有效地溶解血栓中的不溶性纤维蛋白，因此纳豆激酶成为新一代的医用溶栓剂，也作为一种能预防血管栓塞的保健食品而被人们所接受。

至今国内外很多学者对其基本性质、作用、制备方法及纯化技术方面的研究已经取得了很大的成就。纳豆的保健功效是通过纳豆激酶来反映的，1987年就有学者发现纳豆激酶有很强的溶栓功能，所以纳豆激酶的活性对其保健功效至关重要[7]。因此活性测定是纳豆研究和质量控制中必需也是关键的技术之一。开发纳豆激酶产品对于预防和治疗血栓性疾病、老年痴呆症等具有深远的意义[8]。

### 7.1.1　国外纳豆激酶的开发现状[8]

近年来纳豆激酶作为功能性食品、食品添加剂和普通食品发展十分迅速。据文献报道，日本每年消费纳豆22万t，约1600亿日元，因此日本是消耗纳豆量最多的国家。日本拥有400多家工厂生产纳豆及纳豆激酶产品，供应国内外。一些制药公司已转向生产功能性食品，这也是保健食品发展的趋势。就世界范围而言，所有的制药企业也都在努力占领保健品市场。

### 7.1.2　纳豆激酶活性测定的方法

纳豆激酶活性测定的方法有很多，但尚没有完全规范标准的测定方法。纳豆激酶活性测定方法大致可分为两类：一类是生物学方法，利用纳豆激酶溶解纤维蛋白的特性测定其纤溶活性，如纤维蛋白平板法、纤维蛋白块溶解时间法、试管法等；另一类是以纳豆激酶的水解活性为基础来测定其活性，如TAME底物法、酪蛋白水解法、四肽底物法等[9]。使用得较多的是琼脂糖-纤维蛋白平板法。各种测定方法的比较见表7-1。

### 表 7-1　几种纳豆激酶活性测定方法比较

| 方法 | 原理 | 优缺点 |
|---|---|---|
| 琼脂糖-纤维蛋白平板法 | 应用纳豆激酶对纤维蛋白的溶解作用，纳豆激酶把纤维蛋白平板内的纤维蛋白水解，形成透明圈，通过计算透明圈的面积来测定纳豆激酶的酶活性 | 优点：测定结果直观明了<br>缺点：检视人员视觉差异导致数据波动大，结果不具权威性。试剂为生物制品，批次差异大，实验操作复杂，实验周期长，很难进行大规模的测定 |
| 血清平板法 | 血清平板法是纤维平板法的改进。其原理是：纤维形成初始，在655nm处的吸光度最大，随着纳豆激酶的加入，使纤维溶解，从而使吸光度下降。试验发现，吸光度的下降与纳豆激酶的浓度呈线性关系 | 优点：可以同时测多个样品，而且在 4h 内可对酶活性进行测定，操作简便、快捷，样品消耗小，成本低，可信度高<br>缺点：人工血栓的制作对吸光度的测定有一定的影响，如果反应开始时小孔内的血栓吸光度在 0.2 以下，则人工血栓的调制对 $OD_{655}$ 值会有影响 |
| TAME 底物法 | 纳豆激酶对精氨酸羧端肽有较强的切割作用，可选择对甲基苯磺酰-L-精氨酸甲酯（TAME）为底物测定酶活性。在 37℃ 下纳豆激酶将底物切割成对甲基苯磺酰-L-精氨酸和甲醇，高锰酸钾将甲醇氧化成甲醛，甲醛再与变色酸在沸水浴中发生显色反应，生成蓝紫色复合物。此复合物颜色稳定，在 574nm 处有最大吸收 | 优点：灵敏度高、操作简便 |
| 聚丙烯酰胺纤维蛋白平板法 | 在琼脂纤维蛋白平板的基础上，用聚丙烯酰胺代替琼脂作载体，用平板电泳制胶模具代替玻璃或塑料平皿，制作能严格控制厚度、均匀的薄层聚丙烯酰胺纤维蛋白平板，并用蛋白染色法指示纤维蛋白溶解情况 | 优点：灵敏度高、通量大、重现性好、易于标准化、样品用量少、设备简单、操作简便、可定量分析 |
| 纤维蛋白块溶解时间（CLT）法 | 由纤溶酶、纳豆激酶等溶血栓物质的活性测定方法改进得到的 | 优点：迅速快捷，有较大的分辨率，且更适于粗酶的活性测定<br>缺点：不适合灵敏度较高样品的活性测定和多个样品同时测定 |
| 试管法 | 纳豆激酶与凝血酶、纤维蛋白原在咪唑缓冲液的作用下产生絮状物，进而用紫外分光光度计测出吸光度 | 优点：重现性好<br>缺点：精确度不高 |
| 酶联免疫吸附法（ELISA） | 通过过氧化物酶的反应而测定纳豆激酶的活性 | 优点：特异性强，灵敏度高，既可以测量纳豆激酶的量，又可测定纳豆激酶的纤溶性<br>缺点：操作复杂、成本高 |
| Folin-酚法 | 酪蛋白经蛋白酶作用后产生的酪氨酸能与Folin-酚试剂反应，生成钨蓝和钼蓝等可溶性低的蓝色混合物，通过分光光度计比色测定，计算出相应纳豆激酶活力单位 | 优点：节省时间，数据稳定，重复性强，测定简单，检测成本低，测定准确<br>缺点：需要一系列生化反应，且所得的蛋白酶活性并不能完全表示其溶纤维活性 |
| 四肽底物法 | 四肽底物法是利用纳豆激酶对 Suc-Ala-Ala-Pro-Phe-pNA 最为敏感，可以将该底物水解生成对硝基苯胺(pNA)而使溶液变色，根据单位时间内对硝基苯胺的释放量计算酶活性 | 优点：简便、快捷、灵敏度高等<br>缺点：该方法所得到的蛋白酶活性并不能完全表示其溶纤维活性，二者之间是否有相关性有待进一步试验 |

1. 琼脂糖-纤维蛋白平板法

该法是根据 Astrup[10]方法改进的一种测纤溶酶溶栓活力的方法，是目前最常用的纳豆激酶(NK)活性测定方法,也是最早用于纳豆激酶溶栓活力测定的方法之一[11]。纤维蛋白平板法是目前国家卫生部测定尿激酶及蚓激酶等溶栓酶活性的标准方法。

琼脂糖-纤维蛋白平板对纳豆激酶溶栓活力的测定方法是参照尿激酶(UK)、组织纤溶酶原激活剂(t-PA)的测活方法建立的[12],是一种利用溶解纤维蛋白的特性测定其活性的方法。通过动物血栓模型研究 NK 的溶栓活性发现,NK 不仅抑制血栓的形成,同时还有很强的溶栓作用,并在一定范围内呈量效关系,酶活性越大,溶解圈越大[4]。测定尿激酶(对照作用)与纳豆激酶样品在纤维平板特定条件下所形成水解圈直径,以标准 NK 或 UK 或纤溶酶作为标准品作标准曲线,通过计算查表或图得出相应纳豆激酶活性。

1)纤维蛋白平板制作

取 10mL 纤维蛋白原液于烧杯中,搅拌的同时加入约 50℃的等量琼脂糖溶液,继续加入凝血酶溶液 1.0mL,立即混匀后快速倒入培养皿中,室温水平放置 1h 后置于冰箱,4℃冷藏备用。

2)标准曲线绘制[13]

将 $1240IU \cdot mL^{-1}$ 的尿激酶标准品用 0.9%的生理盐水溶液定容至 10mL,制成酶活为 $124IU \cdot mL^{-1}$ 的尿激酶溶液,用生理盐水溶液依次制备成 $100IU \cdot mL^{-1}$、$80IU \cdot mL^{-1}$、$60IU \cdot mL^{-1}$、$40IU \cdot mL^{-1}$、$20IU \cdot mL^{-1}$ 备用。以尿激酶标准品酶活力的对数值为横坐标($x$)、尿激酶标准品溶圈两垂直直径乘积的对数为纵坐标($y$),计算标准曲线回归方程。根据李宏梁等[13]的研究可知,尿激酶活力在 $20 \sim 100IU \cdot mL^{-1}$ 范围内时,尿激酶活力的对数值与垂直直径乘积的对数值呈线性关系,且线性相关性良好,可用于纳豆激酶活力的测定。

3)纤维蛋白平板法的线性回归分析

以巴比妥-氯化钠缓冲液配制浓度分别为 $30mg \cdot mL^{-1}$、$24mg \cdot mL^{-1}$、$18mg \cdot mL^{-1}$、$12mg \cdot mL^{-1}$ 和 $6mg \cdot mL^{-1}$ 的样品溶液,同法滴加在纤维蛋白平板上,测量透明圈的面积,每浓度重复 5 次取平均值,以 SPSS10.0 对样品溶液浓度与相应透明圈面积的关系进行线性回归分析[14]。

4)供试品溶液的制备[15]

称取供试鲜纳豆样品 10g,加入 0.9%的生理盐水 50mL,4℃浸提 12h,$4500r \cdot min^{-1}$ 冷冻离心 20min,上清液即为纳豆固体发酵粗酶液。取上清液并稀释成标准曲线范围内的浓度,按照尿激酶标准曲线回归方程计算纳豆激酶活力。

5)纤维蛋白平板法的精密度

分别取各浓度的样品溶液滴加在纤维蛋白平板上,测量透明圈的面积,日内和日间各重复 3 次,以变异系数(CV)表示测定值批次间的差异[14]。

琼脂糖-纤维蛋白平板法操作简单,并且可以同时测定多个样品,测定的结果直观,但测定结果判断会存在视觉差异,数据波动性强,不具有权威性,耗时,成本高，且对恒温时间的控制十分重要。与 NK 精制产品相比，粗制酶活性测定受孵育时间影响更大，这可能是由于粗酶中杂质的影响[16]。

王爱萍等[17]采用琼脂糖-纤维蛋白平板法对两种形态的纳豆激酶进行活性研究：①用生理盐水浸提发酵大豆获得的浸提液即粗酶液；②对发酵后的大豆进行机械粉碎得到含豆固体粉碎样品。实验结果表明，在人工胃液中 5h 时，粗酶液与固态粉碎样中的酶活性都受到显著的破坏，分别只有对照组活性的 28%与 35%；人工肠液中 5h 时，粗酶液与固态粉碎样中的酶活性都较稳定，均保持接近对照组 90%的活性。含豆的固体成分只是延迟了人工胃液对酶发挥破坏作用的时间，随着样品在人工胃液中处理时间的延长，粗酶液与含豆固体粉碎样品两种形态下的酶活性都会被生理条件下的胃液大量灭活。对于纳豆激酶的服用，为保证机体获得高活性的纳豆激酶产品，必须避免其与胃液的接触，以避免胃液对酶活性的破坏作用，建议制成肠溶性的产品以供服用。

2. 血清平板法[18]

血清平板法是纤维平板法的改进，其原理是：纤维形成初始，在 655nm 处的吸光度最大，随着纳豆激酶的加入，使纤维溶解，从而吸光度下降。试验发现，吸光度的减少与纳豆激酶的浓度呈线性关系。

在血清平板的小孔内依照平板法的制作方法，制成微型纤维平板，然后在每个孔内加入不同浓度的标准纳豆激酶。反应开始 4h 内，每 30min 测定一次 $OD_{655}$ 值；计算出每个时间的 $OD_{655}$ 值同初始 $OD_{655}$ 值的差，即 $\Delta OD_{655}$，利用最小二乘法算出直线的斜率 $\Delta OD_{655}/h$。以此斜率同纳豆激酶浓度的对数作图，可得到良好的线性关系。该方法的优点是，可以同时测多个样品，而且在 4h 内可对酶活性进行测定，操作简便、快捷、样品消耗小、成本低。另外，$\Delta OD_{655}$ 值的变异系数 CV 在 5%以内，可信度高。应注意的一点是，人工血栓的制作对消光值的测定是有影响的。不过，如果反应开始时小孔内血栓的吸光度值在 0.2 以上，那么人工血栓的调制对 $OD_{655}$ 值几乎没有太大的影响。

3. TAME 底物法

TAME 底物法是以纳豆激酶的水解活性为基础来测定其活性，利用纳豆激酶对精氨酸羧端肽的较强切割作用，选择对甲基苯磺酰-L-精氨酸甲酯(TAME)为底物测定酶活性。在 37℃下纳豆激酶将底物切割成对甲基苯磺酰-L-精氨酸和甲醇，用高锰酸钾将甲醇氧化成甲醛，甲醛再与变色酸在沸水浴中发生显色反应，生成蓝紫色复合物。该复合物颜色稳定，在 574nm 处有最大吸收，且灵敏度高，易被检测[9]。

1) TAME 底物法的线性回归分析

以 Tris-CaCl$_2$ 缓冲液配制浓度分别为 7.5mg·mL$^{-1}$、6mg·mL$^{-1}$、4.5mg·mL$^{-1}$、

3mg·mL$^{-1}$ 和 1.5mg·mL$^{-1}$ 的样品溶液,同法测酶促反应的速度,重复 5 次取平均值,以 SPSS10.0 对样品溶液的浓度与相应酶促反应速度的关系进行直线回归分析[14]。

2) TAME 底物法的精密度

分别取各浓度的样品溶液测酶促反应的速度,日内和日间各重复 3 次,以变异系数表示测定值批次间的差异。

3) TAME 底物法实验操作特点

该法的特点是简便快速,但因为该法并非直接测定溶栓活性,其纤溶活性与所测得的蛋白酶活力之间是否有相关性有待进一步试验[19]。TAME 法因灵敏度高、操作简便,可作为一种常规检测方法。四肽底物法则可进行高通量筛选,且实验操作简便、快速,但因为该法并非直接测定溶栓活性,而是测定其酰胺水解活性,其测定结果是否可代表纳豆激酶的溶栓作用一直受到质疑[20]。

刘超群[7]利用 TAME 底物法测定两种豆类材料纳豆制品的纳豆激酶活性。以大豆和绿豆为原料进行纳豆发酵,每 4h(从发酵至成熟时间 48h 内)提取 1 次纳豆制品上清液,分别加入 TAME、pH 为 8 的磷酸盐缓冲液和上清液,并设置空白对照组和重复组,空白管以磷酸盐缓冲液代替。在 37℃水浴锅中放置 0.5h 后即进行降温,同时加入 15%三氯乙酸、2%高锰酸钾、10%亚硫酸钠和 5%变色酸,放入沸水浴中显色反应 25min,取出后冷水浴冷却,测定其在 574nm 处的吸光度。结果表明,两种原材料的纳豆激酶在 0～12h 活性逐渐增强,12h 活性最强(大豆为 2.230,绿豆为 1.679),在这个时间段内纳豆激酶的活性最强,药用、保健功效最佳,12h 后逐渐减弱,至 20h 接近失活。两种材料的纳豆制品从接种至发酵完成过程中,以大豆为原材料的纳豆激酶活性大于以绿豆为原材料的纳豆制品。

4. 聚丙烯酰胺纤维蛋白平板法

赵明等[21]在琼脂纤维蛋白平板的基础上,用聚丙烯酰胺代替琼脂作载体,用平板电泳制胶模具代替玻璃或塑料平皿,制作能严格控制厚度、均匀的薄层聚丙烯酰胺纤维蛋白平板,并用蛋白染色法指示纤维蛋白溶解情况。此法具有灵敏度高、通量大、重现性好、易于标准化、样品用量少、设备简单、操作简便及可定量分析等优点,适于纤溶酶类药物的初筛、跟踪检测活性成分和测量相对纤溶酶活性等。

5. 纤维蛋白块溶解时间(CLT)法

纤维蛋白块溶解时间法是根据纤溶酶、t-PA、UK 等溶血栓物质的活性测定方法改进的[11]。在 0℃下,在小试管中依次加入凝血酶、硼酸生理盐水缓冲溶液、NK 溶液和纤维蛋白原,强烈搅拌,置于 37℃恒温水浴。从纤维蛋白形成开始计时,随着反应液混浊,从有气泡上升到液面,到气泡停止冒出时,作为纤维蛋白溶解时间(CLT)。同样以标准纳豆激酶或 UK 或纤溶酶作为标准品,以 CLT 对纳豆激酶浓度的对数作图,发现在 10~70μg 范围内有很好的线性关系。相较于平板法,CLT 法快捷,有较大的分辨率,且更适于粗酶的活性测定。但随着灵敏度的提高,溶解时间的判定也更加困难。除非有新型、方便的计时装置,否则同时测定多个样品比较困难[22]。

### 6. Folin-酚法

Folin-酚法系依据经典的测定枯草芽孢杆菌蛋白酶活性方法建立。原理是在一定温度和 pH 条件下,蛋白酶水解酪蛋白底物,产生含有酚基的氨基酸(如酪氨酸、色氨酸等),在碱性条件下,Folin-酚试剂极不稳定,易被酚类化合物还原成钼蓝与钨蓝,根据蓝色的深浅测定 680nm 处的吸光度可以推断酶活性的大小。用标准的不同梯度浓度的酪氨酸溶液作标准曲线。蛋白酶活性单位的定义是 40℃,pH 7.5 的条件下,1min 水解酪蛋白产生 1μg 酪蛋白的酶量为 1 个酶活性单位,以 $U \cdot g^{-1}$ 表示。此法简单易行,可同时测多个样品,成本低,但需严格控制酶解时间,且不能完全表示为纤溶酶活性,经实验证明,此法测得的蛋白酶活性与纤溶活性之间有一定的相关性。此外,陈颖萍等[23]研究发现,与尿激酶相比,纳豆激酶的作用并非只是激活纤维蛋白溶酶原,还有对纤维蛋白的直接溶解作用,因此,用尿激酶作为标准品检测酶活性存在一定的误差。虽然酪蛋白不是纤维蛋白,但作为蛋白溶解酶活性测定反应的底物,测定方法需更加快速、简便、经济[12]。

### 7. 试管法

该法是在试管中依次加入咪唑缓冲液、纳豆激酶样品、凝血酶和纤维蛋白原,使之产生絮状物,置 37℃水浴温育 30min,终止反应。经尼龙网过滤未溶解的纤维蛋白,冲洗后加入 0.2mol·$L^{-1}$NaOH 溶液,沸水中煮 15min,冷却后用紫外分光光度计在 280nm 处测定其吸光度值,根据公式计算其纤溶活性[24]。该方法的优点是重现性好;缺点是精确度不高。

### 8. 酶联免疫吸附法

酶联免疫吸附法(ELISA 法)是以对纳豆激酶有特异性的单克隆抗体与纳豆激酶发生特异结合,然后再同连有标志酶的多克隆抗体结合,形成一种类似三明治的结构,通过标志酶——过氧化物酶的反应而测定纳豆激酶的活性。先将抗纳豆激酶的单克隆抗体同纳豆激酶酶孵育,之后再同多克隆抗体结合。加入新配制的底物溶液和 2mol·$L^{-1}$ $H_2SO_4$,测定 490nm 处的吸光度值[25]。

该法灵敏度很好,可达到 0.1mg·$mL^{-1}$。同时特异性好,同枯草杆菌蛋白酶 BPN 和枯草杆菌蛋白酶 Carlsberg 的交叉反应系数分别为 0.0002%和 0.00002%,由此可看出,具特异性的单克隆抗体与酶的结合位点不是催化中心。以经典的平板法所得出的纳豆激酶溶血栓活性同ELISA法测得的纳豆激酶量之间具有线性关系,回归方程为 $Y$(ELISA)=8.00$X$(平板法)–18.98,相关系数为0.967。这说明ELISA法可以很好地反映纳豆激酶的溶血栓活性。同时,ELISA法与圆二色性谱等其他方法的结果相结合,为纳豆激酶的结构探索提供了一定的参考数据,温度的提高使纳豆激酶活性下降,不是因为纳豆激酶一级结构的破坏,而可能是破坏了酶的二级结构,包括α螺旋和β折叠。该法的缺点是操作复杂,成本高。

　　9. 四肽底物法[26]

　　四肽底物法是利用纳豆激酶对 Suc-Ala-Ala-Pro-Phe-pNA 最为敏感,可以将该底物水解生成对硝基苯胺(pNA)而使溶液变色,根据单位时间内对硝基苯胺的释放量计算酶活性[21]。

　　纳豆激酶是一种丝氨酸蛋白酶,具有 275 个氨基酸,与枯草杆菌蛋白酶 Subtilisin 同源性极高,其中与枯草杆菌蛋白酶 BPN 和枯草杆菌蛋白酶 Carlsberg 的同源性分别为85%和69%;而与枯草杆菌蛋白酶 E 只有 2 个氨基酸的差异[5]。而且纳豆激酶与枯草杆菌蛋白酶 E 的催化中心和结合中心相同,因此有人用测定枯草杆菌蛋白酶 E 的方法来测定纳豆激酶的活性[27]。其具体操作也可参照枯草杆菌蛋白酶 E 的测活方法[28]。在四肽底物 Suc-Ala-Ala-Pro-Phe-pNA 溶液中加入纳豆激酶酶液,在37℃水浴中孵育 1min;测定单位时间内 410nm 处光吸收的变化。纳豆激酶的活性定义为 1min,水解四肽底物时生成 1μL 硝基苯胺的纳豆激酶量为1U。该方法简便易行,可迅速测定酶的活性。缺点是该方法所得到的蛋白酶活性并不能完全表示其溶纤维活性,二者之间是否有相关性有待进一步试验。杨明俊等[14]分别用琼脂糖-纤维蛋白平板法和四肽底物法测定纳豆激酶的活性,研究了两种方法的相关性及不同。结果表明,纤维蛋白平板法直接以尿激酶活性表示其测定值,适用于纳豆激酶的活性标定;而四肽底物法虽间接反映溶栓活性,但有简便、快捷、灵敏度高等优点,更适于纳豆激酶的快速测定,以及发酵工艺、分离纯化等需要高通量的筛选分析。

### 7.1.3　纳豆芽孢杆菌活菌数检测[13]

　　(1)平板计数琼脂(plate count agar, PCA)培养基的制作:胰蛋白胨 6.0g,酵母浸膏 3.0g,葡萄糖 1.0g,琼脂 15.0g,蒸馏水 1000mL, pH(7.0±0.2),121℃灭菌 15min。

　　(2)取冷却至 46℃的 PCA 培养基 15~20mL 倾注平皿,转动平皿使其混合均匀,水平静置待其凝固;将待测样品用无菌生理盐水制成不同稀释度的样品匀液;吸取 0.1mL 样品匀液于无菌平皿内,及时用涂布器将稀释液涂布均匀,每个稀释度做三个平皿。同时,分别吸取 0.1mL 空白稀释液加入三个无菌平皿内做空白对照；将平板翻转，(37±1)℃培养(48±2)h。参考 GB4789.2—2016《食品安全国家标准食品微生物学检验菌落总数测定》测定纳豆芽孢杆菌活菌数。

(3)纳豆芽孢杆菌的形态观察：在进行活菌计数前，要先对符合生理学形态的菌落进行计数以确保计数准确。将纳豆菌悬液涂布于 PCA 平板上培养 48h 后，革兰氏染色并镜检，观察纳豆芽孢杆菌菌落和细胞形态。

纳豆芽孢杆菌在 PCA 平板上的菌落呈灰白色，近圆形，表面干燥，不透明，有褶皱，无光泽，边缘不光滑，成裂叶状，中间向上突起，颜色深于边缘部分。纳豆芽孢杆菌菌体呈杆状，可观察到芽孢，长 2.0～3.0μm，革兰氏染色呈阳性。因为纳豆芽孢杆菌属于枯草芽孢杆菌属[14]，以理论中对枯草芽孢杆菌的形态描述[29]为参考，对符合上述纳豆芽孢杆菌生长形态的菌落进行计数。

## 7.2　黄酮类物质的质量分析

黄豆中含有丰富的大豆异黄酮(soybean isoflavones，ISO)，因此纳豆中也存在丰富的异黄酮。大豆异黄酮是纳豆和纳豆胶囊中富含的功能性有效成分的一种，是一类芳香族化合物，对温度比较稳定，易溶于甲醇、乙醇、丙酮、乙酸乙酯等极性溶剂，难溶于水[30]。

大豆异黄酮是大豆等豆科植物生长过程中形成的一类次生代谢物，迄今为止，已知大豆中的异黄酮共有 12 种异构体，大豆中天然存在的大豆异黄酮是以结合型的糖苷和游离型的苷元存在的。大豆异黄酮属于黄酮类化合物，分为游离型的苷元和结合型的糖苷两类，包括 12 种组分。其中游离型的苷元占总量的 2%～3%，包括染料木素(genistein)、大豆苷元(daidzein)和黄豆黄素(glycitein)；结合型的糖苷占总量的 97%～98%[31]。

研究发现纳豆中的异黄酮较之大豆中的异黄酮生物学活性显著提高。纳豆异黄酮以糖苷或游离的形式存在。研究表明，少孢根霉等微生物在发酵大豆过程中，产生的 β-葡萄糖苷酶可将大豆苷元和染料木素上的 β-糖基切除，使大豆苷元和染料木素的含量提高[32]。

对于大豆异黄酮的检测，国内外采用的定量分析方法主要有：比色法、薄层法、气相色谱法及液相色谱法。经比较，液相色谱法速度快、灵敏度高、重现性好、变异系数低，比较适用于工业分析[33]。大豆异黄酮的提取，文献中报道主要集中在超声法和索氏提取法。超声法对样品中大豆异黄酮的提取不完全，造成液相色谱分析含量偏低。

在张岩等对纳豆中异黄酮含量的研究中可知[30]：进行色谱条件选择时，大豆异黄酮属黄酮类化合物，经紫外扫描，发现 260nm 为最佳检测波长。黄豆及纳豆本身为豆类食品，因此本身含有大量的油脂，这可能在萃取时对黄酮类化合物产生了一定的保护作用，使得大豆异黄酮不容易被萃取完全。对样品进行脱脂后分析，研究发现，不经过脱脂对含量分析有一定影响，脱脂处理后比不脱脂处理的大豆异黄酮含量有明显升高。在仪器精密度实验方面，可取同一样品连续重复进样6次，测定大豆异黄酮各组分保留时间和峰面积，计算标准偏差，RSD值均小于3%，则表明仪器的精密度良好；在方法重复性实验方面，精密称取同一批次样品6份，按相同的预处理方法进行制备，经同样的色谱条件进样分析，测定保留时间和峰面积，计算标准偏差，RSD值均小于5%，则表明方法重复性良好；在样品稳定性实验方面，取同一份样品分别在一天的不同时间(0h、6h、12h、18h、24h)进样，计算大豆异黄酮各组分含量及标准偏差，RSD值均小于2.5%，则表明样品稳定性良好。

杨艳等对纳豆中异黄酮含量的研究得到如下结果[34]。提取溶剂的选择：以不同浓度的甲醇(30%、50%、70%、80%、100%)、不同浓度的乙醇(30%、50%、70%、80%、无水乙醇)、乙腈为提取溶剂，比较大豆异黄酮提取率，以总含量计算，结果70%和80%甲醇、70%和80%乙醇提取含量较高。提取温度的选择：比较30℃、40℃、50℃、60℃时样品提取效率，结果50℃和60℃时样品的提取率较高。提取时间的选择：比较15min、30min、50min、60min对提取率的影响，结果超声提取时间为50min和60min时，样品的提取率较高。原料溶剂比的选择：以料液比$1:10g \cdot mL^{-1}$、$1:20g \cdot mL^{-1}$、$1:30g \cdot mL^{-1}$、$1:40g \cdot mL^{-1}$、$1:50g \cdot mL^{-1}$、$1:70g \cdot mL^{-1}$、$1:90g \cdot mL^{-1}$考查其对大豆异黄酮提取率的影响，结果从$1:10g \cdot mL^{-1}$增至$1:50g \cdot mL^{-1}$时，提取量显著增加，$1:50g \cdot mL^{-1}$增至$1:90g \cdot mL^{-1}$时提取量逐渐降低。

有研究证实，纳豆中5,7,4-三羟基异黄酮的含量要高于大豆及大豆产品(如豆腐和豆奶)。而5,7,4-三羟基异黄酮是纳豆中起抗癌作用的主要物质，含量是豆腐和豆奶中的5倍。日本平均每人每天食入的5,7,4-三羟基异黄酮的量(通过食用纳豆及其他发酵豆制品)为1.5~4.0mg，要远远高于美国或者西方欧洲国家，而这些国家的乳腺癌、结肠癌和前列腺癌的死亡率要高于日本[35]。纳豆游离异黄酮对活性氧自由基有解毒作用，对人体预防心血管病、抗癌、防止衰老有明显疗效[36]。

大豆异黄酮是目前大豆及其发酵制品中最引人注目的一种功能性成分，是纳豆中起抗癌作用的主要物质，对动物和人具有有效的生物效应[37]。其属于酚类化合物，对温度比较稳定，易溶于甲醇、乙醇等极性溶剂，难溶于水。大豆异黄酮在豆豉发酵过程中经枯草杆菌作用，会产生一定的变化。目前大豆异黄酮类含量的测定主要有紫外分光光度法、薄层扫描法和高效液相色谱法等方法。宋永生[38]认为豆豉发酵过程中基本上不改变大豆异黄酮的总含量，但是糖苷型大豆异黄酮在$\beta$-葡萄糖苷酶的作用下大部分转化为游离型大豆异黄酮，可使游离型大豆异黄酮的含量从 21.36%提高至 96.80%。

纳豆中含有染料木素和染料木苷，类似枯草溶血素的脂肽，还含有丰富的植物雌激素和一种叫 infrabin 的类黄酮色素形成成分，这些物质有强烈的裂解功能，可抑制肿瘤细胞的增殖[39]。

## 7.2.1　分光光度法

李晓艳[40]采用分光光度法测定纳豆黄酮的含量。以芦丁为标准作为对照，于波长 360nm 处测定吸光度。供试品溶液的制备：纳豆和苦荞研磨捣碎后精密称取 3g，置于具塞锥形瓶中，加入 25mL 乙醇，称量，超声提取 20min，放冷后再次称量，用乙醇补足失重，摇匀，静置，精密吸取上清液 2mL 于蒸发皿中，加 1g 聚酰胺粉吸附，于水浴锅上挥去乙醇，转入层析柱。先用 20mL 苯洗，弃去苯液，再用甲醇洗脱并定容至 25mL。对照品溶液制备：精密称取芦丁对照品 5.0mg，加甲醇溶解并定容至 100mL。以吸光度值为纵坐标、芦丁浓度为横坐标，求得回归方程为 $D=0.023c-0.001$，$R^2=0.9998$，表明芦丁质量浓度在 $0\sim25.3\mu g\cdot mL^{-1}$ 范围内与吸光度呈良好的线性关系。结果见表 7-2。

表 7-2　分光光度法测定纳豆黄酮

| 样品 | 批号 | 取样量/mg | 总黄酮含量/$(g\cdot kg^{-1})$ | 平均值/$(g\cdot kg^{-1})$ | RSD/% |
|---|---|---|---|---|---|
| 纳豆 | 20130611 | 3005.1 | 0.331 | | |
| | 20130612 | 3010.2 | 0.339 | 0.331 | 2.16 |
| | 20130613 | 3021.4 | 0.325 | | |
| 苦荞纳豆 | 20130601 | 3009.2 | 0.796 | | |
| | 20130602 | 3001.4 | 0.768 | 0.782 | 1.82 |
| | 20130603 | 3011.3 | 0.783 | | |

从测定结果来看，苦荞纳豆产品中总黄酮含量比普通纳豆产品中提高了 136%。

## 7.2.2　高效液相色谱法

杨艳等[41]建立了 HPLC 法测定纳豆中 6 种大豆异黄酮的含量。色谱柱：Agilent Eclipse Plus-$C_{18}$（4.6mm×150mm，5μm）；流动相：甲醇+0.5%乙酸梯度洗脱；流速 $0.1mL\cdot min^{-1}$；检测波长 254nm；柱温 40℃；进样量 10μL，梯度洗脱。

标准溶液制备：精密称取对照品大豆苷、大豆黄苷、染料木苷、大豆素、大豆黄素、染料木素各 0.02g 于 25mL 容量瓶中，用甲醇溶解定容，配成混合标准溶液。样品前处理：称取纳豆粉 0.5g，置 50mL 比色管中，加入 70%乙醇 25mL，60℃超声提取（250W，40kHz）60min，8000r·$min^{-1}$离心 10min，取上清液，过 0.45μm

微孔滤膜，HPLC 测定。回收率试验：精密称取已知含量同一批纳豆粉 9 份，3 份 1 组，分别加入低、中、高 3 种浓度的标准溶液，按样品前处理方法测定。线性关系考察：标准曲线回归方程、相关系数、线性范围及方法检出限。精密度试验：各组分峰面积 RSD 为大豆苷 2.3%、大豆黄苷 2.5%、染料木苷 2.1%、大豆素 1.9%、大豆黄素 1.7%、染料木素 1.0%，表明方法的精密度较好。稳定性实验：大豆苷、大豆黄苷、染料木苷、大豆素、大豆黄素和染料木素峰面积 RSD 分别为 2.7%、2.7%、3.3%、3.2%、2.7%、3.6%，表明该标准品溶液在 12h 内含量稳定。重复性试验：大豆苷 1.35mg·g$^{-1}$、大豆黄苷 0.22mg·g$^{-1}$、染料木苷 0.96mg·g$^{-1}$、大豆素 0.17mg·g$^{-1}$、大豆黄素 0.12mg·g$^{-1}$、染料木素 0.25mg·g$^{-1}$，RSD 值分别为 1.44%、2.11%、1.41%、2.60%、2.02%、2.39%，表明方法的重复性好。测得纳豆中大豆苷 1.35mg·g$^{-1}$、大豆黄苷 0.22mg·g$^{-1}$、染料木苷 0.96mg·g$^{-1}$、大豆素 0.17mg·g$^{-1}$、大豆黄素 0.12mg·g$^{-1}$、染料木素 0.25mg·g$^{-1}$。

陆琪[42]采用 HPLC 法测定纳豆总染料木素、大豆苷元的含量变化。色谱柱为 SinoChrom（C$_{18}$, 250nm×4.6nm, 5μm）；甲醇-0.1%乙酸溶液（60∶40）为流动相；检测波长为 261nm；流速为 0.8mL·min$^{-1}$；进样量为 20μL。以峰面积积分值为纵坐标、对照品浓度为横坐标，分别建立染料木素、大豆苷元的标定曲线方程。大豆苷元回归方程为 $A = -4652.7 + 362\,379C$（$R^2 = 0.9993$，$n = 6$），染料木素回归方程为 $A = 83\,719 + 545\,166C$（$R^2 = 0.9996$，$n = 6$）。结果表明，大豆苷元浓度在 0.96～14.4μg·mL$^{-1}$、染料木素浓度在 0.73～10.92μg·mL$^{-1}$ 与峰面积积分值线性关系良好。精密度试验：对照品溶液大豆苷元和染料木素峰面积积分值的 RSD 值分别是 1.70%、3.01%，表明仪器精密度良好。重复性试验：样品组大豆苷元和染料木素含量的 RSD 值分别为 2.60%、3.06%，表明方法重复性良好。稳定性试验：24h 内供试液稳定性试验后，供试液中大豆苷元、染料木素浓度的 RSD 值分别为 1.54%、1.52%，小于 2%，表明稳定性良好，分析过程可在 24h 内完成。测定结果显示发酵 48h 的纳豆中，大豆苷元和染料木素含量最高，比未发酵分别增加了 2.10 倍、2.67 倍。

毛勇[43]采用高效液相色谱法测定霉菌型豆豉和纳豆中异黄酮含量。利用超声波提取，采用高效液相色谱法测定。色谱柱：大连依利特 Hypersil ODS2（4.6mm×250mm，5μm），柱温 30℃，流动相为甲醇（A）-水（B），进行梯度洗脱，流速为 1mL·min$^{-1}$，检测波长 255nm，进样量 20μL。以峰面积为纵坐标、浓度为横坐标，进行线性回归，得到 6 种大豆异黄酮的线性关系。测定结果显示：豆豉与纳豆中的大豆苷、黄豆黄苷、染料木苷、大豆苷元、黄豆黄素、染料木素的含量分别为：11μg·g$^{-1}$，330μg·g$^{-1}$；未检出，73μg·g$^{-1}$；25μg·g$^{-1}$，410μg·g$^{-1}$；320μg·g$^{-1}$，12μg·g$^{-1}$；65μg·g$^{-1}$，3.3μg·g$^{-1}$；380μg·g$^{-1}$，28μg·g$^{-1}$。豆豉与纳豆中大豆异黄酮含量比较见图 7-1。

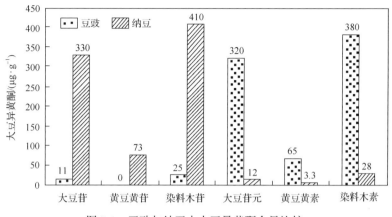

图 7-1　豆豉与纳豆中大豆异黄酮含量比较

张岩和王莉娜[30]建立了纳豆及纳豆胶囊中大豆异黄酮的高效液相色谱分析方法。色谱柱为 Gemini 5μC$_{18}$ Phenomenex，250mm×4.6mm；流速为 1.0mL·min$^{-1}$；波长为 260nm；进样量为 10μL；柱温为 30℃。该方法重复性及样品稳定性良好。实验对原料黄豆、纳豆和纳豆胶囊样品采用石油醚索氏脱脂后，对固体样品进行乙醇回流提取，分析了 4 种大豆异黄酮组分，即大豆苷、染料木苷、大豆素和染料木素。分析结果见表 7-3。

**表 7-3　大豆异黄酮在黄豆中液相色谱分析结果**　　　（单位：mg·kg$^{-1}$）

| 名称 | 黄豆 1 | 黄豆 2 | 黄豆 3 | 黄豆 4 | 纳豆 1 | 纳豆 2 | 胶囊 1 | 胶囊 2 | 胶囊 3 |
|---|---|---|---|---|---|---|---|---|---|
| 大豆苷 | 573.6 | 556.1 | 449.3 | 330.3 | 660.4 | 728.7 | 569.7 | 597.0 | 624.4 |
| 染料木苷 | 670.7 | 664.1 | 445.4 | 561.2 | 738.5 | 756.5 | 609.3 | 655.4 | 657.4 |
| 大豆素 | 20.4 | 18.7 | 5.4 | 70.0 | 11.8 | 66.8 | 65.2 | 54.2 | 74.0 |
| 染料木素 | 16.1 | 20.4 | 5.2 | 8.2 | 110.5 | 132.7 | 92.9 | 78.1 | 107.4 |
| 总含量 | 1280.8 | 1259.3 | 905.3 | 1126.7 | 1581.2 | 1684.7 | 1336.9 | 1384.6 | 1463.2 |

注：黄豆 1 和 2 为原料黄豆，黄豆 3 和 4 为市售普通黄豆，纳豆 1 和 2 为冻干后的分析结果。

结果表明，原料黄豆总异黄酮质量比为 1260mg·kg$^{-1}$，纳豆比原料黄豆总异黄酮含量明显高约 30%，纳豆胶囊比原料黄豆异黄酮含量高约 11%。

张敏等[44]采用反相高效液相色谱法测定豆豉发酵前后大豆异黄酮含量。色谱条件：色谱柱 Diamonsil-C$_{18}$（250mm×4.6mm，5μm），保护柱 Phenomenex-C$_{18}$（4.6mm×3mm，5μm），流动相为乙腈-0.2%磷酸（36：64），流速为 1.0mL·min$^{-1}$，柱温 30℃，检测波长 260nm。在此条件下能同时检测染料木素和大豆苷元，并产生较好分离且空白无干扰。溶液制备：精密称取染料木素对照品 24.91mg，加无水乙醇定容至 25mL，为储备液一；精密称取大豆苷元对照品 24.31mg，用无水乙醇定容至 25mL，为储备液二。精密吸取储备液一和储备液二各 1mL，用无水乙醇稀释至 100mL 作为对照品溶液，其中含染料木素为 9.964mg·L$^{-1}$，大豆苷元为 9.724mg·L$^{-1}$。分别将豆豉、黄豆粉碎，称取粉末各 1g，精密称定，置具塞锥形瓶中，加入 70%乙醇 25mL，密塞，称量，超声处理 30min，放冷，用 70%乙醇补足减失的质量，摇匀过滤，取续滤液过 0.45μm 微孔滤膜，即得供试品溶液。实验考察了甲醇-水系统、甲醇-0.2%磷酸系统、乙腈-水系统、乙腈-0.4%磷酸系统和乙腈-0.2%磷酸系统等流动相，结果表明乙腈-0.2%磷酸(36∶64)分离效果最好。在供试品的制备方法中，对无水乙醇、80%乙醇、75%乙醇、70%乙醇、65%乙醇、50%乙醇、30%乙醇超声提取进行考察。结果表明 70%乙醇超声提取 30min 效果最好。溶剂空白显示对测定结果无影响，方法专属性强，操作简单易行。实验同时测定了黄豆和发酵后豆豉样品中大豆苷元和染料木素的含量，发现豆豉中这两种成分的含量明显比黄豆高；未发酵的大豆制品主要以苷的形式存在，发酵后受菌种、温度、湿度、酸度等影响，异黄酮苷元与糖发生解离，使游离苷元含量提高，发酵豆制品比未发酵豆制品有更高的生物利用率。

## 7.3　维生素类物质的含量测定研究

纳豆中含丰富的维生素，包括维生素 $B_2$、维生素 $B_6$、维生素 $B_{12}$、维生素 E 及维生素 K，其中维生素 B、维生素 PP、维生素 E 的含量均高于蒸煮大豆，特别是维生素 $B_2$ 的含量比蒸煮大豆高 6 倍以上。

纳豆中含有丰富的维生素 $B_2$，每 100g 纳豆中还原糖和维生素 $B_2$ 含量均高于蒸煮大豆，特别是发酵后纳豆的维生素 $B_2$ 含量提高了 6 倍以上。众所周知，维生素 $B_2$ 为体内黄酶类辅基的组成部分(黄酶在生物氧化还原中发挥递氢作用)，当缺乏时，就影响机体的生物氧化，使代谢发生障碍。其病变多表现为口、眼和外生殖器部位的炎症，如口角炎、唇炎、舌炎、眼结膜炎和阴囊炎等，故纳豆可用于上述疾病的防治。体内维生素 $B_2$ 的储存是很有限的，因此每天都要由饮食提供。我国规定成人每日维生素 $B_2$ 供给量为 1.2～2.1mg，少年为 1.3～1.5mg。由于纳豆的即食方式使维生素 $B_2$ 不会损失，因此，食用纳豆不失为人体摄入维生素 $B_2$ 的重要途径。

维生素 E(vitamin E)是一种脂溶性维生素，其水解产物为生育酚，是最主要的抗氧化剂之一。其溶于脂肪和乙醇等有机溶剂中，不溶于水，对热、酸稳定，对碱不稳定，对氧敏感，对热不敏感，但油炸时维生素 E 活性明显降低。近来还发现维生素 E 可抑制眼睛晶状体内的过氧化脂反应，使末梢血管扩张，改善血液循环，预防近视眼发生和发展。纳豆里所含的 α-生育酚(即维生素 E)，可消除高度不饱和脂肪酸对人体的危害。

　　骨质疏松是危害全世界中老年人健康的疾病。许多研究表明,钙剂、维生素D、蛋白质等在预防骨质疏松方面有着很重要的作用。但是,越来越多的证据表明维生素 $K_2$ 在预防由于年龄增长造成的骨量丢失方面起着保护作用[49]。骨质疏松而骨折的人是因为血液中维生素 $K_2$ 的含量过低。平时人们总是注意补充钙质和维生素 D,却往往忽略了补充维生素 $K_2$ 的作用。在检测人体血液中维生素 $K_2$ 含量时发现,食用纳豆的地区比不食用纳豆的地区高 15 倍。大豆经纳豆菌发酵后,产生比通常食品高几百倍的维生素 $K_2$,说明纳豆在对人体防治骨折的发生方面有相当大的价值[45]。

　　在纳豆中,维生素 K 分为维生素 $K_1$ 和维生素 $K_2$ 两种,纳豆中含有大量的维生素 $K_2$,其中维生素 $K_1$ 包含于纳豆本身,不溶于水;而维生素 $K_2$ 存在于纳豆外面的黏性物质中,溶于水。纳豆菌是目前世界上唯一发现的能产生维生素 $K_2$ 的细菌,其发酵大豆可产生相当多的维生素 $K_2$,维生素 $K_2$ 可生成骨蛋白质 osteocalcin,这种蛋白质可与钙共同生成骨质,增加骨的密度,防止骨折。纳豆周围含有许多的黏性物质,其主要成分是 $\gamma$-PGA,它可在维生素 K 的参与下与钙离子耦合,提高人体对钙的吸收[46]。维生素 $K_2$ 能引钙入骨:维生素 $K_2$ 能够帮助成骨细胞分泌的初级骨钙素羧化,变成活性骨钙素,从而促进血液中的钙离子沉积入骨。如果体内维生素 $K_2$ 充足,就可以激活骨钙素,活化的骨钙素对钙离子具有独特的亲和力,可以引钙入骨,使钙盐沉积,从而促进骨矿化;治疗和预防骨质疏松症,维生素 $K_2$ 生成骨蛋白质,再与钙共同生成骨质,增加骨密度,防止骨折;维生素 $K_2$ 可预防肝硬化进展为肝癌;治疗维生素 $K_2$ 缺乏性出血症,促进凝血酶原的形成,加速凝血,维持正常的凝血时间;具有利尿、强化肝脏的解毒功能,并能降低血压。

　　日本学者认为,维生素 K 参与骨骼的形成和促进骨钙的沉积(促进 $\gamma$-谷氨酸和钙的结合),维持骨骼的完整和功能。维生素 $K_2$ 是一种脂溶性维生素,具有叶绿醌生物活性的萘醌基团的衍生物,是人体中不可缺少的重要维生素之一。同时维生素 $K_2$ 是维生素 K 唯一具有生物活性的形式,多用于加速凝血、维持凝血时间、治疗维生素 K 缺乏引起的出血症。日本曾对 6 万名 65 岁以上的骨质疏松患者给予维生素 $K_2$,证明可减缓腰痛,增加骨重。一般骨折患者血液中维生素 $K_2$ 的浓度仅为健康人的 1/2,故可用维生素 $K_2$ 含量高的纳豆防止骨质疏松和骨折[1]。大豆经枯草杆菌发酵后,会产生维生素 $K_2$。纳豆是一种富含维生素 K 的发酵豆制品,纳豆菌发酵后的大豆含有丰富的维生素 $K_2$,100g 纳豆中约含 1000μg 的维生素 $K_2$[47],比其他各种品种干酪所含的维生素 $K_2$ 的量要高 100 多倍。须见洋行等实验证实,进食 100g 纳豆 4h 后血液中的维生素 $K_2$ 的浓度最高可达原来的54 倍。

　　采用外标法测定纳豆提取物中维生素 $K_2$ 的含量。先提取，再富集，最后再测定。分别精密称取三批维生素 $K_2$ 样品适量，精密称取纳豆提取物约50g置于250mL单颈圆底烧瓶中，加入精密量取的异丙醇100mL，50℃水浴搅拌加热1h。滤纸过滤，再经微孔滤膜(0.45μm)过滤，取续滤液，进液，记录色谱图，按外标法计算维生素 $K_2$ 含量。全过程均需避光操作。也可先分离，再富集，由文献[48]可知两种方法测定结果并无显著偏差。存在于纳豆之中的维生素 E 本身就具有抗氧化性，又能对其中的亚麻酸和亚油酸等不饱和脂肪酸加以保护，使它们发挥出正效应，与卵磷脂相得益彰，可以说维生素 E 对纳豆的保健功效起着重要作用[49]。

　　董跃伟[48]采用外标法测定纳豆提取物中维生素 $K_2(35)$ 的含量，建立了纳豆提取物中维生素 $K_2(35)$ 含量的 RP-HPLC 测定方法。①色谱条件：色谱柱 Agilent ZORBAX Eclipse XDB-C$_{18}$(4.6mm×250mm，5μm)，流动相为甲醇，检测波长254nm，流速1.0mL·min$^{-1}$，进样量20μL，柱温50℃。②溶液配制：溶液的操作必须避光进行。③对照品溶液的配制：精密称取维生素 $K_2(35)$ 对照品适量，加异丙醇溶解并定量稀释制成含维生素 $K_2(35)$ 0.019g·L$^{-1}$ 的溶液。④供试品溶液的配制：精密称取纳豆提取物约50g，置于250mL单颈圆底烧瓶中，加入精密量取的异丙醇100mL，50℃水浴搅拌加热1h。滤纸过滤，再经微孔滤膜(0.45μm)过滤，取续滤液，即得。以进样量 $X$(μg) 为横坐标、峰面积 $Y$ 为纵坐标，进行线性回归，得维生素 $K_2(35)$ 的回归方程：$Y=1287.2X-2.8$，$R=0.9999$，线性范围：0.095～0.57μg。精密度试验：维生素 $K_2(35)$ 峰面积的相对标准偏差(RSD)为0.28%，表明本法精密度高。稳定性考察结果：8h内维生素 $K_2(35)$ 的峰面积积分值平均为486.56，峰面积的 RSD 为1.24%，表明本品溶液 8h 内稳定性良好。重复性试验：测得样品中维生素 $K_2(35)$ 的含量 RSD 为0.62%，表明本法具有良好的重复性。加样回收率试验：平均回收率98.10%，RSD 值为0.42%，维生素 $K_2(35)$ 回收率良好。

## 7.4　氨基酸和蛋白质的质量分析

　　氨基酸在人体内通过代谢可以发挥下列一些作用：①合成组织蛋白；②变成酸、激素、抗体、肌酸等含氮物质；③转变为碳水化合物和脂肪；④氧化成二氧化碳、水及尿素，产生能量。纳豆中含有 18 种氨基酸，其中有 8 种是人体必需的氨基酸。经过发酵的纳豆，不仅可以保持大豆必需氨基酸含量，而且可使大豆的消化率提高。

　　据报道，纳豆芽孢杆菌发酵大豆后，在蛋白酶的作用下，促进了蛋白质的水解。其中有 50%～60% 的大豆蛋白转化为肽和氨基酸。在人体中，任何一种必需氨基酸含量不足都会影响其他氨基酸的充分利用。按照人体的需要，比例关系相对不足的氨基酸还具有呈味和增加纳豆特色的作用。纳豆中的谷氨酸为 3.27mg·g$^{-1}$，占氨基酸总量的 20.14%。纳豆中的谷氨酸经聚合后生成纳豆所特有的黏丝中最主要的成分 γ-多聚谷氨酸[50]。纳豆中的蛋白质几乎占到 35%，且几乎包含了所有的必需氨基酸，这在其他植物类食物中是十分罕见的。

### 7.4.1 多聚谷氨酸的分析[51]

大豆在经过纳豆芽孢杆菌发酵后，在纳豆的周围会产生大量的黏性物质。这些黏性物质是多聚谷氨酸和多聚果糖的混合物，其中多聚谷氨酸约为总量的 60%～80%。这些黏性物质对纳豆的风味起着重要作用。由于纳豆中游离谷氨酸的量是总谷氨酸的 11%，因此通过测定纳豆中总谷氨酸的量可以知道组成多聚谷氨酸的谷氨酸含量。测定结果表明，在纳豆的发酵过程中，随着发酵时间的增加，多聚谷氨酸的量也增加。γ-多聚谷氨酸是一种强度优良的天然材料，是纳豆黏丝的主要成分，据报道，运用纳豆丝可以开发出沙漠绿化的新材料——纳豆树脂。γ-多聚谷氨酸也是一种出色的环保塑料，可用于食品包装、一次性餐具及其他的工业用途，可在自然界迅速降解，不污染环境。葡萄糖是纳豆发酵的重要影响因子，实验表明，多聚谷氨酸的量随着葡萄糖的增加而增加，但当葡萄糖的量超过 3% 时，多聚谷氨酸反而减少。

沙长青等[6]采用二硝基氟苯柱前衍生法-HPLC 法测定纳豆芽孢杆菌固体发酵生产 γ-PGA 的含量。色谱条件：流动相 A 为乙腈+水（1∶1）；B 为 $60\text{mmol} \cdot \text{L}^{-1}$ NaAc（pH 6.4），含 10% $N$, $N$-二甲基甲酰胺，柱温 35℃，进样量 10μL。检测器：紫外 360nm。梯度洗脱时间（min）：0、4、32、50、56，B（%）84、64、40、8、74。纳豆经提取，纯化，二硝基氟苯柱前衍生后，HPLC 分析粗制品和纯化两个样品。

结果表明，第一次乙醇沉淀的 γ-PGA 为 $135\text{g} \cdot \text{kg}^{-1}$，其纯度为 80.47%；乙醇沉淀得到纯化产品的 γ-PGA 为 $115\text{g} \cdot \text{kg}^{-1}$，其纯度为 95.33%以上。

### 7.4.2 游离氨基酸总量的测定

张敏等[52]采用氨基酸的游离氨基与水合茚三酮产生显色反应,在一定范围内,其颜色的深浅与氨基酸的含量成正比，之后利用紫外-可见分光光度计（岛津 UV22401 型）测定含氮量从而间接测定氨基酸含量。具体方法如下。

试剂：取 0.6g 茚三酮置于烧杯中，加 15mL 正丙醇溶解，再加 30mL 正丁醇、60mL 乙二醇，最后加入 9mL（pH 5.4）$0.2\text{mol} \cdot \text{L}^{-1}$ 的乙酸盐缓冲液。标准亮氨酸：取亮氨酸 46.8mg 溶于 10%异丙醇溶液中，定容至 100mL（10%异丙醇定容到 50mL 即为含氮 $5\text{mg} \cdot \text{L}^{-1}$ 的标准液）。0.3%抗坏血酸溶液现用现配。样品制备：分别取三批不同产地的大豆并分别在实验室用枯草芽孢杆菌作为菌种自行发酵成豆豉。各取 0.5g 加 5mL 10%乙酸研磨，离心取上清液 0.5mL，用 pH 5.4 乙酸盐缓冲液定容至 25mL。测定时取制备好的样品提取液 10mL，加入试管中，在水浴锅中沸水煮 15min，其目的是沉淀蛋白质和氧化抗坏血酸，冷却备用，测定时与标准曲线一起显色，在波长 570nm 下测定吸光度值。由不同批次中大豆和豆豉中游离氨基酸含量的测定结果可知，大豆属于高蛋白、低脂肪、中等碳水化合物含量作物。大豆蛋白的氨基酸构成较为合理，因此它既是动物蛋白最为理想的替代品，又是谷类蛋白氨基酸良好的互补食品。通过本实验的结果发现，不同产地、不同气候条件下的大豆，其游离氨基酸总量本身就存在差异，而豆豉在发酵过程中产生多种维生素和酶类，由于酶的作用使蛋白质及其他营养物质发生分解，因此发酵后的豆豉中游离氨基酸总量都明显增高，使得豆豉的消化率得到很大提高，营养更丰富，也更容易被人体吸收。

麻秀芳等[53]对传统纳豆、苦荞纳豆、薏米纳豆中总氨基酸含量进行测定。氨基酸分析依据国标 GB/T5009.124—2002、GB/T5511—2008，采用（835-50 型）氨基酸分析测定仪检测。结果显示：氨基酸总和，纳豆为 $0.1538mg \cdot kg^{-1}$、薏米纳豆为 $0.1423mg \cdot kg^{-1}$、苦荞纳豆为 $0.1248mg \cdot kg^{-1}$，苦荞纳豆总氨基酸比传统纳豆降低 18.9%。

### 7.4.3　纳豆中蛋白质的分析

蛋白质是人体在生长发育和生命活动中不可缺少的营养物质，作为食品摄取的蛋白质最终是以氨基酸的形式被吸收的。豆豉在发酵过程中，大豆蛋白经微生物发酵产生蛋白酶，蛋白酶将蛋白质降解成多种具有生物活性的多肽，而蛋白酶与多肽都是大豆蛋白的产物[54]。张建华[55]的研究指出，曲霉型豆豉中的多肽约占总氨基酸的 68%～78%，其中有血管紧张素转换酶（ACE）抑制活性的多肽，并确定氨基酸组成为苯丙氨酸、异亮氨酸和甘氨酸。

纳豆中蛋白质含量为 19.85%（湿重），大豆中蛋白质含量为 18.05%（湿重），两者差别不大，而纳豆糜水提取物蛋白质含量是大豆糜水提取物含量的 16.52 倍，纳豆粒水提取物蛋白质含量是大豆粒水提取物含量的 24.50 倍，纳豆糜水提取物蛋白质含量是纳豆粒水提取物含量的 1.49 倍，大豆糜水提取物蛋白质含量是大豆粒水提取物含量的 2.21 倍[56]。

王冬燕等[57]采用电位滴定法测定纳豆中氨基酸态氮含量。具体方法为：取一定量纳豆于匀浆机匀浆后，精密称取 1.0g 于烧杯中，加入 50mL 蒸馏水充分搅拌均匀，用 $0.050mol \cdot L^{-1}$ NaOH 标准液滴定至 pH 为 8.2，再加入 10mL 甲醛溶液，搅拌 10min，继续用 NaOH 标准液滴定至 pH 为 9.20，记录加入甲醛后消耗 NaOH 的体积 $V_1$。试剂空白试验为取蒸馏水 50mL，按照前面步骤操作。记录加入甲醛后消耗 NaOH 的体积 $V_2$。计算公式为：$X=[(V_1-V_2) \times 0.014 \times M]/m \times 100\%$（$M$ 为 NaOH 标准液的浓度；$m$ 为样品取样量）。按 GB5009.5—2003 中蛋白质的测定方法，取一定量纳豆匀浆样品，充分搅拌均匀定容，采用凯氏定氮装置进行测定。

经比较，电位滴定法具有较好的精密度，重现性好，经检测不同厂家批次的纳豆样品中氨基酸态氮的含量均在 0.424%以上，实验的相对标准偏差均小于 2.76%，回收率为 94.12%～100.56%，表明实验方法可行，数据可靠。

## 7.5　香气成分分析

由于新鲜纳豆具有氨味，难以被我国消费者接受，因此改善纳豆的风味成为在我国推广努力的方向。研究发现丙酮、丁酮、3-羟基-2-丁酮、2-甲基丁酸、2-戊基呋喃、异丁酸甲酯和吡嗪类物质是纳豆的主要香气物质，且干燥后纳豆与新鲜纳豆相比，其风味物质含量损失 65%，而且其营养物质也会损失。目前主要测定的方法有静态顶空-固相微萃取法（SPME）、气相色谱-嗅闻-质谱联用法（GC-O-MS）。

### 7.5.1　气相色谱-质谱法测定超高压处理对纳豆香气物质的影响

马善丽等[58]采用固相微萃取法富集香气，并用气相色谱-质谱联用仪检测香气成分。

#### 1. SPME 法

将首次使用的 DVB / CAR/PDMS 固相微萃取头在气相色谱进样口老化至无杂峰（约 30min）。称取 5g 新鲜纳豆放入 15mL 顶空瓶中，在热平台上保持 10min，将 DVB/CAR/PDMS 萃取头插入瓶中，使之与样品表面保持 1.5cm 间距，50℃萃取 30min。

#### 2. GC-MC

色谱条件：色谱柱为 DB-WAX 柱（60m×0.25mm，0.25μm），PDMS 萃取头解吸 0min，进样口温度 280℃，载气为高纯氦气，流量 1.1mL·min$^{-1}$，不分流。程序升温：起始温度 40℃，保持 2min，以 5℃·min$^{-1}$ 的速度升至 120℃，再以 12℃·min$^{-1}$ 的速度升至 220℃，保持 10min。质谱条件：5973 型四极杆质谱仪，接口温度 250℃、电子电离离子源、电子能量为 70eV；电子倍增器电压 1353V；离子源温度 230℃；四极杆温度 150℃；质量扫描范围（$m/z$）33～350。定性、定量方法：数据收集用 HP 化学工作站软件对照 NIST98 库进行，成分先由谱库初步鉴定，再结合保留时间、质谱和相关文献进行定性。纳豆经过不同超高压条件处理后，经 GC-MS 检测得到总离子流图，采用峰面积归一化法定量。

结论：纳豆香气成分主要由醇、酯、醛、酮等 41 种成分组成，主要的香气成分为己醇、1-辛烯-3-醇、3-羟基-2-丁酮、2,3-丁二酮、2-庚酮、异丁酸甲酯、2,5-二甲基吡嗪、丙酮等。经超高压处理后纳豆香气的种类和含量都发生了较大的改变,酮类、酯类和醇类含量增加,酸类、醛类和吡嗪类含量下降,经 400MPa 处理 10min 后能较好地保留并改善纳豆的香气。因此,采用超高压处理纳豆的较佳条件是压力 400MPa、保压时间 10min。结果表明超高压处理后纳豆香气物质的种类和含量变化显著($P<0.05$),2-甲基-3-戊酮含量下降至未检出,并新增己醛、2-戊基呋喃两种物质,酮类、酯类和醇类含量呈现不同的增加趋势,酸类、醛类和吡嗪类含量下降,其中 400MPa 处理 10min 后,酮类、酯类和醇类含量分别上升 13.11%、117.29%和 46.91%,酸类、醛类和吡嗪类含量分别下降 50.59%、90.92%和 16.17%,纳豆香气典型且更加突出,而对风味有不利影响的乙酸、苯甲醛等含量显著下降($P<0.05$)。

### 7.5.2　SPME 结合 GC-O-MS 研究 8 种纳豆的挥发性香气成分

刘野等[59]采用 SPME 结合 GC-O-MS 研究 8 种纳豆的挥发性香气成分,8 种纳豆来源分别为:自制纳豆(实验室自制)、日本纳豆(北海道纳豆、昆布纳豆、本场水户纳豆、竹炭纳豆、完熟纳豆)、中国纳豆(燕京纳豆、御城纳豆)。

方法:①静态顶空-固相微萃取(SPME):称取 5g 纳豆样品粉碎后置入 40mL 顶空瓶中,加入 1μL 已配制好的浓度为 $0.816μg \cdot μL^{-1}$ 的内标物 2-甲基-3-庚酮溶液,密封;50℃水浴平衡 20min;将固相微萃取针头插入顶空瓶,推动针头使其处于顶空吸附状态,吸附 40min 后进样,分流比 5:1。②气相色谱-嗅闻-质谱联用法(GC-O-MS):进样口温度 250℃,采用 DB-Wax 和 DB-5ms 两种极性不同的色谱柱,初始温度 40℃,保持 3min,然后以 $5℃ \cdot min^{-1}$ 升至 200℃,再以 $10℃ \cdot min^{-1}$ 升至 230℃,保持 3min,后运行 3min。载气为高纯氦气,恒定流速 $1.2mL \cdot min^{-1}$,分流比 5:1。③质谱条件:电子轰击离子源,离子源温度 230℃,电子能量 70eV,传输线温度 280℃,四极杆温度 150℃,溶剂延迟为 4min,质量扫描范围 35~350AMU,扫描时间 200ms,检测电压 350V。④嗅闻方法:嗅觉检测器接口温度为 200℃,毛细管柱末端分离出的化合物以 1:1 分流比分别进入 MS 与嗅闻检测仪。由 3 名专业嗅闻实验员在嗅闻检测仪前通过嗅闻记录香气化合物的保留时间、气味强度及气味特征。⑤化合物定性:本实验中化合物的定性是由嗅闻、NIST 谱库分析及线性保留指数(RI 值)3 种方法结合共同来定性分析。⑥化合物定量:本实验采用模糊定量与相对校正因子来对化合物进行精确定量,相对校正因子由单点校正法得到。将质谱的扫描条件改为选择离子扫描(SIM)。

相对校正因子计算如下:配制合适浓度的混标和内标,通过 GC-MS/SCAN,确定每个化合物的出峰时间及特征离子,然后再通过 GC-MS/SIM,确定每个化合物精确的峰面积。结果显示:自制纳豆与其他品牌的纳豆相比,在香气成分的种类上差别不大,但在整体化合物含量上与日本纳豆还有一定的差距,特别是具有较强呈味能力的酮类和吡嗪类物质，而自制纳豆中这两类化合物含量均高于国产纳豆。通过电子鼻分析，自制纳豆与北海道纳豆、燕京纳豆香气成分和整体呈现的香韵较为类似。

通过 GC-O-MS 对几种纳豆样品挥发性香气成分进行定量分析得出：竹炭纳豆中的酮类、酯类、醇类含量均最高，完熟纳豆中吡嗪类、酸类、芳香族类含量均最高。通过感官鉴评得出如下结论：纳豆中酸类含量在整体风味中较低，感官上却异常明显，酸类物质含量对整体风味的感官上有较大影响，含量过高或过低均会使霉腐味加重；在呈酸味的化合物中，酮类物质也起到很大的作用；腐霉味的来源有两个途径，即以 2-乙基丁酸为主的酸类物质和以 2,5-二甲基吡嗪为主的吡嗪类物质。

## 7.6 其他成分的质量研究

豆豉在发酵过程中，低聚糖会发生很大的变化。发酵过程中低聚糖的形成有两大途径：一是微生物产生的糖苷转移酶通过转糖基作用合成低聚糖；另一种是微生物产生的内切半纤维素酶类，如半乳聚糖酶、甘露聚糖酶、木葡聚糖酶及木聚糖酶等水解半纤维素类多糖产生低聚糖[60]。豆豉中已发现的低聚糖有低聚果糖、蔗果三糖(包括 3 种异构体)、低聚半乳糖、低聚异麦芽糖及低聚木糖等[61]。纳豆中天然存在的低聚糖有蔗糖、棉子糖、水苏糖等，其生理功能在于其独有的双歧杆菌增殖特性，使肠道内有益菌如双歧杆菌增加，有害菌减少，从而改善人体的各项生理功能。

研究表明，纳豆芽孢杆菌产生的多黏菌素属于多肽类抗生素，具有表面活性，含有带正电荷的游离氨基，能与革兰氏阴性菌细胞膜磷脂中带负电荷的磷酸根结合，增加细胞膜通透性，引起胞内磷酸盐、核苷酸等成分外漏，导致细菌死亡。对大肠埃希氏菌、沙门氏菌、巴氏杆菌、痢疾杆菌、绿脓杆菌等致病菌有强烈的抑制作用[62]。

纳豆周围的黏稠物质中含有血管紧张素转化酶抑制剂(ACE inhibitor)，可以起到降血压的作用。

纳豆菌的生产力和抗氧化性能极强，能耐 100℃的高温。日本科研人员通过在白鼠的左右足皮下移植癌细胞 2～3 天后，在右足部注入纳豆菌，11 天后观察，其右足没有癌生成，而左足有癌细胞生长[63]。试验证明纳豆菌可以抑制癌细胞。同时发现，用纳豆制品和水一起喝下去，既能防治过敏性皮炎，又能防止衰老[64]。

纳豆菌是一种需氧型革兰氏阳性菌，其在一定条件下可以产生芽孢，使其耐酸碱、高温和挤压，在肠道酸性环境中具有高度的稳定性，可分泌各种酶和维生素，促进小肠黏膜细胞增殖，有助于营养物质的吸收，促进有益菌生长。纳豆菌能分解蛋白质、糖类、脂肪等大分子物质，使发酵产品富含氨基酸、寡聚糖等多种易被人体吸收的成分。纳豆菌产生的吡啶二羧酸结合金属的能力很强，能够清除体内的放射性元素，因此常吃纳豆可减少患白血病的概率。

大豆蛋白质及它的分解产物多肽类与还原糖作用发生美拉德(Maillard)反应会生成褐色色素。传统发酵大豆食品中的褐色色素类物质主要是类黑精素(melanoidin)。其具有强的抗氧化活性，褐色色素还有类似食物纤维功能、胰蛋白酶抑制剂活性、抑制生成亚硝胺作用及抑制 ACE 活性等功能[54]。

大豆含有 10%的卵磷脂。大豆卵磷脂是一种生命基础物质，它不仅是构成人体生物膜的重要组成部分，而且是胆碱和脂肪酸的一个来源，它对维持生物膜的生理活性和机体的正常代谢起关键作用，被誉为"血管清道夫"。卵磷脂是一种功能全面的营养品，经常补充对于预防和改善心脑血管疾病、健脑益智、防止脂肪肝和肝硬化、美化肌肤有非常重要的作用。纳豆中的卵磷脂在发酵之前的原料大豆中便存在。饱和脂肪酸很容易和胆固醇粘在一起，不利于心脑血管健康。不饱和脂肪酸不仅不会和胆固醇粘在一起，还会使油分子细化、分解，与水融合而产生乳化反应，纳豆中的卵磷脂能够减少血栓形成、降低血管压力。纳豆中的卵磷脂是植物性的，属于不饱和脂肪酸；而鸡蛋和动物肝脏中的卵磷脂都是非植物性的，属于饱和脂肪酸。

除此之外，纳豆还含有人体所没有的、只能从食物中摄取的亚麻酸和亚油酸等不饱和脂肪酸，人体不能合成亚油酸和亚麻酸，必须从膳食中补充。它们和卵磷脂一起，能够增加溶解和清除血管壁上的 LDL-C 等物质的力度[49]。不饱和脂肪酸可以保持细胞膜的相对流动性，以保证细胞的正常生理功能；使胆固醇酯化，降低血中胆固醇和三酰甘油；是合成人体内前列腺素和凝血噁烷的前驱物质；降低血液黏稠度，改善血液微循环；提高脑细胞的活性，增强记忆力和思维能力。膳食中不饱和脂肪酸不足时，血中低密度脂蛋白和低密度胆固醇增加，产生动脉粥样硬化，诱发心脑血管病。膳食中过多时，干扰人体对生长因子、细胞质、脂蛋白的合成，特别是 $\omega$-6 系列不饱和脂肪酸过多将干扰人体对 $\omega$-3 不饱和脂肪酸的利用，易诱发肿瘤。

用来发酵纳豆的枯草杆菌有直接的抗癌作用。枯草杆菌是安全菌株，不产生毒素且对人体没有病原性，其能分泌如脂肪酶、纤维素酶、淀粉酶、蛋白酶、果胶酶、尿酶、过氧化氢酶等。利用它发酵大豆不仅可保持大豆几乎不含胆固醇、必需氨基酸含量高、营养平衡的优点，而且可使大豆的消化率提高。

据报道，枯草杆菌发酵大豆后，在蛋白酶的作用下，促进了大豆组织的分解和蛋白质的水解，蛋白质的消化吸收率可以从原来的 50%增加到 90%以上。有50%~60%的大豆蛋白质转化为肽和氨基酸，其中 10%是氨基酸，特别是谷氨酸较多，因此纳豆非常鲜。转化的同时还会产生独特的风味物质，如丁酸、丙酸和丁二酸等酸类。纸上层析法检查了纳豆香气的主要成分是双乙酰；小管等从纳豆中分离出了四甲基吡嗪，也是纳豆的香气成分之一[65]。

皂苷素是一种易溶解于水、遇热易分解的物质，能改善便秘，降低血脂和胆固醇，软化血管，预防高血压、动脉硬化及大肠癌症，抑制艾滋病毒等[64]。

纳豆发酵过程中可产生许多抗生素，如杆菌肽、多黏菌素、2,6-吡啶二羧酸，这些物质对痢疾杆菌、原发性大肠埃希氏菌 O157、O111、O144、伤寒菌、沙门氏菌等均有强烈的抑制作用。钟青萍和王斌[66]研究了纳豆菌对常见的污染食品微生物的拮抗作用，结果表明纳豆菌具有广谱抗菌作用，对细菌、酵母菌和霉菌都有拮抗作用，同时纳豆菌对大肠埃希氏菌也同样有效。

ACE 是一种膜结合的二肽羧基酶，在体内肾素-血管紧张素系统(rennin-angiotensin system，RAS)和激肽释放酶-激肽系统(kallikrein-kininsystem，KKS)这对相互拮抗体系中，对血压的调节起到重要作用[67, 68]。纳豆菌生长中可产生有降血压作用的 ACE 抑制肽，并且在其周围的黏性物质中含量更高。日本帝国女子大学营养学教授林右市研究小组在 1977 年就进行了纳豆预防高血压的实验，他们使有遗传性高血压老鼠摄入纳豆，与摄入等量大豆的老鼠作为对照。其结果是，食用大豆的鼠血压逐渐升高，4 个月内平均波动达到 0.033MPa；而食用纳豆的鼠血压 4 个月内波动最高值达 0.027MPa[65]。

纳豆中还含有大量的半纤维素、纤维素和木质素等食物纤维，这些食物可以调整肠功能。纤维素是植物细胞壁的主要结构成分，通常与半纤维素、果胶和木质素结合在一起，其结合方式和程度对植物源食品的质地影响很大。人体消化道内不存在纤维素酶。纤维素是一种重要的膳食纤维，是自然界中分布最广、含量最多的一种多糖，在食用后可防止便秘、预防大肠癌和直肠癌等肠道疾病。1g 纳豆中含有 10 亿个以上纳豆菌，摄取 100g 纳豆，1000 亿个纳豆菌就进入肠内，纳豆菌可以抑制引起肠内异常发酵和痢疾等腐败菌，促进乳酸菌的繁殖，调节肠内菌群平衡，预防痢疾、肠炎和便秘等[3]。纳豆在发酵过程中会产生多种酶，如蛋白酶、淀粉酶、纤维素酶和纳豆激酶等酶系，这些酶在消化系统中作为消化酶能够有效地发挥作用，有助于消化吸收。

纳豆营养中含有丰富的超氧化物歧化酶(SOD)。它是一种新型酶制剂，在生物界的分布极广，几乎从动物到植物，甚至从人到单细胞生物，都有它的存在。SOD 是氧自由基的自然天敌，是机体内氧自由基的头号杀手，可抑制心脑血管疾病、抗衰老、治疗自身免疫性疾病等。崔明勋等[69]采用修正的联苯三酚自氧化法测定纳豆中 SOD 的活性，采用硫酸铵沉淀法粗提，葡聚糖凝胶过柱，利用聚丙烯酰胺凝胶电泳法判定纯度。从纳豆提取 SOD 的过程来看，最大的问题是纳豆洗液的黏度，因为纳豆中存在大量的 $\gamma$-多聚谷氨酸，所以在分离的步骤中受到干扰。在提取过程中得到的 SOD 类型是 Fe-SOD 型，分子质量为 $3.86\times10^4$Da，是纳豆菌分泌性酶。

崔明勋等[69]采用修正的联苯三酚自氧化法测定纳豆中 SOD 的活性,采用硫酸铵沉淀法粗提,葡聚糖凝胶过柱,利用聚丙烯酰胺凝胶电泳法判定纯度。

不同溶液和处理对纳豆 SOD 活力的影响:用磷酸缓冲液洗涤与用蒸馏水洗涤之间的差异极显著,与用 0.9% NaCl 洗涤的差异显著。用蒸馏水洗涤的活力最低。而捣碎的纳豆和没有捣碎的纳豆之间,没有显著差异,可以认为该酶是纳豆菌分泌出来的,酶蛋白主要存在于纳豆的表面。从比活力来看,用磷酸缓冲液洗涤的比活力较高。

不同温度和时间处理对纳豆 SOD 活力的影响:纳豆用蒸馏水洗涤的粗提液,测定 SOD 活力和蛋白含量的结果,放于 4℃下的活力为 $(115.3\pm9.74)$U·mL$^{-1}$,蛋白质含量为 $(0.52\pm0.03)$mg·mL$^{-1}$,比活力为 $(219.9\pm7.76)$U·mL$^{-1}$。40℃下分别处理 10min、25min、40min 的结果表明与 4℃下处理没有差异,而比活力随着温度的提高极显著地降低,经方差检验 40℃时与 55℃和 70℃之间存在着极显著差异。随着处理时间的延长,活力和蛋白质含量都有所降低,比活力之间差异不显著。

不同 pH 处理对纳豆 SOD 活力的影响:对纳豆水洗液分别经过 1mol·L$^{-1}$ HCl 溶液调整为酸性,用 1mol·L$^{-1}$ NaOH 溶液调整为碱性,4℃过夜等待蛋白质沉淀,取上清液,再把所有的溶液 pH 调为 7,测定蛋白质含量和 SOD 活力。结果表明,蛋白质含量在 pH 4.5 和 pH 11.5 时降低较多,而 pH 10 的含量最多;SOD 活力也有类似的变化,其变化从比活力值来看,pH 4.5 降低最多,然后是 pH 11.5、pH 5.5。pH 对酶活性的变化规律与 Cu、Zn-SOD 的变化相似,而 pH 6 时 SOD 比活力略低于最高值,采用 7.5%聚丙烯酰胺凝胶电泳时,有活性的部分总有一条跑得最快的带,比牛血清白蛋白还快,经多次过柱,得到一条带,所以认定为 SOD 蛋白带。经 15% SDS-聚丙烯酰胺凝胶电泳测定蛋白质的分子质量,为 $3.86\times10^4$Da。提纯的酶液用氯仿-乙醇溶液处理,以没加氯仿-乙醇溶液为对照,10%的活力为对照的 89%,抑制效果较低。而 40%的相对活力降为 44%,出现明显的抑制作用。5mmol·L$^{-1}$ 的 H$_2$O$_2$ 处理 10min 时,抑制率为 98%,抑制作用很低,10mmol·L$^{-1}$ H$_2$O$_2$ 处理 10min 时已经开始出现抑制作用,抑制率为 81%,在 20min 时,两种浓度下的抑制能力相似,为 51%,说明随着时间的延长,H$_2$O$_2$ 出现抑制作用。两种处理对酶的活力都有抑制作用。

结论:使用磷酸缓冲液有利于酶液的提取,不能采用提高温度的方法来达到纯化酶的目的,纯化时采用 pH 5.9 的缓冲液,虽然不是酶的最适 pH,对酶的活性有一定的影响,但可以有效降低酶液的黏度,有利于分离提纯。此 SOD 的类型是 Fe-SOD 型,分子质量约为 $3.86\times10^4$Da,并认为是纳豆菌分泌性酶。

# 7.7 质量评价

用不同原料所制的纳豆香气成分、味道、口感均不相同。其风味物质主要是氨基酸、有机酸和酯类等，挥发性风味物质以脂肪酸和酯类为主，含量相对较高，这主要是因为纳豆在发酵过程中，原料、发酵菌种和生产工艺都会影响发酵的过程，进而改变香气成分的组成，口感也不尽相同。

在黄璇等的《固相微萃取法分析纳豆挥发性成分》的研究中表明，纳豆挥发性成分主要为吡嗪类、酮类化合物等，这些物质对纳豆挥发性成分形成的风味具有重要贡献作用。因此，研究这些物质可以为进一步确定纳豆风味成分研究提供新思路，为更好地改善纳豆风味使之适合更多中国人的口味提供科学依据。

纳豆制作工艺流程[70]：精选的大豆→洗净→浸泡→煮大豆→摊晾→接种发酵→放置后熟→成熟纳豆。大豆处理：精选的大豆无虫咬、无霉烂，然后搓洗干净，细孔中无沙子等杂质；浸泡：大豆与水的比例为 1∶3，浸泡时间最好是 10℃时为 18~20h，夏天一般为 10h；蒸煮：在高温灭菌锅中 121℃，30min；发酵；后熟：5℃下 24h 保存。

枯草芽孢杆菌发酵大豆后，在蛋白酶的作用下大豆中蛋白质转化成氨基酸的同时也产生了一股特殊的氨臭味，这也致使纳豆在我国未受到大范围推广，因此对如何降低纳豆中特殊氨臭味及其判定指标的选择成为研究的热点[71]。纳豆感官评定采用 5 个指标：色泽、组织状态、气味、滋味、拉丝[72]。

色泽：颜色均匀一致，呈乳白色或淡黄色、有光泽，10~8 分；颜色较均匀、颜色偏深、略有光泽，7~4；颜色不均匀、颜色太深，无光泽，3~0 分。

组织状态：组织均匀、细腻，凝块结实，黏度适中，几乎无乳清析出，10~8 分；组织较均匀、较细腻，凝块不结实，黏度稍大或稍稀，有乳清析出，7~4 分；组织不良，凝块差，黏度太大或太稀，乳清析出明显，3~0 分。

气味：发酵豆乳固有的香气，基本无豆腥味，基本无氨嗅味，无不良风味，10~8 分；发酵豆乳固有的香气平淡，略有豆腥味，或略有氨嗅味，7~4 分；有浓重的豆腥味或其他不良风味，3~0 分。

滋味：具有发酵豆乳特有的滋味，味佳而纯正，无不良滋味，口感细腻爽滑，酸甜适中，10~8 分；发酵豆乳特有的滋味平淡，酸味略重，有苦涩味，微有异味，口感较为粗糙，7~4 分；苦味涩味明显，酸味过重，或其他不良滋味，口感粗糙，颗粒感明显，3~0 分。

在宋军霞[73]的研究中可知，用褪皮的绿豆所制的纳豆的口味更好。用大豆制的纳豆，豆粒完整、颜色金黄，色泽亮丽均匀，口感酥软，有纳豆独特香味，而褪皮绿豆所制的纳豆口感柔软，拉丝均匀，黏液较多，两者均是良好的制作纳豆材料。黑豆与大豆相似，但所制成的纳豆苦氨味很重，纳豆黏液稀薄。绿豆所制的纳豆没有氨臭味，拉丝细长，但其发酵后较干、较硬，没有酥软口感，且色泽暗淡，无光泽。腰豆与红豆的口感酥软，但黏丝呈白色块状，说明其发酵效果不佳，且有氨臭味。

纳豆表面覆有一层黏性物质，用筷子挑起时会有很长的拉丝样黏液物质，并且纳豆具有一种特殊的氨臭味，因此大多数人在初食时都难以接受。但纳豆营养成分较高，可通过在气味、口感、口味等方面对纳豆进行一定的改良，使之能被大多数所接受。同时没有改变纳豆本身的活性成分和保健功效，相信能大力提升纳豆产品在国内的销量，从而造福广大消费者，也能促进纳豆产业在中国的发展[74]。

赵倩楠[75]分别选用黄豆、黑豆、鹰嘴豆和芸豆作为纳豆发酵主要原料，对以上四种豆子的鲜纳豆发酵和纳豆粉干燥进行了工艺条件优化，结果表明四种纳豆的最佳工艺条件均不同，说明豆来源不同，制得的纳豆在理化性质和风味物质方面有所差异；另有研究表明，不同豆类基质制作的纳豆产品中单位酶活、多糖含量和感官评价有较大差别，黄豆发酵效果最好，其中以黄小豆为原料最佳[76]。考虑到含氮量较高是产生氨臭味的主要原因，也可加入不同碳源，通过调整原料来改善纳豆风味；或从工艺角度对原料浸泡时间及比例、蒸煮方式及温度时间、接菌时温度及接菌量、发酵时间及后熟时间等条件进行优化[77]，大豆的破碎程度和表皮的存在对纳豆杆菌的生长及纳豆风味的形成都有较大影响，以4瓣（未去表皮）风味最好。谢元等[74]的研究表明，为了使纳豆质量最好且在口味调节方面较好，制作工艺里纳豆的浸豆时间为16h、蒸煮时间为20min、培养温度在37℃、接种量0.6%、培养时间28h；可以加入大蒜、胡椒等调味，使氨臭味减少。如做成咸味产品时，为了能够完全掩盖纳豆本身的氨味，使产品的香气较协调，可按7:3的比例添加0.4%的天然植物香料孜然和小茴香，且添加1.5%的食盐、1.5%的干辣椒粉和0.4%的味精，这样得到的产品口味较协调，能被大多数人接受。而在甜味方面，用0.2%的食用香精掩盖纳豆本身的氨味，效果较好，在产品中添加3%的果粉、8%的白糖和0.1%的柠檬酸，味道甜酸适宜，能够被多数人接受。谭周进等[78]的研究表明，在黄豆中加入10%的糯米可降低氨臭味。

## 参 考 文 献

[1] 张玉岩. 多功能保健食品纳豆的营养价值. 湖南农机, 2013, 40(3): 237, 239.

[2] 马毓霞, 王勇, 黄威, 等. 纳豆开发前景广阔. 农产品加工, 2004, 2(11): 37-38.

[3] 黄占旺. 营养健康食品——纳豆. 江西食品工业, 2003, 16(2): 21-22.

[4] 宋永生, 张炳文. 中国豆豉与日本纳豆功能成分的比较. 中国食物与营养, 2004, 10(4): 24-26.

[5] 石有斐. 纳豆激酶的基因克隆及其在家兔体内的药代动力学研究. 呼和浩特: 内蒙古农业大学硕士论文, 2004.

[6] 沙长青, 李伟群, 照晓宇, 等. 纳豆芽孢杆菌(*Bacillus subtilis natto*)固体发酵生产 γ-PGA. 中国生物工程杂志, 2004, 24(10): 70-73.

[7] 刘超群. 两种豆类材料的纳豆制品纳豆激酶活性动态分析. 种子科技, 2018, 36(1): 118-119.

[8] 陈丽娟, 沙长青, 奚新伟, 等. 国外纳豆激酶的开发现状. 生物技术, 2003, 13(3): 44-45.

[9] 熊迎新, 尹宗宁, 杨超, 等. 纳豆激酶活性测定方法的研究. 药物生物技术, 2006, 13(2): 140-143.

[10] Astrup T, Mullertz S. The fibrin plate method for estimating fibrinolytic activity. Arch Biochem Biop Hys, 1952, 40(5): 346-351.

[11] 须见洋行, 中岛伸佳, 田谷直俊. Themethod of determination of the thrombolytic enzyme nattokinase. J Brew Soc Japan, 1993, 88(6): 482-486.

[12] 李晶, 王玉霞, 王佳龙, 等. 纳豆激酶活性测定方法的比较. 黑龙江医药, 2003, 16(6): 507-509.

[13] 李宏梁, 尉璐杰, 王欢, 等. 国产与进口鲜纳豆活菌数、感官品质及酶活的分析比较. 中国酿造, 2018, 37(11): 26-29.

[14] 杨明俊, 杨晓彤, 冯慧琴, 等. 两种纳豆激酶活性测定方法对比及相关性分析. 食品研究与开发, 2008, 29(2): 137-141.

[15] 路龙女, 唐欣昀. 纳豆固体发酵和液体发酵条件的研究. 安徽农业科学, 2011, 39(26): 16433-16434.

[16] 魏华, 赵祥颖, 刘建军. 纳豆激酶的活性测定. 山东轻工业学院学报(自然科学版), 2007, 21(1): 60-63.

[17] 王爱萍, 毛双法, 林燕飞, 等. 人工胃肠液对纳豆激酶纤溶活性影响研究. 食品安全质量检测学报, 2018, 9(18): 4800-4803.

[18] 原敏夫, 田所优子, 里山俊哉, 等. 简便血栓溶解酶素活性测定法. 日本食品科学杂志. 1996, 43(2): 172-175.

[19] 陈志文, 徐尔尼. 纳豆激酶的研究进展. 食品科技, 2002, 28(2): 66-68.

[20] 陈志文, 徐尔尼, 肖美燕. 纳豆激酶的研究进展. 食品科学, 2002, 23(10): 130-134.

[21] 赵明, 潘映红, 冯定胜, 等. 薄层聚丙烯酰胺纤维蛋白平板法对纤溶酶活性的体外检测. 四川师范大学学报(自然科学版), 2005, 28(2): 228-230.

[22] 谢秋玲, 郭勇, 林剑. 纳豆激酶活性测定方法. 广东药学, 2000, 10(6): 8-10.

[23] 陈颖萍, 李延辉, 李瑞芬. 酪蛋白为底物测定豆豉溶栓酶活性的实验研究. 中医药学刊, 2003, 21(6): 924-925.

[24] 唐绍庆, 韦世秀, 汤圣希. 蛇毒纤维蛋白溶解酶活力的试管定量测定法. 中国药理学与毒理学杂志, 1987, 1(5): 381-382.

[25] Yoshikazu Y. Biosci biotechnol. Biochem, 1994, 58(2): 366-370.

[26] Sumi H, Nakajima N, Tase N. The method of determination of the thrombolytic enzyme nattokinase. J Brew Soc Japan, 1993, 88(6): 482-486.

[27] 三三尺悟, 竹内尚人. 纤溶活性圣特-蛋白质制造法. 日本公开特许公报, 平 6-153977, 1994-06-03.

[28] 王贤舜, 路阳, 张治州, 等. 枯草杆菌碱性蛋白酶 E 的纯化和性质. 生物化学与生物物理进展. 1992, 19(5): 398-400.

[29] Weber P. Vitamin K and bone health. Nutrition, 2001, 17(10): 880-887.

[30] 张岩, 王莉娜. 高效液相色谱法测定纳豆及纳豆胶囊中的大豆异黄酮含量. 北京工商大学学报(自然科学版), 2011, 29(1): 38-41, 53.

[31] Kudou S, Feary Y, Welti D, et al. Malonyl isoflavone glucosides in soybean seeds (Glycine max Merri). Journal of Agricultural Food Chemistry, 1991, 55(9): 2227-22331.

[32] 徐德平, 潘福生, 韩福贵, 等. 丹贝发酵过程中大豆异黄酮组分与含量的变化. 植物资源与环境学报, 2001, 10(3): 11-14.

[33] 高荣海, 李长彪, 孟宪长, 等. 大豆异黄酮分离机检测方法的研究进展. 中国调味品, 2006, 31(7): 48.

[34] 杨艳, 林宏琳, 华永有, 等. 高效液相色谱法测定纳豆中 6 种大豆异黄酮的含量. 海峡预防医学杂志, 2015, 21(4): 1-3, 16.

[35] Fukutake M, Takahashi M, Ishida K etal. Quantification of genistein and genistin in soybeans and soybean products. Food Chem Toxicol. 1996, 34(5): 457-461.

[36] Sumi H, Yatagai C, Sumi A. Superoxide radical scavenging enzymes detected in the fermented soybean natto. Journal of the Brewing Society of Japan, 1999, 94(12): 1016-1018.

[37] Friendman M Baron D L. Nutritional and health benefits of soy proteins1. Journal of A gricultural and Food Chemistry, 2001, 49(5): 1069-1086.

[38] 宋永生. 豆豉加工前后营养与活性成分变化的研究食品营养, 2003, 24(7): 792811.

[39] 张晓敏, 徐宝才. 纳豆——一种值得开发的功能性食品. 中国食品添加剂, 2007, 18(2): 187-192.

[40] 李晓艳. 分光光度法测定两种纳豆总黄酮的方法研究及含量分析. 食品工程, 2014, 42(3): 58-60.

[41] 杨艳, 林宏琳, 华永有, 等. 高效液相色谱法测定纳豆中 6 种大豆异黄酮的含量. 海峡预防医学杂志, 2015, 21(4): 1-4.

[42] 陆琪. 纳豆中异黄酮组成含量变化研究. 食品科技, 2007, 27(9): 66-68.

[43] 毛勇. 霉菌型豆豉和纳豆中异黄酮含量的比较研究. 中国调味品, 2010, 35(2): 97-99.

[44] 张敏, 王鹏娇, 舒阳, 等. 贵州豆豉发酵前后大豆异黄酮含量测定. 贵阳医学院学报, 2011, 36(4): 359-361.

[45] 李麒. 纳豆的营养与保健价值. 中国食物与营养, 2002, 8(1): 48-49.

[46] Kuda T, Tanaka C, Yano T. Fermentation of autoclaved. beans by *Bacillus subtilis* (*natto*). J Jap Soc Food Sci Techn, 1999, 46(10): 669-671.

[47] 安晓琼, 李梦琴. 纳豆的生理功能. 食品与药品, 2006, 16(1): 68-71.

[48] 董跃伟. 反相高效液相色谱法测定纳豆提取物中维生素 $K_2$(35)含量. 中国药品标准, 2010, 11(4): 287-289.

[49] 杨亚平. 纳豆成分的保健功效. 大豆科技, 2015, 23(6): 26-28.

[50] 夏剑秋, 刘宇峰. 国内外大豆异黄酮的研发及生产动态. 中国油脂, 2002, 27(5): 10-12.

[51] 齐凤兰, 奚锐华, 陈有容. 纳豆中营养与活性成分的分析研究. 中国食物与营养, 2004, 10(2): 34-36.

[52] 张敏, 高秀丽, 鲍鹏. 大豆与豆豉中游离氨基酸总量测定. 贵阳医学院学报, 2016, 31(5): 418-419, 423.

[53] 麻秀芳, 史国富, 董岳峰, 等. 不同纳豆配方的营养成分分析研究. 山西科技, 2014, 29(6): 39-40.

[54] 孙森, 宋俊梅, 张长山. 豆豉、纳豆及天培的研究进展. 中国调味品, 2008, 33(3): 29-33.

[55] 张建华. 曲霉型豆豉发酵机理及其功能性的研究. 北京: 中国农业大学博士论文, 2003.

[56] 段智变, 董改香, 温晓庆, 等. 纳豆及其提取物生物活性物质测定. 山西农业大学学报(自然科学版), 2008, 52(2): 180-182, 215.

[57] 王冬燕, 王远红, 郭丽萍, 等. 纳豆中氨基酸态氮含量的测定. 食品工业科技, 2010, 31(9): 361-362.

[58] 马善丽, 叶庆, 许颖, 等. 超高压处理对纳豆香气物质的影响. 食品科学, 2012, 33(16): 194-198.

[59] 刘野, 苏杭, 宋焕禄, 等. 8 种纳豆挥发性香气成分的比较研究. 食品工业科技, 2016, 37(5): 302-307.

[60] 唐传核, 彭志英. 大豆功能性成分的开发现状. 中国油脂, 2000, 5(4): 4271.

[61] 范俊峰, 李里特, 张艳艳, 等. 发酵食品的生理功能. 食品科学, 2005, 26(1): 2502254.

[62] 陈茜, 汪建明, 胡可眉. 纳豆芽孢杆菌发酵液抑菌物质的提取与初步分析. 食品与发酵科技, 2014, 50(5): 12-15.

[63] 许舜渊. VisualBasic 数据库程序设计. 北京: 人民邮电出版社, 1997.

[64] 宋国安. 功能保健食品纳豆的研究与开发. 武汉工业学院学报, 2002, 21(1): 40-41, 66.

[65] 高瑞萍, 刘辉, 刘嘉, 等. 纳豆的研究进展. 食品与发酵科技, 2011, 47(1): 23-26.

[66] 钟青萍, 王斌. 纳豆菌抗菌蛋白在食品防腐中的应用. 中国食品添加剂, 2003, 14(3): 66-69.

[67] Lee B H, Lai Y S, Wu S C. Antioxidation, angiotensin converting enzyme inhibition activity, nattokinase, and antihypretension of *Bacillus subtilis* (*natto*)-fermented pigeon pea. J Food Dr gAnal, 2015, 23(4): 750-757.

[68] Sachie I B E, Yoshida K, Kumada K, et al. Antihypertensive effects of natto, a traditional Japanese fermented food, in spontaneously hypertensive Rats. Food Sci Technol Res, 2009, 15(2): 199-202.

[69] 崔明勋, 姜成哲, 李太元. 纳豆中 SOD 的分离纯化及性质的研究. 食品研究与开发, 2011, 32(12): 68-71.

[70] 孙波, 樊星. 纳豆制作工艺研究. 北京农业, 2011, 31: 98-99.

[71] 张树明, 唐伟林. 降低纳豆氨味研究进展. 黑龙江中医药, 2016, 45(5): 75-76.

[72] 赵镭, 刘文, 汪厚银. 食品感官评价指标体系建立的一般原则与方法. 中国食品学报, 2008, (3): 121-124.

[73] 宋军霞. 常见豆类制备纳豆的品质比较. 大豆科学, 2017, 36(2): 309-314.

[74] 谢元, 季家举, 蒋柯, 等. 纳豆的研制与风味改良. 轻工科技, 2012, 28(12): 13-15.

[75] 赵倩楠. 四种豆子纳豆发酵工艺条件的研究及产品开发. 西安: 陕西科技大学硕士论文, 2014.

[76] 侯银臣, 惠明, 杜小波, 等. 纳豆发酵原料和工艺技术研究. 农产品加工(学刊), 2012, 11(11): 119-121.

[77] 刘琪, 陈静, 张佩娜, 朱蔚姗, 蒋立文. 不同黄豆自制纳豆与市购纳豆差异性比较分析. 食品工业科技, 2018, 39(20): 1-5.

[78] 谭周进, 周传云, 廖兴华, 等. 原料对纳豆品质的影响. 食品科学, 2003, 24(1): 87-90.

# 第8章 纳豆及纳豆激酶药理作用

纳豆是大豆经过纳豆杆菌发酵而制成的药食两用的物质，含有丰富的营养，而且易被人体肠道吸收。大豆食用后仅有60%的蛋白质能够被人体吸收利用，制成纳豆后蛋白质吸收率高达90%以上。纳豆中含有61.8%水分、19.26%粗蛋白、8.17%粗脂肪、6.09%碳水化合物、2.2%粗纤维、1.86%灰分。纳豆中还含有醇素，醇素可排除体内部分胆固醇，分解体内酸化型脂质，使异常血压恢复正常。纳豆还含有维护人体健康所必需的皂素，以及异黄酮、不饱和脂肪酸、叶酸、食物纤维、钙、铁、钾、维生素 $B_2$、维生素 E、维生素 $K_2$、卵磷脂、亚麻酸等物质，另外还具有纳豆激酶、吡啶羧酸等物质，长期食用具有溶解血栓、预防糖尿病、预防骨质疏松、抑制高血压、清除体内致癌物质、增加智力、养颜、抗癌、防止衰老、减肥、清除体内垃圾、排除体内部分胆固醇、分解体内酸化型脂肪等多种功效。另外，纳豆在服用的过程中无任何毒副作用，是一种极安全的保健食品。

## 8.1 纳豆的药理作用

### 8.1.1 降血压

日本帝国女子大学林右市等于 1977 年将患有遗传高血压症的动物分为服用纳豆及食用蒸煮大豆两组，通过 4 个月不同食物的喂养发现，食用蒸煮大豆的高血压动物血压波动最高值达到 250mmHg，纳豆组动物食用纳豆后血压波动最高值为 200mmHg[1, 2]。须见洋行教授 1998 年用大鼠和人作为研究对象，经过研究提出纳豆提取物具有降血压作用，他用纳豆黏质冻干粉的 80%乙醇提取物进行降血压实验并证明其有降压作用，进一步的研究证明在这种提取物中是其所含有的血管紧张素转化酶抑制剂起作用[3]。血管紧张素转化酶是肾素-血管紧张素系统的限速酶，广泛分布于循环系统，促进无活性的血管紧张素Ⅰ转化为有高度血管收缩活性的血管紧张素Ⅱ，从而促进醛固酮分泌。纳豆表面白色黏性物质中含有血管紧张肽转化酶抑制剂，该酶抑制剂可阻断血管紧张素Ⅰ的生物合成，从而阻断血管紧张素Ⅱ的生物合成，降低血管外周的阻力，最终达到控制血压的目的[4, 5]。纳豆中的黏性物质中所含的血管紧张素转化酶抑制剂分为水溶性和醇溶性两种，其中水溶性抑制剂为高分子量的蛋白质，$IC_{50}$ 为 12mg·mL$^{-1}$；醇溶性抑制剂为低分子量物质，具有两种形态，抑制作用强于水溶性抑制剂，$IC_{50}$ 分别为 0.53mg·mL$^{-1}$和 0.95mg·mL$^{-1}$，其在不同的 pH 和温度范围内稳定性都很好[6]。这两种形态的醇溶性抑制剂的模型是不同的，一种是竞争性抑制，一种是非竞争性抑制。

### 8.1.2 抗肿瘤

纳豆中含有纳豆菌、染料木素和染料木苷(类似枯草溶血素的脂肽)，以及丰富的植物雌激素和类黄酮色素成分，这些物质具有强烈抑制肿瘤细胞增殖的细胞裂解功能。1967 年，金泽大学药学院的龟田教授将 Ehrlich 肉瘤移植到鼠皮下后的 2～3 天，发现右足部注入纳豆菌和没有注入纳豆菌的鼠的癌细胞生长情况有所不同，说明对动物生长无害的纳豆菌能够抑制癌细胞的生长。日本人平均每人每天摄入的染料木素为 1.5～4.1mg，染料木苷为 6.3～8.3mg，染料木素是主要的抗癌活性成分，这也是日本人乳腺癌、肠癌的发病率远远低于欧美国家的原因之一[7]。细胞培养实验证明纳豆中含有的抗癌活性物质为含 30～32 个碳的直链饱和烃，其中含 31 个碳的烃在纳豆中含量最多，活性也最高[8]。目前研究证实，5,7,4-三羟异黄酮是纳豆中含有的最主要的抗癌物质，纳豆中该种物质的含量高于豆腐和豆奶中的 5 倍。此外，纳豆中还含有胰蛋白酶抑制剂，其抗癌功效已在动物实验中得到证实[9-12]。

纳豆中的植物雌激素和类黄酮色素形成的成分可以预防和治疗前列腺癌。纳豆菌不仅能够有效破坏或杀死癌细胞，而且可以刺激免疫系统达到抗癌的目的。虽然纳豆及其他大豆制品中的类黄酮，包括染料木黄酮及其葡萄糖苷结合物具有抗癌作用，但纳豆中的类黄酮大大高于未发酵的大豆制品。以肉食为主的西方人，因脂肪类物质摄入过多，而每日摄入黄酮的总量只有几毫克，导致西方人患癌症的概率大幅提高，而日本人每日摄入大量的豆制品，致使日本人患心脑血管疾病、前列腺癌、结肠癌的比例远远低于西方人，其中一个原因即是饮食结构的不同[13]。纳豆所含抗癌物质的研究证实，日本人因常吃纳豆等豆制品，使国民乳腺癌的发生率为美国的 1/15，前列腺癌的发生率为美国的 1/4。纳豆中的纳豆菌能够诱导肠内干扰素的形成，达到分解致癌物质的功效[14]。

### 8.1.3 治疗和预防骨质疏松症

骨质疏松症是骨骼疾病中最常见的疾病之一，是以骨量减少、骨组织微结构损坏、骨脆性增加及易发生骨折为特征的全身性骨病，中国骨质疏松症患者已超过 7000 万，50 岁以上人群患病率女性为 20.7%、男性为 14.4%[15]。绝经后女性骨质疏松症的发病率是未绝经女性的 2～3 倍[16]。由于更年期妇女雌性激素水平分泌不足，50 岁以上的妇女骨质疏松比例更高[17, 18]。异黄酮可作为人体激素治疗的代用品[19, 20]，起到预防和治疗骨质疏松症的作用[21, 22]。纳豆中总的黄酮与异黄酮类可达 67.4mg·100$^{-1}$g$^{-1}$，在日本不同的城市和地区，因患骨质疏松导致骨折发生的概率与人们是否食用纳豆存在着一定的关联[23]，骨质疏松患者在补钙和维生素 D 的同时，往往忽略了维生素 K 的作用。维生素 K 与钙通过协同作用可以生成骨质，增加骨的密度[11]。哺乳期的妇女每日消费纳豆 60～100g，连续 5 天，发现其乳汁中维生素 K 的含量从 $11.2\mu g\cdot L^{-1}$ 上升到 $18.8\mu g\cdot L^{-1}$，说明纳豆中含有丰富的维生素 K。东京大学医学部 1995 年研究了 6000 名 60 岁以上的骨质疏松症患者，其中易患骨折的人的血液中维生素 K 的含量仅是健康人的 1/2，患者通过服用维生素 K，促进了骨的质量，减轻了腰痛的程度[24]。越来越多的证据表明维生素 $K_2$ 在预防由于年龄增长造成的骨量丢失方面起着重要的作用[25]。维生素 K 包括维生素 $K_1$ 和维生素 $K_2$ 两种，其中维生素 $K_1$ 包含在纳豆内，不溶于水；维生素 $K_2$ 存在于纳豆外面的黏性物质中，溶于水[26]。纳豆菌是目前世界上唯一发现的能产生维生素 $K_2$ 的细菌，其发酵大豆可产生相当多的维生素 $K_2$，维生素 $K_2$ 可生成骨蛋白质，这种蛋白质可与钙共同生成骨质，增加骨的密度，防止骨折。日本曾对 6 万名 65 岁以上的骨质疏松患者给予维生素 $K_2$，证明可减缓腰痛、增加骨重。

维生素 $K_2$ 存在于纳豆外面的黏性物质中，100g 纳豆中约含有 1000μg 维生素 $K_2$，比其他各种干酪所含有的维生素 $K_2$ 的量高出 100 多倍[27]。每天食用 100g 纳豆就可提供机体足够的维生素 $K_2$。日本学者须见洋行等证实，进食 100g 纳豆 4h 后血液中的维生素 $K_2$ 的浓度最高可达原来的 54 倍。日本的髋骨骨折率要低于欧洲国家和美国，这种差异性的原因还未得知，但是可以认为与人民饮食的差异性、生活方式等因素有关。日本人常年食用纳豆，可以解释这种差异性。有关流行病学的调查发现，消费纳豆高的地区，骨折发生率显著降低，在检测人体血液中维生素 $K_2$ 含量时发现，食用纳豆的地区比不食用的地区高 15 倍，说明纳豆对人体防治骨折的发生有相当大的价值[28]。文献报道将 40 位移居巴西的健康日本妇女分为异黄酮治疗组($n=20$)和安慰剂组($n=20$)进行试验，试验组每日食用异黄酮 37.3rag，共 10 周，服用 24h 后收集每位受试者的尿，并从 0 周到 10 周连续测定受试者骨质硬度，结合尿中异黄酮排出量和骨再吸收的标志物发现，试验组的尿中异黄酮排出量从 3 周到 10 周显著增加，尿中骨再吸收标志物的排出量在试验组中减少，而对照组则未发现明显改变，说明连续食用含异黄酮的食物可抑制绝经后妇女的骨质疏松[28]。

### 8.1.4 纳豆中的枯草溶血素及其功能

纳豆表面的白色拉丝黏液含有一种带有脂肪酸的、溶于有机溶剂和碱性溶液而不溶于水的多肽，为白色长条状晶体，称为枯草溶血素。已经从纳豆中提取得到 6 种枯草溶血素，分子质量约为 1050Da[29]，属于生物表面活性剂，可被生物降解，毒性低。枯草溶血素与细胞膜上的脂类能够相互作用并提高细胞膜的通透性，水表面的张力可从 $72mN\cdot m^{-1}$ 降至 $27mN\cdot m^{-1}$，一般情况下生物表面活性剂不能

把表面张力降到 $30mN \cdot m^{-1}$ 以下[30]。另外，枯草溶血素能够有效阻止血凝块的形成[31,32]，通过抑制纤维蛋白单体的聚合进而促使凝血时间延长。凝血原因可能与表面活性剂的性质有关，表面活性剂一般都具有抗凝的作用；也可能与其抑制 cAMP 磷酸酶的活性导致 cAMP 水平提高，进而抑制血小板凝聚有关系。

### 8.1.5 抗菌及调节肠道功能的作用

纳豆可产生多种抗菌物质，其抗菌作用早在第二次世界大战时就被发现，人们用纳豆来预防和治疗霍乱、伤寒和痢疾等消化道疾病。据报道，纳豆中起抗菌作用的物质主要是纳豆菌及其代谢产物[33]。纳豆中的纳豆菌是一种能在人的肠道中良好生长的需氧益生菌，生长代谢过程中纳豆芽孢杆菌可产生如杆菌肽、多黏菌素、2，6-吡啶二羧酸等对细菌、酵母和霉菌均具有一定抗菌活性的物质，具有抑制沙门氏菌、痢疾杆菌及大肠埃希氏菌(O157、H7)等致病菌的作用，还可灭活葡萄球菌肠毒素。因此，常食用纳豆能起到强身健体、防病的功效[34]。纳豆也正由于具有这些抗菌物质，才会在充分发酵后不易腐烂[24]。纳豆在发酵培养中，由于细菌生长繁殖及其代谢过程产生了许多生化物质，如乳酸等，与纳豆菌一起进入消化系统后，导致肠道内 pH 降低，从而抑制病原菌的感染[35]。纳豆菌易于生存，在人肠道内的大量增殖会有效抑制一些致病性大肠埃希氏菌的生长，尤其能拮抗 O157 大肠埃希氏菌的繁衍，防治 O157 大肠埃希氏菌所引起的食物中毒[36]。纳豆中含有一些功能性大豆低聚糖，如水苏糖、棉子糖、蔗糖等，机体内缺乏能够水解低聚糖的 $\beta$-D-半乳糖苷酶，因而不能被肠道消化吸收而直接进入大肠内为双歧杆菌所利用来促进自身的生长繁殖，益生菌双歧杆菌的大量增殖更加强了纳豆抑菌抗病之功能。在肠道，双歧杆菌发酵大豆低聚糖为短链脂肪酸和一些抗生素物质，通过降低肠内 pH，抑制外源致病菌和肠内固有腐败菌的增殖。双歧杆菌还可通过磷脂酸与肠黏膜上皮细胞结合，与其他厌氧菌一起共同占据肠黏膜表面，形成一层具有保护作用的生物膜屏障，阻止有害菌的入侵和定植，从而起到增进宿主健康的作用。每人每天摄入 $10\sim15g$ 大豆低聚糖，17 天后检查双歧杆菌由原来的 0.99%增加到 45%[37]。大鼠的试验证明大豆低聚糖能显著提高高密度脂蛋白含量，降低血清三酰甘油和胆固醇含量，具有良好的降血脂作用[38]。

须见洋行教授针对日本在 1996 年夏天发生的大规模 O157 大肠埃希氏菌中毒事件，对纳豆的抗菌功能进行研究[39]，发现纳豆与 O157 共培养 4 天后，所有 O157 大肠埃希氏菌死亡。原因可能与纳豆在生长代谢过程中产生的多黏菌素、吡啶二羧酸、杆菌肽等抗菌活性物质有关。纳豆菌作为需氧菌，具有广谱的抗菌作用，对大肠埃希氏菌、痢疾杆菌、沙门氏菌、绿脓杆菌及金黄色葡萄球菌等均有不同程度的抑制作用[40,41]。好氧的纳豆菌在进入肠道后会营造出一个厌氧的环境，从而显著地促进梭菌、乳杆菌、双歧杆菌等厌氧的正常菌群增殖，进而有效抑制肠球菌、肠杆菌等好氧菌群及致病菌的生长，使肠道微生态平衡恢复至良性状态[42]。另外，短暂定植在小肠中的纳豆菌会分解小肠中的营养成分，产生各种增强肠道屏障功能的维生素和酶类物质。纳豆菌具有刺激免疫器官成熟、促进吞噬细胞的吞噬及扩大巨噬细胞的数量并提高其活性的能力。纳豆是一种高膳食纤维的保健食品，干燥后的纳豆膳食纤维含量高达 18%，这些膳食纤维具有治疗便秘、降低血液胆固醇和三酰甘油、预防和治疗肠道憩室病等作用。纳豆可帮助消化道功能正常化，改变人体肠道菌丛生态，维持体内正常的生理环境。

### 8.1.6 抗氧化

纳豆中含有的抗氧化物质，如卵磷脂、异黄酮、$\alpha$-生育酚(即维生素 E)等，能够有效降低血脂、胆固醇及清除脑组织细胞中过氧化脂质色素[40]。纳豆中还含有较高活性的超氧化物歧化酶(SOD)。超氧化物歧化酶是机体超氧自由基的清除剂，广泛分布于生物体细胞内和各种体液中。SOD 能阻止并消除自由基的连锁反应，具有保护机体免受损伤的作用，对人、畜无毒副作用。目前，类 SOD 活性已经成为抗衰老保健品的一个重要指标。纳豆中含有大量的大豆皂苷，不仅能够抗氧化，还可以减少血脂、预防大肠癌、降低胆固醇、软化血管、预防高血压和动脉硬化、增强免疫等[41, 42]。研究表明，纳豆粗提物可降低机体血清 LDL-C 含量，增强机体的抗氧化作用，减轻脂质过氧化损伤，从而减轻和防止泡沫细胞的形成，延缓动脉粥样硬化(AS)的发生、发展[43]。

在生物体有氧代谢过程中，过量的氧自由基会对生物大分子产生很大的危害，不断产生的氧自由基的损伤能力大于机体的修复能力，导致细胞出现氧化应激状态和衰老损伤。生物体内具有的完善的防护氧自由基侵害的体系可以用来抵御活性氧(ROS)自由基的破坏。丙二醛(MDA)是脂质过氧化的代谢产物，过氧化脂质(LPO)是自由基反应的主要产物，单胺氧化酶(MAO)能够催化芳香族单胺类失去电子，脱去氨基生成过氧化氢，加速衰老进程。超氧化物歧化酶(SOD)、谷胱甘肽过氧化物酶(GSH-Px)和过氧化氢酶(CAT)是体内重要的抗氧化酶，可联合作用有效清除体内脂质过氧化物，使机体免受自由基的损害[44, 45]。卵磷脂的基本成分胆碱是神经系统信息传递时必需的化合物，长期补充卵磷脂可以减缓记忆力衰退的进程，预防或推迟老年痴呆的发生。纳豆中含有丰富的异黄酮、卵磷脂，异黄酮除了具有防癌、抗癌作用之外，还能降低胆固醇，具有降血脂作用。纳豆中的卵磷脂可增进血液循环，清除过氧化物，使血液中的胆固醇及中性脂肪含量降低。经常食用纳豆可有效降低血脂、胆固醇及抵抗脂质过氧化作用，调节脂肪平衡，促进血液循环，改善皮肤弹性，使皮肤光洁柔软，达到延缓衰老的功效[46]。广泛分布于生物体细胞内和各种体液中的 SOD 是机体超氧自由基的清除剂，它通过阻止并消除自由基的连锁反应而保护机体免受损伤，且对生物体无毒副作用。段智变等[43]研究了不同年龄段大鼠口服纳豆对其体内 SOD 含量的影响，结果表明纳豆具有抗氧化功能，SOD 活性的检测已经成为当前抗衰老保健品的一个重要指标。按对照组及 $0.34g \cdot kg^{-1}$、$0.67g \cdot kg^{-1}$、$2.00g \cdot kg^{-1}$ 不饱和脂肪酸 3 个剂量组（$n=10$），12 月龄雄性小鼠，灌胃给药每天 1 次，经过连续 30 天给药，检测小鼠血液中 MDA、SOD、GSH-Px 水平。不饱和脂肪酸对老龄小鼠具有明显的抗氧化作用[47]。美国食品药品监督管理局（FDA）确认不饱和脂肪酸具有降血脂、降血压、增强自身免疫、预防糖尿病、防治癌症、减肥、防脑中风和心肌梗死、清理血中有害物质、防治心脏病、减缓和缓解更年期综合征发生发展、提神健脑、增强注意力和记忆力、辅助诊治多发性硬化症、辅助诊治类风湿性关节炎等作用。

Yoshiki 等报道，DDMP 族大豆皂苷具有消除活性氧的能力，其消除超氧阴离子能力在没食子酸等氢供体存在时更强[48]。郑奇志等研究表明，大豆皂苷可有效抑制高浓度胰岛素下兔血管平滑肌细胞 LPO 生成，提高 SOD 活力，从而对动脉粥样硬化具有防治作用，但是大豆皂苷浓度过高对血管平滑肌细胞起损伤作用[49]。宋柏捷等探讨了大豆皂苷对高脂血症患者血脂水平及抗氧化作用的影响，研究结果表明，大豆皂苷可降低高脂血症患者血清总胆固醇和三酰甘油水平，增高 SOD 和 GSH-Px 活性，降低 MDA 水平[50]。尹学哲等研究表明，大豆皂苷可降低 D-氨基半乳糖所致急性肝损伤小鼠肝 LOOH 和 MDA 含量，升高肝组织 GSH 水平及 SOD、CAT、GSH-Px 活性，从而对 D-氨基半乳糖所致小鼠急性肝损伤具有保护作用[51]。王玉娇等研究了大豆皂苷对四氯化碳所致急性肝损伤小鼠肝脏氧化应激的干预作用，实验结果显示，大豆皂苷明显增高四氯化碳致急性肝损伤小鼠肝组织总 SOD、CAT 和 GSH-Px 活性，提高肝 GSH 水平，降低肝 MDA 水平，升高肝线粒体 $Na^+$-$K^+$-ATPase、$Ca^{2+}$-$Mg^{2+}$-ATPase 和 Mn-SOD 活性，降低肝线粒体 MDA 含量[52]。这说明大豆皂苷可降低四氯化碳致急性肝损伤小鼠肝脏氧化应激，对肝损伤具有保护作用。

### 8.1.7 对心肌缺血再灌注损伤的保护

向红霞等[53]研究了苗岭纳豆素胶囊对 SD 大鼠的心肌缺血再灌注的保护研究；胡少瑾等研究表明其对临床急性脑梗死患者有治疗作用[54]。下面以向红霞等研究为例。

分组及给药：取雄性 SD 大鼠 48 只，体质量（220±20）g，称量，标记，将其随机分为 6 组，每组 8 只，分别为：假手术组（冠状动脉左前降支下穿线不结扎）、缺血再灌注模型组，苗岭纳豆素胶囊高、中、低剂量组（取胶囊内容物采用生理盐水配制成药液灌胃，给药剂量分别为 $1.36g \cdot kg^{-1}$、$0.68g \cdot kg^{-1}$、$0.34g \cdot kg^{-1}$），普萘洛尔组（$38mg \cdot kg^{-1}$）。各组大鼠连续灌胃给药 7 天，每天 2 次，其中假手术组和模型组每天按 $1mL \cdot 100^{-1}g^{-1}$ 灌胃生理盐水。

实验方法:用 8%水合氯醛麻醉,按结扎大鼠心脏左冠状动脉前降支方法造模,缺血 30min,再灌注 180min,实时监测心电图 ST 段及 T 波的变化。假手术组只穿线不结扎冠状动脉前降支。再灌注末股动脉采血,检测血清中谷草转氨酶(AST)、乳酸脱氢酶(LDH)、肌酸激酶同工酶(CK-MB)、肌钙蛋白Ⅰ(cTnI)、超氧化物歧化酶(SOD)、丙二醛(MDA)、肿瘤坏死因子 α(TNF-α)等相关指标变化,同时利用 TTC 染色法对各组心肌梗死面积进行测定。

结果:与假手术组比较,模型组 ST 段明显抬高或 T 波高耸(图 8-1 和图 8-2),血清中 AST、LDH、CK-MB 活性及 cTnI、MDA、TNF-α 的量均明显升高,SOD活性显著降低(表 8-1 和表 8-2),梗死面积显著增大($P<0.01$ 或 $P<0.05$)(表 8-3)。与模型组比较,普萘洛尔组和苗岭纳豆素胶囊各剂量组 ST 段抬升减小或 T 波下降,抑制 AST、LDH、CK-MB 释放,同时显著抑制血清中 cTnI、MDA、TNF-α上升,提高 SOD 活力($P<0.01$ 或 $P<0.05$),并且心肌梗死面积明显减小($P<0.001$)。

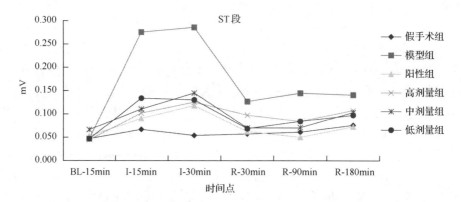

图 8-1　苗岭纳豆素胶囊对心肌缺血再灌注损伤大鼠心电图 ST 段变化的影响

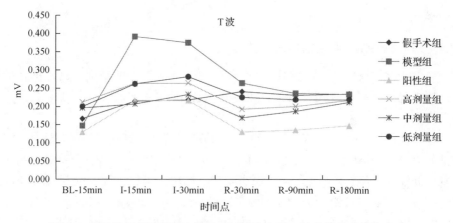

图 8-2　苗岭纳豆素胶囊对心肌缺血再灌注大鼠 T 波变化绝对值的影响

**表 8-1　苗岭纳豆素胶囊对血清中 AST、LDH、CK-MB 活性及 cTnI 含量的影响**($x \pm s$, $n=8$)

| 组别 | AST/(IU·L$^{-1}$) | LDH/(U·gprot$^{-1}$) | CK-MB/(pg·mL$^{-1}$) | cTnI/(pg·mL$^{-1}$) |
|---|---|---|---|---|
| 假手术组 | 132.177±6.322 | 4149.281±131.634 | 534.596±54.559 | 7.703±0.843 |
| 模型组 | 175.299±28.427[###] | 5318.345±419.065[###] | 635.198±70.264[##] | 11.080±2.045[###] |
| 阳性组 | 148.307±10.216 | 4255.396±337.267[***] | 490.161±51.208[***] | 8.493±1.311[**] |
| 高剂量组 | 152.301±8.856[*] | 4262.590±314.273[***] | 466.922±48.479[***] | 8.263±1.391[**] |
| 中剂量组 | 154.107±15.005 | 4548.561±356.983[***] | 536.825±39.000[**] | 8.744±1.120[*] |
| 低剂量组 | 156.992±16.156 | 4771.583±375.595[*] | 553.467±54.375[*] | 9.039±1.512 |

注：与正常组比较，[##]$P<0.01$，[###]$P<0.001$；与模型组比较，[*]$P<0.05$，[**]$P<0.01$，[***]$P<0.001$。

**表 8-2　苗岭纳豆素胶囊对大鼠血清中 SOD 活力和 MDA、TNF-α 含量的影响**($x \pm s$, $n=8$)

| 组别 | SOD/(U·mL$^{-1}$) | MDA/(nmol·mL$^{-1}$) | TNF-α/(pg·mL$^{-1}$) |
|---|---|---|---|
| 假手术组 | 13.315±0.728 | 7.114±0.662 | 148.576±8.253 |
| 模型组 | 12.022±0.560[#] | 10.891±1.161[###] | 212.096±26.276[###] |
| 阳性组 | 13.324±0.929[*] | 8.657±1.226[**] | 170.641±9.522[***] |
| 高剂量组 | 13.753±0.405[***] | 8.125±0.615[***] | 187.687±15.932[*] |
| 中剂量组 | 14.508±1.344[***] | 8.404±1.120[***] | 191.814±15.292 |
| 低剂量组 | 13.259±0.427[*] | 8.516±1.059[***] | 194.067±14.240 |

注：与假手术组比较，[#]$P<0.05$，[###]$P<0.001$；与模型组比较，[*]$P<0.05$，[**]$P<0.01$，[***]$P<0.001$。

**表 8-3　苗岭纳豆素胶囊对心肌缺血再灌注损伤大鼠梗死面积的影响**($x \pm s$, $n=8$)

| 组别 | 梗死面积百分比/% |
|---|---|
| 假手术组 | 0±0 |
| 模型组 | 23.16±4.75[###] |
| 阳性组 | 11.17±3.88[***] |
| 高剂量组 | 10.36±3.68[***] |
| 中剂量组 | 11.53±3.07[***] |
| 低剂量组 | 12.06±4.56[***] |

注：与假手术组比较，[###]$P<0.001$；与模型组比较，[***]$P<0.001$。

结论与讨论：苗岭纳豆素胶囊对心肌缺血再灌注损伤具有保护作用，抑制心肌酶 LDH、AST、CK-MB 的漏出，降低血清中 MDA、cTnI、TNF-α 含量，改善 SOD 活性，减少心肌梗死面积。对心肌缺血再灌注损伤的保护作用可能是通过抑制自由基的产生、增强自由基的清除功能、维持心肌细胞氧化和抗氧化的动态平衡、抑制中性细胞聚集，从而达到对大鼠心肌缺血再灌注损伤的保护作用。

### 8.1.8　减肥美容

$\gamma$-谷氨酸是由芽孢杆菌合成的一种胞外异形肽，由 D 型或 L 型谷氨酸通过 $\gamma$-

酰胺键连接而成的氨基酸均聚物，通常由 5000 个左右的谷氨酸单体组成，分子质量一般在 10 万～100 万 Da。其具有水溶性、可食性、抗冻性、保湿性、可塑性、成纤维性等性质，是一种可完全降解的新型天然高分子材料，在食品、医药、农业、日常用品和塑料等领域具有广泛的应用潜力。纳豆中的黏液素具有很好的减肥效果。黏液素是由谷氨酸多肽($\gamma$-PGA)以特别的结构组成，具有很高的吸水性，不被人体肠道所吸收，与膳食纤维一起膨胀，减少人体对脂肪的吸收。纳豆中的维生素 B 是大豆发酵前的 6 倍，它支持人体脂肪的燃烧，防止人体脂肪的堆积。纳豆"拒绝脂肪"的黏液素和"燃烧脂肪"的维生素 K 的功效，使纳豆具有健康、绿色的减肥功效。刘霞等[55]研究 $\gamma$-谷氨酸的保湿功效及安全性，结果表明，聚谷氨酸的保湿性接近现在广泛使用的保湿剂——透明质酸钠的保湿效果，同时对皮肤安全、无刺激性。

### 8.1.9　提高蛋白质的消化率

纳豆在发酵过程中产生蛋白酶、纤维酶、纳豆激活酶等各种酶类和多种维生素，酶的作用加速纳豆生化反应的顺利进行[1]。尤其是纳豆菌所具有的消化酶能使蛋白质及其他营养物质的降解或分解速度加快。据报道[30]，有 50%～60%的大豆蛋白转化成肽和氨基酸，大豆经过纳豆菌发酵不仅具有大豆的营养物质，还含有发酵产生的有生理活性的副产物。

### 8.1.10　延缓酒中乙醇吸收

纳豆中含有黏蛋白、谷氨酸及多肽等成分的黏性物质覆盖在胃黏膜表面，使其对酒中乙醇等的吸收缓慢而稳定，从而起到解酒的作用。有人研究了纳豆发酵产物对饮酒后人体内乙醇、乙醛的浓度及鼠体内乙醛毒性的影响。饮酒前 21 名志愿者口服 100mL 纳豆菌的发酵产物，然后饮用相当于 30～65mL 乙醇的威士忌酒，1h 后血中的乙醇、乙醛浓度比对照组最大值分别降低 25%和 45%($P<0.05$)，而且降低血中乙醛浓度的作用至少持续到酒后 4h。同时，乙醇的呼出浓度也明显降低，实验组乙醇的呼出浓度($0.18\pm0.11\text{mg}\cdot\text{L}^{-1}$)比对照组($0.32\pm0.1\text{mg}\cdot\text{mL}^{-1}$)低 44%($P<0.005$)。在以鼠为实验对象的乙醛急性毒性实验中，纳豆发酵产物(BIOZYME)也明显增加了鼠存活率($P<0.005$)。以上研究结果表明，纳豆发酵产物中有一种安全、有效的抗宿醉因子[56]。

## 8.2　纳豆激酶的药理作用

血栓性疾病严重危害着人类的健康，是引起中老年人心肌梗死、脑卒中等心脑血管疾病死亡的重要因素，中国已逐渐步入老龄化社会，心、脑血管血栓性疾病的发病率逐年攀升。人类的血液循环系统中存在着相互拮抗的凝血系统和抗凝血系统，它们之间存在着动态平衡[57]，正常生理状态下，血液保持流体状态并且在血管内无障碍地循环。在血管腔内流动的血液，对血管壁造成一定的压力。一旦血管破裂，血液从血管中流出，和血管内皮下基质的细胞因子发生接触，血小板被激活，同时和血液中的一系列凝血因子相互配合，启动凝血系统，最终生成凝血酶，导致纤维蛋白网络的形成，"修补"血管破裂部位，防止血液的进一步流失，同时也促进血管和伤口的修复。在正常生理状态下，血液中的抗凝系统、纤溶系统正常发挥作用，平衡凝血系统，防止血液凝固扩大形成栓子阻塞血管；凝血系统和纤维蛋白溶解系统的相互平衡，不仅保证血液的流体状态，也有潜在的可凝固性，使血管破裂时能及时止血。但是在某些状况下，上述动态平衡被打破，便触发了凝血过程，形成血栓[58]，最重要和最常见的血栓形成原因是血管内皮细胞损伤[59]。内皮细胞的损伤，暴露出内皮下的胶原纤维，激活血小板和凝血因子XII，启动了内源性凝血系统。内皮细胞释放细胞因子，激活凝血因子VII进而启动外源性凝血系统。血小板的活化在触发凝血过程中起重要作用[60]。血流减慢和血流产生漩涡，增加了血小板与内膜的接触机会和黏附于内膜的可能性。同时，被激活的凝血因子和凝血酶在局部易达到凝血所需的浓度。因此，内皮细胞的损伤，会使内皮下的胶原暴露于血流，导致内源性和外源性凝血系统激发[61]。静脉血栓远高于动脉发生血栓的概率，其好发于心力衰竭、久病卧床或静脉曲张患者的静脉内。静脉内的静脉瓣是静脉血栓形成的起始点[62]。虽然心脏和动脉内的血液流速较快而不易形成血栓，但在左心房、动脉瘤内或血管分支处血流缓慢容易出现涡流的条件下血栓易于形成。血液凝固性增加，常见于第V因子和凝血酶原的基因突变的遗传性疾病、严重创伤、大面积烧伤、大手术后或产后导致大失血时血液浓缩，以及血中纤维蛋白原、凝血酶原及其他凝血因子(XII、VII)的浓度升高等获得性疾病中[63]。纳豆是日本的一种具有 1000 多年历史的传统营养食品，由大豆发酵制成，源于我国历史更悠久的发酵食品豆豉。日本的须见洋行教授在 1986 年考察了 173 种食品，发现只有纳豆可以溶解血栓[64]。须见洋行等在 1987 年从纳豆中分离出了能够溶解血栓的丝氨酸蛋白酶，将其命名为纳豆激酶，它是在纳豆发酵过程中由纳豆枯草杆菌产生的[1]。研究发现纳豆激酶具有纤溶活性和溶栓能力，可治疗和预防血栓病；它还可刺激内皮细胞产生组织纤维溶酶原激活物，进而增强溶栓能力。目前常用的或一些开发中的治疗血管栓塞疾病的药品，均存在一定的缺陷，诸如肝素半衰期短、必须短时间间歇用药或持续滴注、容易引起出血和血小板减少，且长期用药可引起注射部位皮肤坏死和骨质疏松。目前血栓性疾病的治疗方式主要采用手术或服用溶栓药物，消除血栓、疏通血管、恢复正常血液流动，减少组织或脏器的损伤。手术取栓存在较高的技术难度和需要承担巨大的风险，且价格不菲，一般除了急性栓塞造成的严重堵塞外均采用药物溶栓，所以目前在治疗诸如肺栓塞、急性心肌梗死、脑血栓等严重血栓性疾病时，临床多采用溶栓剂[65]。纳豆激酶价廉易得，具有较高的溶栓活性，并且特异性强，被认为是很有前途的新一代抗栓药物。Sumi 比较了纳豆激酶对尿激酶底物、纤溶酶底物、凝血酶底物、弹性蛋白酶底物、激肽释放酶底物等的水解活性，发现其最适底物是纤溶酶底物 H-D-Val-Leu-Lys-pNA。Mitsugu 等研究发现，分离于纳豆中的纳豆激酶对纤维蛋白原和合成的枯草杆菌素底物 Suc-Ala-Pro-Phe-pNA 具有高度的水解活性[66]。有文献报道，纳豆激酶可与血浆巨球蛋白按 2∶1 结合，导致其失去活性[67]。

### 8.2.1　溶栓作用

1. 体外溶栓试验

1980 年，日本学者 Sumi[1]将纳豆中提取的物质即纳豆激酶加入到人工血栓中，与尿激酶相比发现纳豆激酶溶解血栓 2cm 需要 3h，而尿激酶溶解 2cm 血栓需要 48h，即纳豆发酵物溶解血栓的速度是尿激酶的 16 倍。纳豆激酶能够将纤维蛋白分解为小肽和氨基酸，当酶提取液滴加到纤维蛋白平板上时，就会出现透明的溶解圈，溶解透明圈的直径与纳豆激酶的活性成正比。王萍等[68]等对家兔心脏的血液进行体外自然凝固成血凝块，然后分别称量后放入不同试管中，依次加入纳豆激酶、蚓激酶、生理盐水溶液，37℃、120r·min$^{-1}$ 振摇孵育，然后在不同时间测定凝血块质量，计算血凝块的溶解率，结果表明不同剂量的纳豆激酶(1mL、0.5mL、0.3mL、0.2mL)作用血块 6h 时，溶解率分别为 88%、74%、33%、32%，对照组的蚓激酶溶解率为 87%，说明纳豆激酶在体外有显著的溶栓作用。沈友进等[69]发现尿激酶对新血栓的溶解效果优于陈旧血凝块。该现象可用尿激酶通过激活纤溶酶原激活剂而实现溶栓的机制来解释。因为随着血凝块的放置，其中的纤溶酶原激活剂会逐渐降解。陈杰鹏和徐峰[70]发现纳豆激酶对新旧血栓的溶解效果趋于一致，该现象与文献中普遍认为的纳豆激酶对陈旧血栓同样具有极强溶解能力的报道一致。另外，温度、pH、动物种属的血液凝块均会影响体外纳豆激酶对血液凝块的溶解。奉涛用蔗糖作为添加剂，在熟化前将提取的纳豆激酶粗提物进行喷雾干燥，制备肠溶胶囊。大鼠给药后，采腹主动脉血 0.2mL 并用生理盐水稀释 50 倍置于冰箱保存，一周后观察血栓形成情况。结果表明，纳豆激酶及其肠溶胶囊组可抑制血栓形成[71]。

2. 人体试验

Sumi 等[6]选用 22 名健康的日本自愿受试者(6 男 16 女，21～55 岁)随机分为试验组和对照组，试验组早饭前服用 200g 纳豆或服用 2 粒纳豆激酶肠溶胶囊

（650mg/人），每日 3 次；对照组服用相当于制备等量纳豆激酶的煮熟大豆，每日 3 次。每日定时采血，测定优球蛋白溶解时间（ELT）、优球蛋白溶解活性（EFA）、纤维蛋白降解底物（FDP），以及体内组织来源的纤溶酶原激活物（t-PA）含量。结果表明，服用纳豆或纳豆激酶能显著缩短优球蛋白溶解时间，效果可保持 2.8h，而 t-PA 在血浆中溶栓活性仅维持 20～30min。实验结果表明，服用纳豆激酶明显缩短了 ELT，促进纤溶活性。此外，口服纳豆激酶后 EFA 值和 FDP 值迅速升高，表明纤维蛋白迅速降解，另外还发现 t-PA 的量不断增加，而纳豆激酶本身无 t-PA 抗原性。因此可以认为是纳豆激酶刺激血管内皮细胞引起 t-PA 的继发性增加，进一步增加了人体的纤溶活性。

3. 动物试验

1）纳豆激酶抑制内膜增厚和调节附壁血栓

Suzuki 等[8]将 SD 大鼠用纳豆提取物分组饲养 3 周后，用光化学反应血栓模型（辐射和注入染料局部产生活性氧族损伤血管内皮）造成大鼠股动脉内膜增厚，使血管壁剥脱，内皮损伤 8h 后股动脉被重新打开，发现损伤部位附壁的血栓对照组，血栓溶解从血块中央开始，附壁血栓黏附在血管壁表面；但用药组血栓溶解从靠近血管壁的部位开始，血管壁表面的大部分血栓与之分离，彼此之间的血栓分开。3 周后，观察股动脉内膜横截面积发现，给药组抑制内膜增厚。与对照组相比，纳豆提取物通过血栓溶解活性抑制血管壁血栓形成而减少内膜增厚[11]。动脉粥样硬化的前提是内膜增厚，内皮异常刺激血管平滑肌细胞（SMC）从中膜到内膜迁移及增殖，最新研究显示黏附在损伤血管壁的循环血管祖细胞及其增殖也可形成内膜增厚[72]。内皮损伤导致血小板在损伤部位聚集，白细胞在 P 选择素作用下黏附。活化的血小板释放血小板源性生长因子（PDGF）及去甲肾上腺素等；活化的白细胞释放组胺、白三烯等，转化生长因子-B 和碱性成纤维细胞生长因子会刺激血管平滑肌细胞迁移并增殖。纳豆激酶调节血栓溶解抑制内膜增厚的机制可能是内皮损伤导致 t-PA 的合成，纳豆激酶对纤溶酶原激活物抑制物-1（PAI-1）的抑制可以进一步增加 t-PA 的活性，纳豆激酶在内皮部位可能直接溶解纤维蛋白，从管壁附近血栓溶解开始，血栓与血管壁表面分离，血栓之间彼此分开使血栓释放的各种细胞因子和生长因子在到达血管壁之前就会被血流冲走，结果降低了内皮损伤触发的内膜增厚[8]。Kaida 等[73]报道内皮损伤后附壁血栓的形成与内膜增厚有关，并发现 t-PA 和抗血小板药物合用可抑制内皮损伤后附壁血栓的形成。

2）纳豆激酶对大鼠腹主动脉血栓的溶栓效应

吴胜英等[74]随机将 SD 大鼠分成不同浓度纳豆激酶组、同等剂量的蚓激酶组和单纯血栓组 5 组，采用 30% $FeCl_3$ 浸润的滤纸条覆盖大鼠腹主动脉造模血管内形成血栓,通过纳豆激酶对大鼠血压的动态观察变化,比较形成血栓的大小及检测 PAI、组织型纤溶酶原激活物 t-PA 等活性指标,来观察纳豆激酶的溶栓效应。结果显示造模血栓前血压无明显差异,血栓造模成功后 40min 纳豆激酶组和蚓激酶组血压下降幅度(%)(−11.62±7.36、−8.37±10.29、−7.28±4.54)明显低于单纯血栓组(−59.97±12.29)($P<0.01$),血浆中 t-PA 活性升高,PAI/t-PA 比值显著降低($P<0.01$),说明纳豆激酶可提高纤维蛋白溶解活性,抑制血栓的形成。

3)纳豆激酶对兔股动脉血栓的再通作用

张利[75]通过纳豆激酶对兔股动脉血栓再通实验制备富含红细胞的血栓,股动脉血流量值基本为零时,表示造模成功,静脉给药 30min 时,记录股动脉血流量,观察动脉再通率、残留血栓长度及湿重、动脉再通时间、给药前后不同时间段股动脉血流量。动脉再通率以给药 40min 后血流量恢复至基础值的 50%作为动脉血管再通标准,将血流量恢复至基础值 50%的时间作为动脉再通平均时间。再通时间按120min 计算,生理盐水组无一侧股动脉再通。给予纳豆激酶和尿激酶约 40min 后各试验组动物股动脉平均血流量恢复到 50%以上,表明再通成功。实验结果表明纳豆激酶能显著降低股动脉的再通时间,增加再通率和血流量,股动脉血栓的长度、重量也显著降低。纳豆激酶能够有效减少血栓形成的可能性并能快速溶解血栓。

4)纳豆激酶对实验性肺栓塞的溶栓效应

张利[75]采用 Nowak 手术法,对动、静脉插管制备肺栓塞来研究纳豆激酶对实验性肺栓塞的溶栓效应。在第一栓子释放 10min 后给药,并释放第二栓子,在给药 10h 后,取出心、肺内血栓,观察栓重并对血栓样本进行扫描电镜观察、固定肺脏制备石蜡切片进行病理组织学观察。实验结果表明纳豆激酶可显著地降低肺内血栓的质量,并改变血栓结构,对肺血栓的形成有显著抑制作用。杨敏等[76]做了纳豆激酶粗提液对小鼠肺血栓模型的影响实验,取雄性昆明小鼠 50 只,体重 18～22g,按照体重均衡原则,随机分为 5 组:生理盐水空白对照组,蚓激酶阳性对照组(25 000IU·kg$^{-1}$),纳豆激酶低、中、高剂量组(2500IU·kg$^{-1}$、25 000IU·kg$^{-1}$、250 000IU·kg$^{-1}$)。按上述剂量给药,连续灌胃 14 天,每日 1 次,灌胃量 0.2mL。末次给药 2h 后,各组小鼠尾静脉注射浓度为 2.5g·L$^{-1}$胶原蛋白和 90mg·L$^{-1}$肾上腺素的混合诱导剂,注射剂量 0.1mL·10$^{-1}$g$^{-1}$,小鼠形成体内急性肺血栓模型。记录各组小鼠 5min 内死亡数和 15min 内未恢复偏瘫数。胶原蛋白和肾上腺素都是血小板聚集诱导剂,两者合用具有显著的协同作用。小鼠尾静脉注射混合诱导剂后出现肺血栓性栓塞,引起偏瘫和死亡。各组注射混合诱导剂后结果显示,阳性对照组和纳豆激酶各处理组小鼠的恢复率均高于空白对照组,高剂量组有显著差异($P<0.05$),表明纳豆激酶粗提液对胶原蛋白-肾上腺素混合诱导剂诱导的肺栓

塞有保护作用，且表现出剂量效应依赖关系。

　　5) 纳豆激酶的溶栓机制

　　溶栓主要靠纤溶系统，该系统将血液中的纤溶酶原激活为纤溶酶，纤溶酶再水解血栓。纤溶酶原的激活是靠一系列激活剂完成的，体内有源自血管内皮细胞的组织型纤溶酶原激活剂和由肾脏细胞产生并分泌的尿激酶型纤溶酶原激活剂两种纤溶酶原激活剂。血液中还存在纤溶酶原激活剂的抑制剂，它们对抗纤溶酶原激活剂，保持纤溶系统的平衡。

　　纳豆激酶通过引起继发性组织纤溶酶及激活物的增加来发挥其持续、温和的纤溶活性[77]。纳豆激酶不仅具有直接溶解交联纤维蛋白的功能，也可以将尿激酶原激活转化成尿激酶，起到间接溶解血栓的作用。纳豆激酶还能促进血管内皮细胞产生内源组织型纤溶酶原激活剂，催化纤溶酶原活化为纤溶酶而溶血栓。纳豆激酶有水解纤溶酶原激活剂抑制剂(PAI-1)的作用[6]。服用纳豆激酶后，取血用 ELISA 检测不同时间血液中 t-PA 含量的变化发现，血液中 t-PA 含量从低到高然后又从高至低变化。纳豆激酶使血栓模型导致的低下 t-PA 显著升高，通过免疫印迹实验也证明，血栓模型 t-PA 减少，纳豆激酶使 t-PA 表达显著上调。口服纳豆激酶，可刺激血管内皮细胞产生 t-PA。最新的研究表明[7]，将适当浓度的纳豆激酶注射到兔眼睛的玻璃体腔内，导致玻璃体脱离，证明其具有典型的纤溶酶活性。体外试验证实纳豆激酶能够激活尿激酶原转变为尿激酶，水解纤溶酶，参与溶纤过程[6]。由血管内皮细胞产生并分泌到血液的 t-PA 的活性及含量的改变直接影响体内纤溶功能的发挥，当血栓出现时，血液中纤溶酶原对纤维蛋白有相当亲和性而部分富集于血栓周围，同时，t-PA 使纤维蛋白与纤溶酶原的亲和性增加，t-PA 将迅速激活纤溶酶原为纤溶酶，降解血栓上的血纤维蛋白。体内摄入纳豆激酶后，测定不同时间内血液中 t-PA 含量的变化，发现 t-PA 含量先逐渐增加，一段时间后开始降低[9]，纳豆激酶引起血管内皮细胞产生能够增强纤溶活性的内源 t-PA。可以降解 t-PA 进而抑制纤溶酶原被激活为纤溶酶的 PAI-1 是体内纤溶级联反应的主要调控因子，文献报道在体外纳豆激酶具有降解纤溶酶原激活剂的抑制剂 PAI-1 的作用[14]。Urano 等[23]进一步证明纳豆激酶降解活性重组 PAI-1 的活性位点在 Arg346-Met347，从而导致 rpPAI-1 活性丧失。PAI-1 主要在调控纤溶系统功能时，水解 t-PA，使其失去激活作用，减少纤溶酶原激活成纤溶酶，使溶解活性变小。纳豆激酶使 PAI-1 失活从而保证 t-PA 功能增加，使生成纤溶酶的量增加，加速血栓的溶解。纳豆激酶具有特异的识别位点和蛋白水解位点，对纤维蛋白原、酪蛋白和多种合成底物均具有较好的水解活性。纳豆激酶的作用机制见图 8-3。

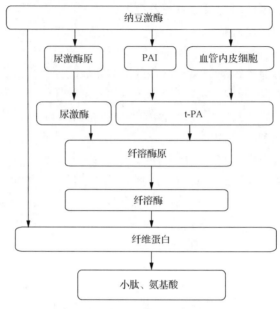

图 8-3　纳豆激酶的作用机制

### 8.2.2　对血脂的调节作用

李瑞芳等[78]将健康雄性 SD 大鼠，随机分为空白对照组、高脂模型组和纳豆激酶高、中、低剂量组[570mg·(kg·d)$^{-1}$、380mg·(kg·d)$^{-1}$、190mg·(kg·d)$^{-1}$]，以及辛伐他汀组[20mg·(kg·d)$^{-1}$]，共 6 组，每组 10 只，从而研究纳豆激酶对试验性高脂大鼠的降血脂作用。空白对照组大鼠给予普通饲料，其余各组均给予高胆固醇(HCD)饲料喂养。饲养 2 周，每日灌胃给予受试物，空白对照组及高脂模型组则给予同体积的生理盐水，每日 1 次，连续 4 周。试验结束时采用腹主动脉取血，观察主动脉弓及肝脏变化并称取脏器质量。检测血清中 CHO、LDL-C、MDA、SOD、TG、HDL-C、NO 的水平，主动脉弓和肝脏 HE 染色观察血管内皮增生及肝组织中脂肪沉积情况。实验结果显示，纳豆激酶具有降脂和抗氧化能力。段智变等[43,79]利用建立食源性高脂血症兔模型，饲喂纳豆粗提物的实验组血清总胆固醇(TC)、三酰甘油(TG)、低密度脂蛋白胆固醇(LDL-C)、丙二醛(MDA)、动脉粥样硬化指数(A1)均低于模型组，而高密度脂蛋白胆固醇(HDL-C)、超氧化物歧化酶(SOD)高于模型组。

华中农业大学杨敏[80]发现纳豆激酶粗提液能有效降低高脂血症大鼠血清中 TC、TG、LDL-C、肝脏指数和 MDA 水平，升高血清 HDL-C、SOD、NO 水平($P<0.05$)。同时发现在肝脏切片中，空白对照组大鼠肝脏肉眼观察为红褐色，明亮且有光泽。细胞核被染成蓝紫色，细胞质呈暗红色。高脂血症大鼠肝脏表面无

光泽，颜色呈土黄色，肝组织切面有油腻感，在光镜下观察，肝脏边缘圆钝，脂肪在肝脏内大量沉积，经切片处理在光镜下呈现空泡状。脂滴充满于细胞质内，使肝细胞体积明显增大。脂滴大小不均一，有的空泡很大，将细胞核挤向一边。阳性对照组和纳豆激酶粗提液组肝脏颜色介于红色和土黄色之间，肝组织切面有轻微油腻感，表明纳豆激酶粗提液实验组的脂肪变性程度减轻。

谢嵩[24]等研究纳豆激酶粉对高血脂大鼠 TC、TG 水平变化的影响发现，普伐他汀钠阳性对照组和纳豆激酶粉低、中、高剂量组的 TG、Tc 水平显著下降，并且对纳豆激酶呈现剂量依赖性。孟繁宇等[81]用提纯的纳豆激酶在动脉粥样硬化模型大鼠进行实验，结果显示纳豆激酶组降血脂功效同样不如他汀药物组，TC、TG水平虽显著下降，但降压效果不如他汀药物组，纳豆激酶组在降低血液黏度方面有很显著的效果，使大鼠的血液流变学指标得以改善。由以上实验结果来看，纳豆激酶的降血脂作用确实不如洛伐他汀类降脂药，但是与他汀类药物相比，纳豆激酶几乎没有不良反应。

### 8.2.3　抗凝血作用

王俊菊等[82]研究发现，纳豆激酶能延长大鼠凝血酶原时间，延长家兔血浆复钙时间和凝血时间。在血小板少的血浆内加入适量的脑磷脂悬液以代替血小板，然后加钙离子，与血浆凝血因子共同作用，可形成凝血活酶。凡能抑制该系统的药物，便可使凝血活酶时间延长。由此表明纳豆激酶产生的抗凝血作用是通过抑制部分凝血活酶的形成而发生的。家兔凝血实验采取对家兔随机分成 5 组，每组6 只，阴性对照组在耳缘静脉以 1mL·kg$^{-1}$ 剂量注射生理盐水，阳性对照组静脉注射 150 IU·kg$^{-1}$ 剂量肝素，纳豆激酶分为低、中、高(1000FU·kg$^{-1}$、2000FU·kg$^{-1}$、4000FU·kg$^{-1}$)剂量组给药，30min 后，静脉采 3.0mL 血置于 37℃水浴 3min，以后每隔 30s 将倾斜一次试管，直至将试管缓慢倒置血流不动为止，依此类推。结果显示，纳豆激酶显著延长全血凝固的时间，说明纳豆激酶的抗凝作用与其影响内源性凝血系统相关[83]，在均装有 1mL 新鲜家兔血液的各个试管中分别加入 1mL生理盐水、尿激酶溶液、纳豆激酶溶液(酶活分别为 1000FU·mL$^{-1}$、500FU·mL$^{-1}$、400FU·mL$^{-1}$、300FU·mL$^{-1}$、200FU·mL$^{-1}$、100FU·mL$^{-1}$、50FU·mL$^{-1}$、20FU·mL$^{-1}$)、20μL 125IU·mL$^{-1}$ 的肝素钠溶液，开始计时。室温下记录凝血与复溶所耗时间，结果说明纳豆激酶及尿激酶在体外具有的抗凝作用与其酶活呈正相关。生理盐水组凝固后即不再复溶。肝素钠组 24h 内均不凝血，24h 后血液凝固，不再复溶。

### 8.2.4　抗动脉粥样硬化

袁淑云[84]通过对小鼠的实验发现，纳豆激酶可以降低高脂饮食诱发的高脂血症小鼠的胆固醇，增加高密度脂蛋白含量。杨敏等[76]用花牛油喂食的方法构建高脂血症动物模型，发现在动物模型中添加纳豆激酶组总胆固醇明显降低，且这种趋势随着纳豆激酶量的增高更加显著。龚敏等[85]通过研究纳豆激酶对兔血管成形术后再狭窄的影响，推测纳豆激酶可抑制血管成形术后再狭窄，但不是通过影响血小板数目及聚集、基质金属蛋白酶 MMP-2、MMP-9 的表达而发挥作用，而是通过降脂、抗氧化或其他作用直接或间接抑制内膜增生，从而发挥作用。

迟东升将 32 只家兔随机分为：A 组，空白对照组(喂饲基础饲料)；B 组，模型组；C 组，纳豆激酶低剂量；D 组，纳豆激酶高剂量组，共 4 组，每组 8 只。B、C、D 组喂饲高脂饲料；C、D 组在喂饲高脂饲料的基础上分别加用低剂量纳豆激酶 $56FU \cdot (kg \cdot d)^{-1}$ 和高剂量纳豆激酶 $280FU \cdot (kg \cdot d)^{-1}$，每日灌胃给药 1 次，共 12 周。各组动物每日限食 120g，自由饮水。除 A 组外，其余动物 2 周后静脉注射牛血清白蛋白 $250mg \cdot kg^{-1}$(以 0.9% NaCl 制成 10%溶液注射)1 次，建立高胆固醇饮食并免疫损伤诱导动脉粥样硬化模型；A 组注射等量 0.9% NaCl，1 次。分别于 0 周和 12 周早晨空腹采集兔耳缘静脉血 1.8mL，与 0.2mL 2%枸橼酸钠抗凝剂混合(血液与抗凝剂为 9：1)。4℃、$3000r \cdot min^{-1}$ 离心 10min，分离血浆，取血浆 200μL 分装后于–70℃冰箱中保存备用。用凝固法测定凝血酶原时间(PT)、活化部分凝血酶时间(APTT)和凝血因子 I(Fg)含量。采用酶联免疫吸附双抗夹心法(ELISA)测定血纤溶酶原激活剂(t-PA)与纤溶酶原激活剂抑制物(PAI-1)含量，依实验方法操作，在酶标仪 450nm 处测定各孔吸收度，以空白对照孔调零，以 $A_{450nm}$ 对照品浓度作标准曲线，计算待测样品含量[86]，结果说明纳豆激酶使活化部分凝血酶时间延长，使纤维蛋白原含量下降，使组织纤溶酶原激活剂增多。纳豆激酶对动脉粥样硬化家兔凝血和纤溶功能的影响实验的结果显示，在纳豆激酶干预后，B 组的 PT 明显缩短，C、D 组的 APTT 明显延长，Fg 含量明显下降，与文献报道结果一致[87]。给健康人口服纳豆激酶后，血浆纤维蛋白降解产物(FDP)增高，PAI-1 的活性降低，t-PA 活性增加，第 4 天达到高峰，是未服用纳豆激酶时的 114 倍。所以，可以认为，纳豆激酶可明显提高血液纤溶活性并降低血液凝固性。

### 8.2.5　保护心肌缺血作用

纳豆激酶能溶解冠状动脉血栓，明显缩小血栓，促进再通血管，显著降低心肌缺血程度，缩小心肌梗死面积，减轻动物模型的心肌梗死血清中肌肉型肌酸激酶同工酶的活性[40, 88]。迟东升等[86]研究认为，纳豆激酶可明显提高人体血液纤溶活性、降低凝血活性，显著增加动脉硬化组织 t-PA 血红素氧化酶 mRNA 的表达、减少血浆 PAI-1 mRNA 和蛋白质的表达。

## 8.2.6　其他作用

### 1. 改善视网膜

占慧琴等[89]采用复方托吡卡胺散瞳,戊巴比妥钠全身麻醉,拍摄眼底无赤光像,然后从耳缘静脉 2~4s 内推注 0.4mL 的 2.5%荧光素钠,行荧光素眼底血管造影(fundus fluorescein angiography, FFA)。角膜表面麻醉,放置三面镜,以氩离子激光封闭兔眼视网膜视盘两侧髓翼血管系之主干静脉建立兔视网膜中央静脉阻塞 CRVO 模型,将兔分为 A 组纳豆激酶治疗、B 组林格氏液对照、C 组空白模型对照 3 组,均为 6 只兔、12 只眼。造模成功后当天开始,A 组连续 3 天玻璃体腔内注射 0.1FU 的纳豆激酶提取液 0.1mL,B 组兔连续 3 天玻璃体腔内注射林格氏液 0.1mL,C 组未加特殊处理,3 组分别于造模前及造模后 2 周行闪光视网膜电流图(FERG)的最大反应检查,散瞳、暗适应 20min 后行 FERG 检测。结果显示纳豆激酶有改善视网膜功能的作用,但不能将视网膜细胞功能恢复至正常水平。

### 2. 诱导玻璃体后部脱落

Akiomi Takano 等在实验中[7],将 0.1mL 含有 13.8FU 纳豆激酶的溶液注入兔眼球的玻璃体内,另一侧眼球内注入平衡盐溶液作为对照,用纤维蛋白降解法比较纳豆激酶和纤溶酶的活性,通过 B 超观察玻璃体后部脱离。视网膜电流图分析表明应用纳豆激酶后 1h 到 1 周,视网膜的电生理功能没有明显变化,而且扫描电镜观察显示给药组的眼球内剂量依赖性地看到光滑的视网膜表面,提示有 PVD 发生,但是在对照组却没有。纳豆激酶对 PVD 的诱导作用是安全有效的,是药理学玻璃体切割术中一个安全有效的蛋白酶。

### 3. 抑制血管再狭窄

龚敏等[85]选取健康新西兰兔随机分为溶剂对照组、模型组、纳豆激酶(粗)灌胃组、纳豆激酶(精)灌胃组、纳豆激酶(精)注射组、硫酸氯吡格雷(Clo)组、硫酸氯吡格雷与阿司匹林(Clo+Asp)组,每组 8 只。通过耳静脉推注 3%戊巴比妥钠溶液($1.0mL \cdot kg^{-1}$)进行麻醉,仰卧固定四肢于手术台,沿右股动脉搏动切开皮肤长约 2.0cm,暴露股动脉,造模,抗生素应用 3 天防止感染。纳豆激酶(粗)灌胃组为 $0.45mg \cdot kg^{-1}$,纳豆激酶(精)灌胃组为 $0.45mg \cdot kg^{-1}$,纳豆激酶(精)注射组为 $0.15mg \cdot kg^{-1}$,硫酸氯吡格雷组 $7mg \cdot kg^{-1}$,硫酸氯吡格雷与阿司匹林组 $31mg \cdot kg^{-1}$,灌胃连续给药 28 天,静脉注射给药 14 天后心脏取血、处死,进行各项检测。与模型组相比较,术后 14 天、28 天 Clo+Asp 组均显著降低 ADP 诱导的血小板最大聚集率($P<0.05$);术后 14 天 Clo 组也显著降低 ADP 诱导的血小板最大聚集率($P<0.05$);而各纳豆激酶给药组及阳性对照组对 ADP 诱导的血小板最大聚集

率无显著性差异（$P>0.05$）。与模型组相比，各给药组血小板数均无显著性差异（$P>0.05$）；使用纳豆激酶 14 天和 28 天后，可显著提高损伤血管的狭窄指数和降低内膜增殖指数，证实了纳豆激酶具有显著抑制损伤血管内膜增生的作用；3 个纳豆激酶给药组 MMP-2、9 表达均较强，与模型组比较改善不明显，因此认为纳豆激酶也不是通过影响 MMP-2、9 的表达而发挥其抑制损伤血管内膜增生作用。纳豆激酶可能通过降脂、抗氧化或其他作用直接或间接抑制内膜增生，从而发挥抑制血管成型术后再狭窄的作用，而不是通过影响血小板数目及聚集和 MMP-2、9 的表达而发挥该作用。

4. 抗脑缺血作用

于良等[90]将大鼠随机分为假手术组、模型组、阳性药蚓激酶组、NK 高剂量组、NK 低剂量组。制备大鼠大脑中动脉阻塞（MCAO）致缺血模型，药物均溶解于生理盐水中，给药组动物分别于再灌注 6h 之内、24h、48h，经口给药，末次给药后 4h 内处死大鼠，取血，取脑。假手术组与模型组给予等量的生理盐水，分别在再灌注 24h 处死大鼠，取血，取脑，采用紫外分光光度计检测纳豆激酶对 MCAO 大鼠脑组织 SOD/MDA 的影响；采用酶联免疫吸附法检测纳豆激酶对 MCAO 大鼠洗涤血小板 cAMP 含量的变化；实时定量 PCR 检测纳豆激酶对大鼠脑组织 JAK1/STAT1 表达的变化；荧光分光光度法研究纳豆激酶对 Thrombin 诱导人血小板内钙离子变化的影响。结果表明，纳豆激酶能够显著提升脑组织 SOD 酶的活力、显著降低 MDA 的含量和显著增加 MCAO 大鼠血小板内 cAMP 含量，同时激活损伤部位的 JAK1/STAT1 通路发挥抗细胞凋亡作用。在体外，抑制凝血酶诱导的血小板内钙离子浓度的增加。

5. 抗高血压作用

研究发现纳豆不仅具有溶解血栓的功能，而且还具有降血压的作用。1995 年日本学者对纳豆激酶的降血压功能进行了研究[91]。在小鼠实验中，当喂食 25g 纳豆提取物后，这些小鼠的收缩压明显降低，平均降幅达到 12.7%。类似的实验也在人类高血压患者中进行，实验者连续 4 天服用相当于 200g 纳豆的提取物，5 个实验者中有 4 人的收缩压平均从（173.8±20.5）mmHg 降低到（154.8±12.6）mmHg，舒张压平均从（101.0±11.4）mmHg 降低到（91.2±6.6）mmHg。收缩压和舒张压分别降低 10.9% 和 9.7%。韩国学者 Kim 等[92]对 88 名 20～80 岁患有初发高收缩压（130～159mmHg）、未进行任何药物治疗的患者给予为期 8 周 2000FU 的纳豆激酶胶囊进行了随机双盲临床试验，其中 73 位参与者完成了整个试验。与对照组相比，实验组收缩压与舒张压都明显降低，其中收缩压降低 5.55mmHg（0.57～10.5mmHg，$P<0.05$），舒张压降低 2.84mmHg（0.33～5.33mmHg，$P<0.05$）。

日本学者 Fujita 等[93]对自发性高血压大鼠的研究表明，服用纳豆激酶的实验组与对照组相比，收缩压、舒张压及血浆纤维蛋白酶原水平明显降低，但是并不影响肾素血管紧张素系统。所以日本学者认为纳豆激酶的降血压作用与水解血浆纤维蛋白有关，而与肾素血管紧张素系统无关。

### 8.2.7　纳豆激酶的安全性

纳豆激酶的研究大多集中在其溶血栓功能上，但人体的纤溶系统是一种平衡系统，纳豆激酶是否会扰乱失血状态及时将血液凝固，而正常状态时必须保证血液的流动性这个平衡呢？1999 年日本生物科学实验室 (Japan Bio Science Laboratory) 做了相关实验[94]，用单剂量喂服纳豆激酶粉末的 Sprague-Dawley 小鼠开展研究，用人体每日推荐用量的 700 倍的纳豆激酶粉末喂食小鼠，14 天后检查，小鼠无畸变、无死亡，结果显示高剂量的纳豆激酶不会造成像肝素那样的过度溶血现象。胡景柱等[95]的纳豆冻干粉安全实验，将健康昆明种小鼠随机分为纳豆冻干粉组、阴性和阳性对照组，纳豆冻干粉口服药，剂量分别为 $10g \cdot kg^{-1}$、$3.16g \cdot kg^{-1}$、$1.0g \cdot kg^{-1}$ 和 $0.316g \cdot kg^{-1}$，连续观察 14 天中动物有无中毒现象，并计算半数致死量 $LD_{50}$。实验结果：小鼠口服纳豆冻干粉最高剂量达 $10g \cdot kg^{-1}$，给药 14 天后，未见动物出现异常反应和死亡情况。Lampe 等[96]检测纳豆激酶的急性毒性和其他系统毒理学结果显示，其对小鼠体内细胞染色体和精子均无致畸作用。付玉生等[2]用最高剂量 $4.0g \cdot kg^{-1}$ 让小鼠连续 5 天口服纳豆激酶胶囊，进行小鼠精子畸变试验，研究发现，与溶剂对照组比较，纳豆激酶胶囊各剂量组精子畸形率无统计学差异 ($P > 0.05$)，小鼠精子畸变试验阴性。实际上日本长达千年的纳豆食用历史已经在一定程度上证明了纳豆激酶的安全性。黄晓曼等[97]用活度为 $37.6kU \cdot g^{-1}$ 的纳豆激酶以最大浓度 ($100\ 000FU \cdot mL^{-1}$)、最大给药容量 ($40mL \cdot kg^{-1}$) 一次灌胃，对照组小鼠灌胃相应量 ($10.64g \cdot kg^{-1}$) 的赋形剂，给药后观察 4h，以后每天观察 2 次，共观察 2 周。结果显示纳豆激酶最大给药浓度和给药容量组小鼠、赋形剂组小鼠持续观察 2 周均未见死亡及异常反应。观察期结束后剖检纳豆激酶组小鼠和赋形剂组小鼠，肉眼观察胃、肠、肝、脾、心、肺、肾等主要脏器未见异常改变。观察期间第 8 天、15 天称量动物体重，纳豆激酶组和赋形剂组小鼠体重均增加，说明小鼠口服最大给药剂量 ($40kU \cdot kg^{-1}$) 纳豆激酶时仍未见死亡及毒性反应，证明纳豆激酶口服安全性高。通过对纳豆激酶的安全性试验，结果表明一定剂量纳豆激酶静脉注射对小鼠尾部血管及周围组织有重度刺激性，大剂量静脉注射纳豆激酶可致小鼠死亡，其死亡的原因可能与药物导致呼吸中枢抑制及出血有关，而经口给最大剂量时，未见小鼠死亡及异常反应，未显示毒性，提示从给药途径来看，口服比注射安全性更高。陈晓飞等[98]研究表明高浓度纳豆激酶对红细胞也具有一定的破坏作用。因此，开发纳豆激酶溶栓药物或食品，必须研究血液中纳豆激酶可以达到的最高浓度，以达到临床安全使用的目的。

# 参 考 文 献

[1] Sumi H, Hamada H, Tsushima H, et al. A novel fibrinolytic enzyme (nattokinase) in the vegetable cheese natto; a typical and popular soybean food in the Japanese diet. Experientia, 1987, 43(20): 1110-1111.

[2] 付玉生, 李永利, 张焱, 等. 纳豆激酶胶囊毒理学安全性评价. 实用预防医学, 2012, 19(11): 1714-1717.

[3] 黄晓曼, 杨鹃, 邱志健, 等. 纳豆激酶的安全性试验. 中国食品添加剂, 2008, 19(2): 109-112.

[4] 缪仕伟, 孙智杰. 纳豆激酶的研究进展. 生物学通报, 2008, 43(7): 5-8.

[5] 黄志立, 罗立新, 杨汝德. 纳豆激酶. 生命的化学, 2000, 20(2): 82-83.

[6] Sumi H, Hamada H, Nakanishi K, et al. Enhancement of the fibrinolytic activity inplasma by oral administration of nattokinase. Acta Haematol, 1990, 84(3): 139-143.

[7] Takano A, Hirata A, Ogasawara K. Effects and safety of subtilisin NAT(nattokinase) as a novel enzyme for pharmacological vitrectomy. Investigative Ophthalmologyand Visual Science, 2006, 47(5): 2075-2079.

[8] Suzuki Y, Kondo K, Matsumoto Y. Dietary supplementation of fermented soybean, natto, suppresses intimal thickening and modulates the lysis of mural thrombi after endothelial injur in rat femoral artery. Life Sci, 2003, 73(10): 1289-1298.

[9] Fukutake M, Takahashi M, Ishida K, et al. Quantification of genisterin and genistin in soybeans and soybean products. Food Chem, 1996, 34(1): 457-461.

[10] Takahashi C, Kikuchi N, Katou N, et al. Possible anti-tumor-pronoting activity of components in Japanese soy-bean fermented food, natto: Effect on gap junction intercellular communication. Carcinogenesis, 1995, 16(3): 471-477.

[11] Charles K, Rosenberg C N. Natto, the newest soy. Nutr Sci, 2000, 19(4): 52-56.

[12] American Cancer Society. Graphical data, cancer around the world, 1992-1995. In Cancer Facts and Figures, 1998, 12(3): 398-407.

[13] 张利, 成子强, 李培锋, 等. 纳豆激酶溶血栓作用的研究. 山东农业大学学报(自然科学版), 2005, 36(4): 625-631.

[14] 罗文华, 郭勇. 食品纤溶酶研究进展. 中国生物工程杂志, 2006, 26(8): 111-114.

[15] 中华医学会骨质疏松和骨矿盐疾病分会. 原发性骨质疏松症诊疗指南(2017). 中华骨质疏松和骨矿盐疾病杂志, 2017, 10(5): 413-443.

[16] 李绪贵, 张琦, 熊昌军. 绝经后骨质疏松症的患病情况及相关危险因素分析. 中国妇幼保健, 2015, 30(29): 5047-5049.

[17] 毛娜娜. 纳豆激酶抗血栓作用机制的实验研究. 苏州: 苏州大学硕士论文, 2008.

[18] Pais E, Alexy T, Ttolsworth RE Jr. Effects of nattookinase, a profibrinolytic enzyme, on red blood cell aggregation and Whole blood viscosity. Clinical Hemorheology and Microcirculation, 2006, 35(1-2): 139-142.

[19] 郭婷, 姚文兵, 高向东. 纳豆激酶的纤溶活性及其机理研究. 中国生化药物杂志, 2004, 25(4): 226-228.

[20] Choi K S, Fitzpatrick S L, Filipenko N R, et al. Regulation of plasmin dependent fibrin clot lysis by annexin II hetero-tetraner. J of Bio logical Chemidtrg, 2001, 276(2): 25212-25221.

[21] Chavakis T, Pixley R A, Isordia-Salas I, et al. A novel antithromboticrole for high molecular weight kininogen as inhibitor of plasminogen activator of plasminogen activator inhibitor function. J Biol Chem, 2002, 277(36): 32677-32682.

[22] Fujita M, Hong K, Ito Y, et al. Transport of nattokinase across the rat intestinal tract. Biol Pharm Bull, 1995, 18(9): 1194-1196.

[23] Urano T, Ihara H, Umemura K, et al. The profibrinolytic enayme subtilisil NAT purified from bacillus subtilis cleaves and inactivates plasmninogen activator inhibitor type-l. J Biol Chem, 2001, 276(27): 24690-24696.

[24] 谢嵩, 于宗琴, 刘秀菊. 纳豆激酶的制备及其降血脂功效研究. 中国生化药物杂志. 2015, 35(1): 17-21.

[25] Weber P. Vitamin K and bone health. Nutrition, 2001, 17(3): 880-887.

[26] 安晓琼, 李梦琴. 纳豆的生理功能. 食品与药品,2006, 16(8): 68.

[27] Ikeda Y, Iki M, Morita A, et al. Intake of fermented soybeans, natto, is associated with reduced boneloss in postmenopausal women: Japanese Population-Based Osteoporosis (JPOS) Study. J Nutr, 2006, 136(5): 1323-1328.

[28] 庄志发, 赵超, 王凤艳, 等. 纳豆的营养保健作用及制作技术. 山东食品发酵, 2007, 37(2): 36-38.

[29] Sumi H, Nakajima N, Tase N. The method of determination of the thrombolytic enzyme nattokinase. J Brew Soc Japan, 1993, 88(5): 482-486.

[30] 李晶, 王玉霞, 王佳龙, 等. 纳豆激酶活性测定方法的比较. 黑龙江医药, 2003, 16(6): 507-509.

[31] 史丰坤, 刘建军, 赵祥颖. 纳豆激酶分离纯化技术的研究. 山东新工业学院学报, 2008, 3(22): 24-28.

[32] 谢秋玲, 郭勇, 林剑. 纳豆激酶活性测定方法. 广东药学, 2000, 6(10): 8-10.

[33] 张丽靖, 杨郁. 纳豆菌作为食品防腐剂的研究进展. 食品研究与开发, 2008, 29(5): 188-190.

[34] 纪宁, 孔繁东, 祖国仁, 等. 纳豆菌抗菌作用的研究现状与展望. 食品研究与开发, 2006, 27(1): 138-141.

[35] 李麒, 武井直树. 纳豆在保健和医疗上的应用价值. 中国微生态学杂志, 2002, 14(8): 242-246.

[36] 熊岳, 曹敏章, 潘晶华, 等. 纳豆保健作用及其栽培新品种选育. 大豆通报, 2002, 10(4): 19.

[37] 张延坤, 刘国忠. 大豆低聚糖的功能及在食品中的应用. 食品工业, 1999, 21(3): 4-5.

[38] 王素敏, 刘福英, 徐增年, 等. 大豆低聚糖对大鼠血脂和抗氧化作用的影响. 营养学报, 1997, 42(4): 468-469.

[39] 杨明俊, 杨晓彤, 杨庆尧. 两种纳豆激酶活性测定方法对比及相关性分析. 食品研究与开发, 2008, 2(29): 137-140.

[40] 熊迎新, 尹宗宁, 杨超, 等. 纳豆激酶活性测定方法的研究. 药物生物技术, 2006, 13(2): 140-143.

[41] 董文彦. 大豆皂甙的免疫增强作用. 中国粮油报, 2001, 16(6): 9-11.

[42] 孙学斌. 大豆皂甙及其抗肿瘤作用. 木本植物研究, 2000, 20(3): 328-331.

[43] 段智变, 江晓, 江汉湖, 等. 纳豆粗提物抗兔高脂血症及抗氧化作用的研究. 营养学报, 2004, 26: 297-299.

[44] 刘小玲, 李艳, 赵鹏, 等. 仙草提取物对 CCl₄ 致小鼠肝损伤的保护作用. 食品与生物技术学报, 2009, 28(6): 1-5.

[45] 宋军, 赵军宁, 王晓东, 等. 芍甘多苷对四氯化碳亚急性肝损伤大鼠肝细胞线粒体保护作用. 中国中药杂志, 2011, 36(7): 931-937.

[46] Iwai K, Nakaya N, Kawasaki Y, et al. Antiox idative functions of natto, akind of fermented soybeans: Effect on LDL oxidation and lipidmetabolism in cholesterol fedrats. J Agric Food Chem, 2002, 12 (5): 3597-3601.

[47] 来伟旗, 张岭, 刘臻, 等. 多不饱和脂肪酸小鼠抗氧化功能的实验研究. 职业与健康. 2011, 27(24): 2875-2876.

[48] Yoshiki Y, Okubo K, Igarashi K. Chemilumine scence of oxygen radical scavengers such as DDMP saponins in the presence of radicals and aldehyde. Adv Exp Med Biol, 1996, 405(8): 231-239.

[49] 郑奇志, 吴家祥. 大豆皂甙对胰岛素下的平滑肌细胞脂质过氧化反应的影响. 白求恩医科大学学报, 1998, 24(5): 455-457.

[50] 宋柏捷, 赵艳, 孙玉薇. 大豆皂苷对高脂血症患者血脂水平及抗氧化作用研究. 中国全科医学, 2010, 13(34): 3880-3881.

[51] 尹学哲, 金延华, 王玉娇, 等. 大豆异黄酮和皂甙对 D-氨基半乳糖所致肝损伤小鼠肝脏抗氧化活力的影响. 大豆科学, 2014, 33(1): 139-141.

[52] 王玉娇, 赵文玺, 金梅花, 等. 大豆皂苷对四氯化碳致肝损伤小鼠肝脏氧化应激的干预作用. 食品与生物技术学报, 2013, 32(6): 633-638.

[53] 向红霞, 王鹏娇, 刘燕, 等. 苗岭纳豆素胶囊对大鼠心肌缺血再灌注损伤的保护作用. 中成药, 2018, 5(40): 1025-1030.

[54] 胡少瑾, 马世江, 高秀丽. 纳乐胶囊治疗急性脑梗死的临床研究. 中国民康医学, 2013, 25(6): 52-55.

[55] 刘霞, 刘飞, 刘少英, 等. 聚谷氨酸的保湿功效及安全性评价. 日用化学工业, 2015, 45(5): 275-278.

[56] Mitsugu F, Hong K, Ito Y, et al. Transport of nattokinase across the rat intestinal tract. Biol Pharm Bull, 1995, 18(10): 1387-1391.

[57] 郭青龙, 李卫东. 人体解剖生理学. 北京: 中国医药科技出版社, 2015.

[58] Ying L, Bin C, Feng J, et al. The cloning of nattokinase gene and its expression in *E coli*. Journal of Chongqing Normal University, 2012, 29(1): 77-81.

[59] Kini RM1. Structure function relationships and mechanism of anticoagulant phospholipase A2 enzymes from snake venoms. Toxicon, 2005, 45(4): 1147-1161.

[60] Murakami K, Yamanaka N, Ohnishi K, et al. Inhibition of angiotensin I converting enzyme by subtilisin NAT (nattokinase) in natto, a Japanese traditional fermented food. Food Fur, 2012, 5(6): 2.

[61] Manjunatha K. Structure-function relationships and mechanism of anticoagulant phospholipase A2 enzymes from snake venoms. Toxicon, 2005, 45(8): 1147-1161.

[62] George P Vlasuk, William E Rote. Inhibition of factor VIIa/tissue factor with nematode anticoagulant protein c2 from unique mechanism to a promnising New Clinical Anticoagulant. Trends Cardiorasc Med, 2002, 12(8): 325-331.

[63] Dong X Y1, Kong F P, Yuan G Y, et al. Optimisation of preparation conditions and properties of phytosterol liposome-encapsulating nattokinase. Natural Product Research, Formerly Natural Product Letters, 2012, 26(6): 548-556.

[64] Tetsuo I, Etsuko S, Jun-ichi M. Effect of amino acids as nitrogen sources on microbiological formation of pyrazines. Nipon Shokuhin Kogyo Gakkaishi, 1989, 36(9): 762-764.

[65] 李岩, 那开宪, 李天潢, 等. 不同溶栓剂对急性心肌梗死患者凝血与纤溶系统的影响及其临床意义. 中国危重病急救医学, 1999, 1(1): 21-23.

[66] Fujita M, Hong K, Ito Y, et al. Nattokinase across ratintestinal tract. Biol Pharm Bull, 1993, 197(3): 2340-1347.

[67] Kamata O, Yamagata Y. Characterization of the complex between α-macroglobulin and a serine proteinase from *Bacillus natto*. Agric Biol Chem, 1989, 53(10): 2695-2702.

[68] 王萍, 陈钧, 陈红斌. 纳豆激酶分离纯化及体外溶栓和溶血作用研究. 中国药学杂志, 2005, 21(40): 1669-1673.

[69] 沈友进, 蔡毅, 苏庆杰, 等. 溶栓药的研究进展. 临床医学工, 2010, 17(6): 150-153.

[70] 陈杰鹏, 徐峰. 纳豆激酶生物活性及其应用研究. 北京: 北京大学出版社, 2017.

[71] 奉涛. 溶栓药物的临床应用及其进展. 临床合理用药杂志, 2011, 4(12): 145-146.

[72] Saiura A, Sata M, Hirata Y, et al. Circulating smooth muscle progenitor cells contrbute to atherosclerosis. Nature Medcine, 200l, 7(5): 382-383.

[73] Kaida T, Matsuno H, Niwa M, et al. Antiplatclet effect of FK633, a platelet glycoprotein IIb/IIIa antagonist, on thrombus formation and vascular patency after thrombolysis in the injured hamster carotid artery. Thromb Haemost, 1997, 77(3): 562-567.

[74] 吴胜英, 钟光珍, 董献红. 纳豆素对大鼠腹主动脉血栓形成的抑制作用. 郧阳医学院学报, 2003, 22 (1): 5-8.

[75] 张利. 纳豆激酶溶血栓作用及作用机理的研究. 呼和浩特: 内蒙古农业大学硕士论文, 2003.

[76] 杨敏, 梅余霞, 梁运祥. 纳豆激酶粗提液抗血栓作用的研究. 食品科技, 2013, 38(9): 197-200.

[77] 黄震华, 徐济民. 新型溶栓药物瑞替普酶. 中国新药杂志, 1999, 8(5): 306-308.

[78] 李瑞芳, 段冷昕, 李艳, 等. 纳豆激酶对实验性高脂大鼠的降脂和抗氧化作用//中国中西医结合学会微循环 2009 学术大会会议指南及论文摘要. 2009, 44.

[79] 段智变, 江晓, 江汉湖. 纳豆提取物对实验性高脂血症的作用研究. 食品发酵与工业, 2002, 28(12): 10-15.

[80] 杨敏. 纳豆激酶粗提液抗血栓降血脂及抗氧化作用的研究. 武汉: 华中农业大学生命科学院硕士论文, 2013.

[81] 孟繁宇, 薛菲, 施慧. 纳豆激酶对动脉粥样硬化模型大鼠血脂及血液流变学影响. 中国实验诊断学. 2013. 1567-1569.

[82] 王俊菊, 李培锋, 关红. 纳豆激酶抗凝血作用的研究. 中国生化药物杂志, 2004, 29(5): 276-278.

[83] 陈捷先. 临床血液病学. 福州: 福建科学技术出版社, 1980: 595.

[84] 袁淑云. 豆激酶粗提液对小鼠实验性高脂血症的降脂作用. 现代医院, 2005, 5(5): 10-12.

[85] 龚敏, 林涣冰, 王茜, 等. 纳豆激酶对兔血管成形术后再狭窄的影响. 南方医科大学学报, 2008, 28(9): 1538-1541.

[86] 迟东升, 靳凤霞, 阮新民, 等. 纳豆激酶对动脉粥样硬化家兔凝血和纤溶功能的影响. 临床心血管病杂志, 2008, 24(6): 447-451.

[87] 李欣志, 刘建勋, 尚晓泓. 重组纳豆激酶对 Beagle 犬和小型猪凝血和纤溶系统的不同影响. 实验动物与比较医学, 2006, 26(1): 16-18.

[88] Ploug J, Kjeldgaard N. Urokinase an activator of plasmino-gen from human urine. Biochimica et Biophysica ACTA, 1957, 24: 283.

[89] 占慧琴, 袁志兰, 杨翎, 等. 纳豆激酶对视网膜中央静脉阻塞动物模型中闪光视网膜电图的影响. 南京医科大学学报(自然科学版), 2010, 30(7): 974-976.

[90] 于良, 马菁缨, 高静, 等. 纳豆激酶抗脑缺血作用及机制研究. 亚太传统医药, 2015, 21(2): 10-13.

[91] Mamyama M, Sumi H. Effect of nauo diet on blood pressure. Basic and Chnicat Aspects of Japanese Traditional Food Tokyo, 1998: 1(2): 1-3.

[92] Kim J Y, Gum S N, Paik J K, et al. Effects of nattokinase on blood pressure: a randomized, controlled trial. Hypertens Res, 2008, 31(8): 1583-1588.

[93] Fujita M, Ohnishi K, Takaoka S, et al. Antihypertensive effects of continuous oral administration of nattokinase and its fragments in spontaneously hypertensive rals. Biol Pharm Bull, 2011, 34(11): 1696-1701.

[94] Sumi H. Single oral dose toxicity study of nattokinase(NSKFD)powder in rats. Japan Bio Science Laboratory, 1999, 26(2): 2.

[95] 胡景柱, 夏寿华, 吴林. 纳豆冻干粉的安全性研究. 安徽农业科学, 2000, 28(3): 380-381.

[96] Lampe B J, English J C. Toxicological assement of nattokinase derived from *Bacillus subtilis* var. *natto*. Food and Chemical Toxicology, 2016, 88(2): 87-99.

[97] 黄晓曼, 杨鹊, 邱志健, 等. 纳豆激酶的安全性试验. 中国食品添加剂, 2008, 19(2): 109-112.

[98] 陈晓飞, 周伏忠, 陈国参, 等. 纳豆激酶的分离纯化及体外溶栓特性研究. 大豆科学, 2010, 29(2): 295-298.

# 第9章 纳豆及纳豆激酶产品开发及利用

随着社会经济的不断发展，人们的生活水平也有了显著提高，人们更加注重身体健康，所以消费者们开始越来越多地关注那些既美味营养，又具备人体调节功能、保健功能的健康食品。多功能保健食品纳豆，不仅丰富了人们的餐桌菜肴，而且通过对纳豆有效成分的药理作用和临床应用的研究表明，纳豆有较高的生物活性，且副作用少，价格便宜，疗效好，是一种"药食兼用型"保健食品，其食用和临床应用的前景非常乐观，纳豆系列产品的开发将有着巨大的潜力[1]。纳豆系列产品特异性强，安全无毒副作用，可经口服吸收，体内半衰期长且价格低廉[2]。目前市场上有好多关于纳豆的相关产品和研究报道，其已经被广泛用于制作保健食品、食品、化妆品和饲料等。

## 9.1 保 健 食 品

### 9.1.1 系列咀嚼片[3]

纳豆咀嚼片以纳豆粉和甘露醇按照质量比 1：1 混匀，以体积浓度 50%食用酒精制软材、制粒，加入质量分数约 1%的硬脂酸镁混匀，进行压片制成纳豆咀嚼片。

纳豆奶片选用纳豆粉：奶粉：甘露醇质量比 2：1：1.5 的比例进行混合，以体积浓度 60%食用酒精制软材、制粒，加入质量分数约 1%硬脂酸镁混匀，进行压片制成纳豆奶片。

将纳豆制作成咀嚼片，既利用了纳豆超高的营养价值，改善了纳豆的外观和口感，还便于随时随地服用。以甘露醇为基本辅料，适合血糖偏高者及大多数人对甜味的要求。

### 9.1.2 纳豆激酶片

宋炜等[4]研究从日本纳豆中分离到的高活性纳豆激酶(酶活力 580IU·g$^{-1}$)菌种，确定了纳豆发酵的最佳条件和纳豆臭味掩盖的配方。泡豆用水的最佳 pH 为 6；大豆浸泡时间为 20℃下 12h；最佳物料厚度为 1cm；发酵时添加最佳碳源为甘油；最佳接种量为 10%；采用冷冻升华干燥法将处理好的熟纳豆干燥后磨成粉末，向纳豆粉末中添加葡萄糖、食盐、环状糊精、卡拉胶等添加剂对臭味进行掩盖，取一定量的纳豆粉末，在其中加入 4.0%的卡拉胶、6.0%的环状糊精、6.0%的葡萄糖和 6.0%的食盐(纳豆粉末干重的质量分数)，混合均匀。最后将混合后的粉末放入压片机中，压制成片。得到的成品适应大多数人的口味，能够长期保存，并能够预防脑血栓及心肌梗死的发生。

### 9.1.3　纳豆激酶肠溶微丸

马晓文等[5]介绍了超临界 $CO_2$ 流体技术制备纳豆激酶肠溶微丸的方法。纳豆激酶具有抗胃蛋白酶及胰蛋白酶水解的能力，但对酸性环境敏感。因此要提高纳豆激酶口服后的生物利用度，最重要的是防止胃酸环境的破坏，促进纳豆激酶在十二指肠后段肠腔中的吸收。以超临界 $CO_2$ 流体技术制备的纳豆激酶口服肠溶包衣微丸，在人工胃酸环境中几乎不释药，可避免胃酸环境对纳豆激酶活性的破坏；在 pH 6.8 的类肠液环境中药物释放快速而完全，有利于纳豆激酶在肠道中的吸收。

### 9.1.4　纳豆菠萝口服片

宁杰等[6]研发出了纳豆菠萝口服片，以纳豆为主要原料，以菠萝、糙米粉、白砂糖、淀粉为辅料，制成风味独特、营养丰富的纳豆菠萝片剂。纳豆与菠萝质量比为 1∶1，将菠萝打汁并与白砂糖进行熬制，再与纳豆粉和糙米粉进行混合，热处理后压片，烘烤后即制得纳豆菠萝口服片，其口感滑腻、酥脆，酸甜适中，呈金黄色。

### 9.1.5　纳豆胶囊

日本一家公司生产的纳豆产品，注册商品为"纳豆精"(Nattoesse)[7]，是指从纳豆中提取出的纳豆精华即纳豆激酶，制剂有软胶囊和硬胶囊两种。它的产品作为食品添加剂和功能性食品，规格为 100mg/粒胶囊，相当于 100 单位，每天服用 2～3 粒，用于治疗和预防心血管性疾病。在该公司的"纳豆精"产品介绍中详细地阐明了"纳豆精"是从食品纳豆中提取的纳豆激酶，具有较好的溶解血栓作用，并且能够治疗由动脉血栓引起的冠心病、中风等症。同时还列举出本品对于血脂、血液黏稠、血压、胆固醇、视网膜静脉血栓的降解作用和抑制 O157 菌、抗氧化等作用。

在国外类似的公司还有很多，它们大都是将纳豆激酶做成胶囊的形式进行售卖，如日本的大和制药有限公司的纳豆激酶肠溶胶囊、韩国维寿酶公司的维寿酶、朝鲜推出的新产品"血宫不老精"等。

国内对纳豆胶囊的开发也有了一定的进展，燕京中发生物技术有限公司研究和生产出纳豆素胶囊和即食纳豆方便食品；黑龙江省科学院应用微生物研究所已筛选出产纳豆激酶活性高的菌株，探索出液体发酵罐生产纳豆激酶及分离提取纳豆激酶的生产工艺，研制出纳豆激酶制剂——恩开胶囊；湖南贵生坊的纳豆素胶囊、北京龙兴的纳豆激酶胶囊也已经投入市场[8]。

### 9.1.6　纳豆激酶微胶囊

孙建华等[9]就海藻酸钠对纳豆激酶包埋制备微胶囊的工艺优化进行了初探。经过海藻酸钠包埋的纳豆激酶可以较好地保护酶的活性，免受外界环境的影响。同样，对于混合多糖的包埋研究发现，海藻酸钠/CMC 包埋的纳豆激酶，有粒径小、外观规则、酶活的回收率高、硬度强等优点。

### 9.1.7　纳豆软胶囊

杨慧珠等[10]介绍了纳豆软胶囊的研制。纳豆具有溶解血栓、降血压、降血脂的生理功能，但是它有一股特殊的氨臭味而不易被人接受。采用纳豆冻干粉，配以玉米油，制成具有辅助降血脂功效的保健食品，选用软胶囊剂型、可以有效掩盖纳豆的不良气味，防止玉米油的氧化分解，而且外形美观、分散均匀、含量稳定、生物利用度高。

### 9.1.8　纳豆红曲胶囊

以保健红曲和纳豆冻干粉为原料制成保健食品纳豆红曲胶囊。对纳豆红曲胶囊进行安全性功能性评价结果表明，进行的小鼠经口急性毒性试验、30 天喂养试验、Ames 试验、小鼠骨髓嗜多染红细胞微核试验、小鼠精子畸变试验未显示毒性和致突变性；建立的大鼠脂代谢紊乱模型，证明纳豆红曲胶囊有辅助降血脂的作用[11]。

### 9.1.9　阿胶纳豆

以大豆为原料辅以阿胶进行阿胶纳豆[12]的制备。研究表明，阿胶的加入不影响纳豆正常发酵，能有效降低氨味的产生，改善口感。纳豆所产生的多种酶可对阿胶进行适当的水解，酶解产物不仅易被人体吸收利用，而且还具有促进发酵后熟的作用。

张扬等取精选的黄豆加 2 倍水浸泡，浸泡期间换 3 次水。将浸泡好的黄豆沥干后按黄豆与去离子水料液比 2∶1$(g \cdot mL^{-1})$的比例加入去离子水，在常压下于 90℃蒸煮 2h，收集蒸煮后的原料和煮出液，按照阿胶粉与去离子水料液比为 1∶10$(g \cdot mL^{-1})$的比例放入 85℃的去离子水中，搅拌溶解制成阿胶浆，将制得的阿胶浆与黄豆煮出液按体积比 0.5∶1 的比例混合，制得阿胶液。阿胶浆、阿胶液加热到 62℃，保持 30min 后备用。将阿胶液添加到蒸煮后的黄豆中，阿胶液添加量为 $2mL \cdot 100^{-1}g^{-1}$ 黄豆，再加入菌种发酵液后充分混合均匀。接种后的黄豆平铺在发酵盘上，于 36℃保温发酵 18h 进行一次发酵，直至产生丝状黏液为止，发酵期间控制发酵盘湿度在85%。一次发酵结束后加入阿胶浆量为 $5mL \cdot 100^{-1}g^{-1}$ 黄豆，混合均匀后在 32℃温度下进行二次发酵 24h。将二次发酵后的物料置于 4℃冷藏后熟，此过程为三次发酵，发酵结束后便制得阿胶纳豆。

### 9.1.10　纳豆多肽蛋白粉

薛慧玲等[13]介绍了一种纳豆多肽蛋白粉制备工艺。成品纳豆具有刺鼻的氨味，由于气味、性状的特殊性，影响了这种保健食品的风味。本实验进行纳豆多肽蛋白粉制备的工艺研究，将纳豆转变为易接受的形式。生产工艺为：浸泡、蒸煮、酶解、灭酶、接种、发酵、纳豆、打浆、配料、浓缩、制粉。在纳豆的基础上既改良了原纳豆的风味和外形，又增加了更多的营养成分，成为一种新型保健食品。

### 9.1.11　纳豆荞麦

齐凤元[14]介绍了纳豆荞麦的制作工艺。传统纳豆存放数天后，会产生氨味，保存性差。而荞麦糖质含量比大豆高，在大豆中加入一定量的荞麦后，使糖质总量增加，这种糖质是纳豆菌发育的能源，可延长纳豆的保存时间，使纳豆荞麦保存时间比传统纳豆增加一倍左右，并提高了制品风味和营养成分。将荞麦和大豆按 2：8 的质量比，经去皮、前处理、蒸煮、分装、冷却、接种发酵、低温后熟后得到产品。成品的营养成分含量比其原料明显提高，除含有传统纳豆特有的各种营养成分、具有易消化和易吸收的特点外，还含有传统纳豆所没有的芦丁，因而制成的纳豆营养更均衡，具有多种保健功能。

### 9.1.12　复方纳豆酵素粉

研究表明纳豆具有良好的降血脂功效，但由于其不易保存，且具有特殊气味，并不符合中国的饮食习惯[15, 16]。为了克服纳豆的缺陷，使这一食品更好地被大众接受，将纳豆提取物和酵素粉结合起来，开发了复方纳豆酵素粉。

玄光善等[17]研究了复方纳豆酵素粉的降血脂作用。建立高血脂模型，将 60 只大鼠随机分为 6 组，每组 10 只，除空白对照组外的其他组喂食高脂饲料 7 周，从而建立高脂模型，灌胃给药两周，测大鼠血脂的各项指标，包括总胆固醇(TC)、三酰甘油(TG)、高密度脂蛋白胆固醇(HDL-C)、低密度脂蛋白胆固醇(LDL-C)、总超氧化物歧化酶(T-SOD)、丙二醛(MDA)。结果表明，复方纳豆酵素粉可以显著降低大鼠的总胆固醇、三酰甘油及丙二醛水平，极显著降低低密度脂蛋白胆固醇水平，极显著升高总超氧化物歧化酶水平，高密度脂蛋白胆固醇水平有所升高，说明复方纳豆酵素粉具有一定的降血脂效果。

# 9.2 食 品

### 9.2.1 纳豆-茶树菇深层发酵液果冻

宁杰等[6]以纳豆粉和茶树菇深层发酵液为主要原料，按纳豆粉(g)与茶树菇深层发酵液(mL)比例 1∶8 混合，再添加魔芋精粉 0.4%、琼脂 0.2%、白砂糖 15%进行调配，最后煮沸灌装。冷却后制得的纳豆-茶树菇深层发酵液果冻质地均匀、光滑、有弹性，并呈金黄色半透明状，具有独特香气，香甜适口。

### 9.2.2 纳豆腐乳

纳豆腐乳是一种低盐、含有益生菌和纳豆激酶等的新型腐乳，其将丰富市场上腐乳的种类，满足消费者日益增加的消费需求。研究[18]发现最佳发酵工艺为：大米添加量 9%、纳豆枯草芽孢杆菌接种量 5%、发酵前 16h 温度为 37℃、后 8h为 50℃，发酵相对湿度为 60%。在此最佳条件下制备的纳豆腐乳具有白腐乳应有的滋味和香气，具有溶血栓效果，是一种新型特色腐乳，具有广泛的市场应用前景。

### 9.2.3 纳豆

拉丝纳豆[19]从外观上看，是带薄薄白霜的大豆颗粒状熟食发酵品，色泽灰黄、口感酥软，用筷子挑起时有很多长长的拉丝样黏液物质，这些丝状物质的主要成分就是 γ-多聚谷氨酸，成熟的纳豆越黏越好。纳豆的生产流程非常简单，一般的加工过程如下：精选的大豆→洗净→浸泡→煮大豆→摊晾接种→发酵→放置后熟→成熟纳豆(拉丝纳豆)。拉丝纳豆是最简单、最传统的纳豆产品，产品经包装后速冻并冷藏，食用时解冻即可。此外还可以调味，如辣味、甜味等。

王丽娜和付华峰[20]介绍了抑制风味纳豆的研制。研究以原味纳豆为基础，添加食盐、大蒜、孜然、茴香、辣椒、花椒等不同的调料，调制出蒜蓉口味和麻辣口味两种更适合中国人口味的风味纳豆。

甄珍和刘晓兰[21]介绍了甜味、咸味纳豆的制备方法。在纳豆菌发酵过程中的不同阶段加入适量的辅料(糖、盐、味精等)，从拉丝性、气味、口感、色泽、黏滞性、纳豆激酶等方面影响纳豆品质，从风味上对日本传统食品纳豆进行调整，力争在不破坏原有成分的基础上适合中国消费者的口味，最终试验确定甜味、咸味风味纳豆的制备方法。

### 9.2.4　茶香木糖醇纳豆糕[22]

将黄豆纳豆粉 1kg、绿茶粉 30g、食用油 500mL 和木糖醇 350g 混合入模成型，研制出茶香木糖醇纳豆糕，产品具有特殊的茶香，并且保持了纳豆较高的纳豆激酶（nattokinase，NK）活力和大量的纳豆芽孢杆菌活菌数，而且对产品有一定的矫臭、除臭和保鲜的作用。

### 9.2.5　纳豆压片糖果

韩瑞超等[23]介绍了纳豆压片糖果的制作方法：以纳豆冻干粉为原料，添加异麦芽酮糖醇、甘露醇、苹果酸、麦芽糊精等辅料，采用湿法压片工艺研制纳豆压片糖果。

### 9.2.6　纳豆酥性饼干

谭香玉等[24]以面粉和纳豆粉为主料，制作纳豆酥性饼干。生产工艺为：原辅材料处理→计量混合→面团调制→静置→辊轧成型→烘烤→冷却→整理→成品。选取纳豆粉、奶粉、白砂糖、黄油 4 个因素的添加量进行单因素试验，然后通过正交试验进行感官综合评定，确定纳豆酥性饼干工艺的最佳条件。研究表明，纳豆酥性饼干的最佳配方为：纳豆粉 5%、奶粉 15%、白砂糖 20%、黄油 30%。按照这种配方制作出的饼干，外形齐整、色泽均匀、口感良好、酥脆香甜、食用方便，具有补钙等保健功效，为我国饼干产品增添新品种。

### 9.2.7　其他纳豆

#### 1. 花生纳豆

王丽娜等[25]从纳豆的工艺入手，原料上添加了花生，优化原料浸泡时间、蒸煮时间、接种量和发酵时间等工艺参数进行发酵生产，然后添加大蒜调味料调制成适合中国人口味的蒜味花生纳豆。

#### 2. 荞麦纳豆[14]

在大豆中加入一定量的荞麦后，使糖质总量增加，这种糖质是纳豆菌发育的能源，可延长纳豆的保存时间。荞麦纳豆制作简单，按荞麦与大豆质量比为 2∶8 发酵即可。荞麦中芦丁含量高，100g 荞麦中约含芦丁 7mg，而大豆中不含芦丁，因此，荞麦纳豆除保持了传统纳豆特有的各种营养成分外，还含有传统纳豆所没有的维生素 P，食用后，可保持人体营养均衡，进一步提高了纳豆的营养价值和保健功能。

### 3. 薏米纳豆

付华峰和王丽娜[26]研制了薏米纳豆，薏米纳豆和荞麦大豆一样，都保留了纳豆本来的功效，同时又引入了薏米的营养成分。制作过程为：大豆、薏米分别浸泡 22h 后，将薏米与破碎成四瓣的大豆以 1∶6 混合均匀，装瓶，放入 121℃高压灭菌锅中蒸煮 30min，取出冷却后接种 14%发酵 16h 的种子培养液，混匀后放入 37℃培养箱中培养 20h，取出后放入 4℃冰箱后熟 24～32h 食用，口味最佳。

齐凤元和金丽杰[27]研究了薏米纳豆的制备方法。纳豆富含蛋白质、脂肪、碳水化合物、各种氨基酸、维生素和矿物质等多种营养成分，还含有其他食品中所没有的纳豆菌和各种生物酶，尤其是含有强烈纤溶活性的纳豆缴酶，是一种功能性食品。薏米具有防癌、去疣、消肿、利尿、抗溃疡、美容、解热、镇痛等多种功效，一直是保健食品的重要原料，而用其制作纳豆的产品还没有。研究将其加入大豆中制成薏米纳豆，不但增强了制品风味，延长了保存时间，也增加了纳豆的品种及营养成分。

### 4. 芸豆纳豆

芸豆纳豆口感细腻，回味悠长，氨味淡，拉丝长而均匀，产品中含有芸豆独特的香气，相对于传统纳豆风味更加独特。李宏梁和赵倩楠[28]研究得到其最佳工艺条件为：芸豆浸泡 10h，加入 0.5%的 NaCl，蒸汽灭菌锅内 121℃下蒸煮 35min，温度冷却至 45℃以下、接种量控制在 9%左右进行接种，温度控制在 37℃下，培养 20h。发酵结束后，将纳豆放入冰箱，温度控制在 4℃，老化 24h。

### 5. 小麦胚芽纳豆

黄世瑜等[29]在传统纳豆制作基础之上，在原料中添加一定量的胚芽，从纳豆的发酵工艺入手，通过单因素试验及正交试验，确定了小麦胚芽纳豆制作的最佳工艺。试验结果表明：大豆和胚芽的质量比为 4∶1，接种量为 14%，发酵时间为 22h，发酵温度为 37℃，获得的产品品质最佳，并且黏多糖产率高于传统纳豆。产品为金黄色，口感润滑，风味良好，富含黏液，轻轻搅拌可见较长的拉丝。

### 6. 赤小豆纳豆

付文静等[30]在传统纳豆原料中添加一定比例的赤小豆，以感官评价和纳豆激酶酶活的综合分数为指标，利用单因素试验和正交试验，对赤小豆纳豆的发酵工艺进行探讨。通过试验发现，赤小豆纳豆的最佳发酵工艺参数为：发酵温度 38℃，发酵时间 22h，赤小豆与黄豆质量比为 2∶8。赤小豆纳豆与传统纳豆相比，不仅拉丝明显，保留了纳豆细腻润滑的口感，而且具有赤小豆鲜艳明亮的色泽和香糯可口的品质，其外观颜色饱满，品尝起来细腻绵软，氨味减少，香味增强，轻轻搅动时，黏液多，拉丝程度高，经测定，纳豆激酶酶活可达 942U·$g^{-1}$。

7. 蚕豆纳豆

为开发新型蚕豆产品，提高蚕豆附加值，本研究以蚕豆为原料。张杰等[31]按照蚕豆→挑选→清洗→常温浸泡→沥干→常压蒸煮→冷却→接种→发酵→后熟→成品这一工艺流程，通过单因素试验和正交试验优化出蚕豆纳豆的最佳工艺。结果表明，最佳工艺条件为：蚕豆浸泡 48h，常压蒸煮 20min，接种量为 6%，40℃下发酵 72h，此时纳豆激酶活力值最高。

8. 豌豆纳豆

王世宽等[32]介绍了豌豆纳豆的制作方法。本文以豌豆为原料，制备出一种新型的纳豆产品。在室温下，用 3 倍于豌豆干重的水浸泡 12h，121℃、0.1MPa 蒸煮 20min，加入 1.5%的 NaCl，接种 5%菌悬液后 39℃发酵 18h，4~5℃后熟 24h，所得豌豆纳豆黏性适宜，香味浓郁，风味最佳。

9. 奶香纳豆

严美婷等[33]以牛奶为发酵基质，开发符合中国人口味的纳豆。筛选出一株产纳豆激酶能力最强的菌株 NK3，以牛奶培养基替代传统的种子液培养基培养纳豆菌种，通过单因素试验与正交试验优化纳豆发酵条件，试验发现以牛奶培养基培养的纳豆菌生长较好，接种量 5%、加水量 6%，27℃发酵 1.5 天，菌株 NK3 发酵制备出的纳豆无氨臭味，有淡淡的奶香味，且纳豆激酶酶活高达 668.5U·$g^{-1}$。

### 9.2.8 纳豆泡芙

李梦丹[34]以油茶籽粕和豆粕为原料，接种纳豆菌发酵制成油茶籽粕纳豆酱作为泡芙内馅，添加脂肪代替品低 DE 值麦芽糊精等研制低能量泡芙空心坯，是一种具有保健功能的新品。

### 9.2.9 油茶籽粕纳豆酱

李梦丹等[35]介绍了油茶籽粕纳豆酱发酵条件的研究。本研究以水酶法提油后的副产物油茶籽粕和豆粕为原料，接种纳豆菌液，研制新型纳豆产品。生产工艺为：油茶籽粕、豆粕加水、混合、蒸煮、冷却、接种、发酵、后熟、成熟纳豆酱，从而深度开发利用油茶籽粕。

### 9.2.10 纳豆复合调味酱包

刘树兴等[36]介绍了纳豆复合调味酱包的工艺研究。纳豆是一种营养价值极高但口味怪异的功能性食品。在纳豆食品中加入甜面酱和芝麻酱这两种基础调味料，配以多种辅料，如豆酱、面酱、辣椒酱、酱油等，按一定比例，可制成具有良好风味且使用方便的复合调味酱包。结果表明，纳豆复合调味酱的最佳配方为：甜面酱与芝麻酱配比为 3：4、花椒粉、食盐、白砂糖添加量分别为 2%、1.5%、14%。添加 $5g \cdot kg^{-1}$ 牛肉香精可增加其风味，添加 $5g \cdot kg^{-1}$ 山梨酸钾，于 0.1MPa、121℃ 条件下灭菌处理 8min。复合调味酱包可长期保存，在保持纳豆营养的同时，又具有传统酿造豆酱的风味和特点，符合广大消费者的要求。

### 9.2.11　纳豆酱

王署文等[37]介绍了一种纳豆酱的制作方法，主要研究了采用纳豆生产的菌种——纳豆芽孢杆菌来发酵大豆研制纳豆酱。采用本工艺生产的纳豆酱色泽金黄，入口细腻，香鲜浓郁，既保持了纳豆的营养，又具有传统酿造豆酱的风味和特点，符合中国人现代饮食的要求，用于焖、煮、炒及生食样样皆宜。

# 9.3　饮　　料

### 9.3.1　纯纳豆饮料

本产品以大豆为原料，采用纳豆芽孢杆菌作为发酵菌株进行发酵，所得发酵液经处理后再由各类物质调配得到一种口感良好并具备纳豆发酵营养产物的发酵型饮料。研究[38]表明最佳发酵条件为：接种量 2%、发酵温度 35℃、发酵液 25%、白砂糖 4%、$\beta$-环糊精 0.06%、柠檬酸 0.05%。以此条件制得的饮料呈乳黄色、光泽度好、富含纳豆激酶，是风味独特的纳豆发酵型饮料。

### 9.3.2　黑豆纳豆饮料

杨柳和陈宇飞[39]以黑豆作为原料，采用纳豆芽孢杆菌进行发酵，按照接种量 4%、发酵温度 33℃、发酵时间 24 h、黑豆汁初始 pH 7 的发酵条件，辅以白砂糖 4%、柠檬酸 0.05%、$\beta$-环糊精 0.06%的饮料调配，做出了口感较好、兼具黑豆营养成分和纳豆营养产物的新型发酵饮料。

### 9.3.3　纳豆复合饮料

复合饮料是一种盛行的饮料产品，把纳豆开发为复合饮料，使它口味有所改变，既能被广大消费者所接受，又能最大限度地保留其中的各种营养物质和活性成分。李延辉和丁兆伟[40]研究了纳豆复合饮料的配方，主要原料为纳豆浆汁、黍米芝麻汤汁、蜂蜜、柠檬酸。该纳豆复合保健型饮品的最佳配比为：纳豆浆汁 15%，黍米芝麻汤汁 30%，蜂蜜 7%，柠檬酸 0.06%，明胶和海藻酸钠均为 0.1%作为复合稳定剂，所得产品风味清新、营养丰富、酸甜可口，并具有抗血栓、降血压、降血糖、美容养颜等治疗功效的保健型饮品。

杨柳等[41]对薏米黑豆复合发酵饮料进行研制。以薏米、黑豆为主要原料，采用纳豆芽孢杆菌进行发酵，以感官评分和纳豆激酶活性作为评价指标，通过单因素试验和正交试验确定薏米黑豆复合发酵饮料的最佳配方。结果表明，薏米浆和黑豆浆的添加比例为 1 : 2，纳豆菌接种量为 4%，添加白砂糖 8%、柠檬酸 0.10%、$\beta$-环糊精 0.06%，在此条件下研制出的薏米黑豆复合发酵饮料纳豆激酶活性最高，可达到 621.3U·mL$^{-1}$，且复合发酵饮料的色泽明亮、均匀，香气浓郁，风味鲜明，口感细腻，为薏米、黑豆的综合利用开辟了新的领域。

### 9.3.4 纳豆芽孢杆菌发酵玉米浆饮料

王继伟等[42]以甜玉米浆为基料，采用纳豆芽孢杆菌发酵，以此为基础调配出一种营养丰富、气味芳香、具有纳豆保健功能的玉米浆发酵饮料。甜玉米的香气可以掩盖发酵产物中纳豆芽孢杆菌发酵产物的异味，使其更易被人们所接受。其工艺为：玉米汁质量分数 30%、发酵时间 24h、发酵温度 31℃；调配参数为添加蔗糖 3%、$\beta$-环糊精 0.03%、柠檬酸 0.05%。此饮料在 4℃冷藏 7 天内口感最佳。

### 9.3.5 米糠饮料

杨柳[43]采用纳豆芽孢杆菌对米糠进行发酵。米糠是大米加工的主要副产物，富含矿物质、粗纤维等人体必需的营养素、多糖、生育酚等多种天然抗氧剂和生理活性物质。通过交互试验比较接种量、发酵温度和发酵时间对纳豆激酶活性和饮料感官评分的影响，确定最佳发酵条件为：接种量 4%、发酵温度 35℃和发酵时间 24h。在此条件下可以获得酶活达到 621.5U·mL$^{-1}$、口感较好、兼具米糠营养成分和纳豆营养产物的新型发酵饮料。

# 9.4 饲 料

### 9.4.1 猪饲料

断奶仔猪面临广泛的应激，断奶引起仔猪肠道内产毒大肠埃希氏菌(ETEC) K88、K99 和 987P 数量增加，是造成仔猪断奶后腹泻和死亡的主要原因之一。缪东等[44]选用罗伊乳酸杆菌 HD018 和纳豆芽孢杆菌 WS105 在仔猪上进行饲养试验，以金霉素作为阳性对照，结果表明，罗伊乳酸杆菌 HD018 和纳豆芽孢杆菌 WS105 能显著降低仔猪腹泻率。

黄俊文等[45]在日粮中加入纳豆菌和甘露寡糖来研究纳豆菌和甘露寡糖对早期断奶仔猪肠道 pH、微生物区系和小肠黏膜形态的影响。结果表明，纳豆菌和甘露寡糖通过调节肠道内容物及黏膜中微生物区系，降低肠道 pH，以维持仔猪肠黏膜正常的形态结构。

罗卫斌和章春桃[46]研究了纳豆菌活性饲料添加剂对断奶仔猪生长性能和经济效益的影响，试验结果表明，饲粮中添加纳豆菌制剂能提高仔猪饲料转化率、降低饲料成本、提高生猪的免疫能力，从而增加经济效益，且每吨饲料中添加 2kg 纳豆菌活性饲料添加剂效果较好。

耿春银等[47]以基础日粮为对照组，向断奶仔猪日粮中分别添加纳豆微生态制剂、抗生素添加剂，并对各组猪的健康、生产性能、饲料利用情况、血液生化指标、血液免疫指标、肠道主要菌群及经济效益等指标进行了全面分析。结果表明纳豆组在抑制大肠埃希氏菌、促进有益菌生长方面要明显好于抗生素组，其他指标无显著差异，因此认为纳豆微生态制剂可替代抗生素用于断奶仔猪前期断奶料中。

缪东等[48]用纳豆菌制剂作饲料添加剂喂生长肥育猪，试验结果表明，日粮中添加纳豆菌制剂，不论加量多少，明显优于日粮中加常用添加剂。日粮中加纳豆菌制剂，效果因加量不同而不同，以日粮中加 0.4% 的纳豆菌制剂效果最好。

### 9.4.2　牛饲料

张海涛等[49]研究了纳豆枯草芽孢杆菌对犊牛断奶前后瘤胃发酵和酶活的影响。结果表明，纳豆枯草芽孢杆菌在未发育完全的犊牛瘤胃中可能起到缓冲作用，其作用机制可能为通过影响瘤胃壁定植的微生物组成，进而影响瘤胃壁的代谢能力，导致瘤胃中 pH 下降，外切葡聚糖酶活性升高，中性蛋白酶活性降低，进而引起瘤胃中挥发性脂肪酸发生变化，从而影响瘤胃发育，提前犊牛断奶时间，促进犊牛生长。

栾广春等[50]研究了纳豆芽孢杆菌对泌乳期奶牛产奶量、牛奶品质的影响。试验结果表明，添加芽孢杆菌能显著提高产奶量，改善乳脂率，提高乳蛋白率，增加牛奶中干物质含量。

### 9.4.3　鱼饲料

周国勤等[51]研究了纳豆芽孢杆菌对鱼类非特异性免疫功能的影响。按一定的剂量每日投饵饲喂方式摄入纳豆芽孢杆菌及其发酵产物，可促进受试鱼类血液 NBT 阳性细胞数量和血清溶菌酶活力显著上升。试验结果表明纳豆芽孢杆菌及其发酵产物可明显提高鱼类的非特异性免疫功能。

### 9.4.4　鸡饲料

陈兵等[52]研究报道了纳豆芽孢杆菌对 AA 鸡生长性能和十二指肠消化酶的影

响。试验表明,日粮中添加适宜用量的纳豆芽孢杆菌剂能显著提高肉用仔鸡生长性能,但过多的添加量并不能达到好的效果;纳豆芽孢杆菌剂能提高 AA 鸡十二指肠消化酶的活力,并可作为 AA 鸡有效的生长促进剂之一。综合考虑成本因素、生长性能及其对鸡十二指肠消化酶活力的影响,日粮中纳豆芽孢杆菌剂的用量宜为 200mg·kg$^{-1}$ 左右。

### 9.4.5 黑天鹅饲料

陈斌等[53]研究了纳豆芽孢菌剂对放养初期黑天鹅血液中 IL-10 和 APRIL 含量的影响。研究结果表明黑天鹅在放养初期饲喂纳豆芽孢杆菌剂,能够增强动物体质,抑制 IL-10 分泌,促进 APRIL 分泌,主动提高免疫能力,减少病原入侵机体的机会,增强放养初期的黑天鹅抗病能力。

### 9.4.6 消除游禽应激反应

在动物园游禽的培育中,笼养幼禽长大到成年放养的这一转群过渡阶段,由于环境转换、饲料改换等因素会诱发游禽产生严重的应激反应[54],出现消化不良、腹泻、感染等症状,导致游禽体质下降,甚至出现死亡[55]。陈斌等[56]以小天鹅为实验对象,研究纳豆芽孢杆菌剂消除小天鹅转群应激的临床效果,饲喂纳豆芽孢杆菌剂 16 天后,小天鹅的体质、粪便、采食量等指标显著改善,圈养及外放后未见死亡。实验表明纳豆芽孢杆菌剂能起到改善小天鹅转群应激反应和降低死亡率的作用。

### 9.4.7 发酵玉米黄粉生产蛋白饲料

张文学等[57]介绍了发酵玉米黄粉生产蛋白饲料配伍菌株的初筛。为提高发酵玉米黄粉蛋白饲料中可溶性蛋白质的转化率,选用农业部许可使用的 8 种发酵饲料微生物为初始菌株,以蛋白酶活力为指标,通过液体发酵实验筛选出共生良好且产蛋白酶活力高的 5 种配伍菌株,并通过正交试验确定 5 种菌株的比例在热带假丝酵母菌:纳豆芽孢杆菌:嗜热乳酸杆菌:地衣芽孢杆菌:枯草芽孢杆菌为 3:2:4:3:1 时的蛋白酶活力最高。将此比例配伍菌株用于固体发酵玉米黄粉,发酵后干基中的可溶性蛋白质质量分数达 13.3%,较发酵前的 3.2%提高了 315.6%。

### 9.4.8 饲用纳豆芽孢杆菌

金燕飞等[58]介绍了饲用纳豆芽孢杆菌固体发酵和干燥工艺研究。发酵 16h 时纳豆菌生长达到高峰期;当豆粕中加 pH 6.5 的浸泡水使含水量达 60%,添加 NaCl 0.3%、葡萄糖 5%、明胶 5%时,较为适宜纳豆菌生长。产品干燥加工中,发酵豆粕与玉米粉的适宜配比为 1∶1，65℃下加温处理 60min 以内对产品中活菌数影响不显著。

### 9.4.9　纳豆菌活性饲料添加剂

王红艳等[59]介绍了纳豆菌活性饲料添加剂的营养功能成分分析及断奶仔猪饲喂效果研究。以廉价的豆粕为原料，通过纳豆菌发酵制备了含有纳豆菌和多种活性成分的饲料添加剂。该生物饲料添加剂以 $2kg \cdot t^{-1}$ 添加于断奶仔猪饲料中，能够显著提高仔猪增重，降低料重比。

### 9.4.10　浓醪发酵玉米蛋白粉饲料

李秀梅等[60]介绍了浓醪发酵玉米蛋白粉饲料生产工艺的研究。利用纳豆杆菌采用浓醪发酵法对玉米蛋白进行改性。通过对浓醪发酵条件的优化研究，确定适宜的改善玉米蛋白溶解性的发酵条件，提高玉米蛋白的溶解性，有利于动物对蛋白的消化吸收，从而提高玉米蛋白作为饲料的利用率。适宜的发酵条件为：培养基干基与水的比例为 1∶3.5、培养基初始 pH 为 7.0、接种量 4.29%、培养温度 32℃、摇瓶转速 $190r \cdot min^{-1}$、培养时间 20h。在此条件下，培养液中可溶性蛋白质含量可达到 $(29.05 \pm 0.67) mg \cdot mL^{-1}$。

# 9.5　化　妆　品

纳豆的粗提物中含有多种抗氧化成分，如卵磷脂、亚油酸、不饱和脂肪酸、维生素等，可通过调节皮肤细胞水分和油脂的平衡，改善皮肤弹性，给皮肤细胞必需营养，起到滋润皮肤、美容养颜的功效[61]。日本女性的皮肤比欧美女性光润细腻，主要归功于日本女性长年吃的豆制品和其他含卵磷脂、维生素 E 多的食品。这种说法可能有些勉强，但实际上任何高档的天然美容护肤品一般都不会缺少卵磷脂和维生素 E。卵磷脂是人体重要的磷脂，目前已广泛应用于高档日用化妆品的加工[62]。

纳豆化妆品主要利用纳豆中的一种酶素，它能够使肌肤恢复弹性与光泽，并且去除角质和补充水分，利用其护肤原理制造的纯天然纳豆护肤香皂已经在日本推出。Mei-Fang Hsu 等研究了用纳豆菌发酵黄芪的产物在美容方面的应用，证明这种发酵产物能刺激人类皮肤成纤维状细胞中胶原蛋白的生物合成，减少细胞外基质蛋白质随着年龄增长的流失[63]。

# 9.6 其 他

## 9.6.1 纳豆激酶酱醪

吕伟等[64]研究了纳豆激酶酱醪制作的可行性,成功制作了含有纳豆激酶的保健酱油,可以使人们在日常饮食中更轻松地解决健康问题。但是该试验只解决了酱油酿制时使未成熟酱醪中含有纳豆激酶的问题,尚未解决如何保持从未成熟酱醪到成熟酱醪中纳豆激酶活性的问题。

## 9.6.2 纳豆激酶脂质体[65]

将纳豆激酶制备为脂质体,静脉注射,能直接作用于血管中的血栓;可以提高其在体内的半衰期,降低用药剂量,提高用药的安全性。其符合一级动力学释放规律,而且 12h 内释放接近 100%,既能延长纳豆激酶在体内的作用时间,又能迅速地发挥溶栓作用,达到理想的溶栓效果。

## 9.6.3 食品防腐[66]

纳豆菌抗菌蛋白抗菌谱较广,具有较强的抗菌作用和良好的稳定性,在食品防腐中具有较好的防腐效果。消毒牛奶于 4℃储存时,纳豆菌抗菌蛋白具有显著的防腐效果。在新鲜猪肉的保存中,防腐效果最好的是 4%乳酸钠与 0.06%抗菌蛋白的复合处理。

## 9.6.4 纳豆菌对景观水和污水的净水作用[67]

纳豆菌对景观水中亚硝酸盐氮的去除率可达 86%,对硝酸盐氮的去除率达 35%,由于景观水中有机物含量比较低,纳豆菌有机物降解作用不明显。对有机物含量很高的自配污水,纳豆菌能有效地降解水中有机物,$COD_{Mn}$ 去除率达 51%,同时为反硝化作用提供能量,使硝酸盐氮的去除率达 34%。

## 9.6.5 抗菌剂[68]

纳豆芽孢杆菌具有极强的稳定遗传抗菌作用,其代谢产生的抗菌物质同样表现出良好的热稳定性和酸碱稳定性。纳豆芽孢杆菌次生代谢可产生 2,6-吡啶二羧酸(dipicolinic acid)、多黏菌素、杆菌肽等抗生素,对食品中常见的金黄色葡萄球菌、大肠埃希氏菌等污染菌和沙门氏菌、伤寒菌、痢疾菌等致病菌具有极强的抑菌效果。

我国学者钟青萍对纳豆的抗菌功能进行了研究[69]。其研究结果表明,纳豆的抗菌物质为蛋白质,抗菌蛋白可抑制多种微生物的生长繁殖。她还通过电子显微镜发现,抗菌蛋白可改变微生物的表面结构,使之变形,影响微生物的正常生理代谢,从而起到杀灭微生物的作用。

### 9.6.6　酒精伴侣[70]

当今社会,饮酒的人群越来越多,导致的亚健康状态也不可避免,而纳豆发酵产生的黏性物质 $\gamma$-PGA 能附着在胃肠道表面,从而保护胃肠,饮酒时可起到缓解酒精的作用,针对这一特性,可以开发出"酒精伴侣"。

### 9.6.7　鱼内脏有机肥[71]

以鱼内脏为主要基质,以纳豆菌 NT-6 作为发酵菌和功能菌制作的有机肥发酵周期约为 8 天,成品肥料中纳豆菌的菌落总数达到 $1 \times 10^9 \text{cfu} \cdot \text{g}^{-1}$,并且在 12 个月内细胞数相对较稳定。纳豆菌对立枯丝核菌有抑制作用,纳豆菌发酵的鱼内脏有机肥不但可促进作物快速生长,而且能够减少茎基腐病苗的发生概率。

### 9.6.8　皮革行业与洗涤剂中的应用[72]

纳豆激酶家族蛋白酶可以破坏毛发毛根固着结缔组织,让毛发松动并脱落,是一种高效脱毛蛋白酶,因此也被应用于皮革脱毛技术中。目前发现血红蛋白降解菌短小芽孢杆菌 NJM4 菌株(*Bacillus pumilus* NJM4)对顽固性污渍(血液污渍)具有很强的分解能力,对蛋白污渍有很好的去除效果,因此被用于洗涤剂中。

### 9.6.9　纳豆菌的发酵作用

低分子蛋白肽有促进脂质代谢、降低胆固醇和血压、抗氧化、抗疲劳、增强免疫力、促进伤口愈合等诸多重要的生理功能[73]。以纳豆菌作为发酵菌种,可以把多种蛋白进行发酵,从而达到高产制备蛋白肽的目的。李峰等[74, 75]以黄粉虫蛋白为原料,采用纳豆菌发酵黄粉虫蛋白制备低分子蛋白肽,并对其发酵工艺进行优化,使黄粉虫低分子蛋白肽的产量得到了提高;他们又以蚕蛹蛋白为原料,采用纳豆菌发酵蚕蛹蛋白,制备低分子蚕蛹蛋白肽,并对其发酵工艺进行优化和建模,使蚕蛹蛋白肽的产量得到了提高。从俊英等[76]以纳豆菌为发酵菌种,以鱼肉为原料,利用菌种发酵产酶降解鱼肉蛋白制备低分子肽,并对发酵工艺进行优化,从而获得较高的低分子肽产量。

### 9.6.10　纳豆树脂

研究表明纳豆中含有大量的高分子谷氨酸成分,用电子束照射纳豆数秒钟后就能制造出所谓的"纳豆树脂",这种树脂易吸水膨胀,其吸水率可达自身质量的5000 倍。基于这种特点,可用于沙漠或干旱地区种植作物时的种子包衣,提高种子的出芽率及成活率[77]。

# 参 考 文 献

[1] 刘萍. 多功能保健食品纳豆的开发前景. 中国食品工业, 2011, 26(4):48-49.

[2] 杨明俊. 纳豆激酶的研究进展. 中国植物学会药用植物和植物药专业委员会. 第六届全国药用植物和植物药学术研讨会论文集//中国植物学会药用植物和植物药专业委员会: 中国植物学会, 2006: 3.

[3] 麻秀芳, 李小进, 董岳峰, 等. 纳豆系列咀嚼片产品工艺研究. 食品工程, 2014, 42(2): 29-31.

[4] 宋炜, 宋春泉, 谭秀彦. 高效纳豆激酶片的制备. 中外医疗, 2012, 31(7): 104.

[5] 马晓文, 肖菊香, 莫炜, 等. 超临界 $CO_2$ 流体技术制备纳豆激酶肠溶微丸的初探. 药物生物技术, 2008, 15(3): 199-203.

[6] 宁杰, 于翠芳, 甄天元, 等. 纳豆菠萝口服片的工艺. 食品研究与开发, 2010, 31(11): 131-134.

[7] 朱诗萌. 纳豆的干燥工艺及其微胶囊化的研究. 长春: 吉林大学硕士论文, 2016.

[8] 梁一博, 白亮, 唐鑫媛, 等. 纳豆激酶产品研究现状及其进展. 农产品加工, 2011, 10(4): 23-25.

[9] 孙建华, 曲晓军, 王金英, 等. 纳豆激酶微胶囊的研制初探. 黑龙江科学, 2016, 7(19): 13-15.

[10] 杨慧珠, 柏建学. 纳豆软胶囊制备工艺的研究. 中外食品工业月刊, 2015, 17(3): 12-13.

[11] 杨艳. 纳豆红曲胶囊的活性成分及其降脂效应研究. 福州: 福建医科大学硕士论文, 2014.

[12] 张扬, 周秀玲, 石海英, 等. 阿胶纳豆制作工艺研究. 食品工业, 2015, 36(6): 78-81.

[13] 薛慧玲, 罗建伟, 孙启玲. 纳豆多肽蛋白粉制备工艺的研究. 食品科技, 2004, 30(8): 22-24.

[14] 齐凤元. 荞麦纳豆的研究. 粮油加工与食品机械, 2004, 5(6): 62-63.

[15] 张玉岩. 多功能保健食品纳豆的营养价值. 湖南农机(学术版), 2013, 40(2): 237-237.

[16] 李丹. 纳豆及纳豆激酶在心脑血管疾病治疗中的应用. 吉林医学, 2013, 33(34): 7537-7539.

[17] 玄光善, 华晓雨, 李斌, 等. 复方纳豆酵素粉降血脂作用研究. 青岛科技大学学报(自然科学版), 2017, 38(S1): 56-58.

[18] 祁勇刚, 高冰, 黄菲武, 等. 纳豆腐乳发酵工艺优化. 中国酿造, 2016, 35(8): 78-82.

[19] 孙清荣. 纳豆食品生产状况调研. 食品工程, 2010, 38(4): 16-18

[20] 王丽娜, 付华峰. 风味纳豆的研制. 中国调味品, 2014, 40(5): 94-96.

[21] 甄珍, 刘晓兰. 甜味、咸味纳豆制备方法的研究. 中国调味品, 2015, 41(5): 64-67.

[22] 赵倩楠. 四种豆子纳豆发酵工艺条件的研究及产品开发. 西安: 陕西科技大学硕士论文, 2014.

[23] 韩瑞超, 相雪, 谭璐佳, 等. 纳豆压片糖果的研制. 安徽农业科学, 2015, 55(28): 275-277.

[24] 谭香玉, 王卫东, 艾启俊, 等. 纳豆酥性饼干制作工艺的研究. 农产品加工月刊, 2015, 14(10): 25-27.

[25] 王丽娜, 付华峰, 张永清, 等. 花生纳豆的研究及风味改良. 中国调味品, 2014, 39(6): 9-12.

[26] 付华峰, 王丽娜. 薏米纳豆的研制. 中国调味品, 2016, 41(10): 79-83.

[27] 齐凤元, 金丽杰. 薏米纳豆的开发. 中国调味品, 2005, 31(10): 19-21.

[28] 李宏梁, 赵倩楠. 芸豆纳豆发酵工艺条件的研究. 中国调味品, 2014, 39(3): 46-49.

[29] 黄世瑜, 邓源喜, 王家良, 等. 小麦胚芽纳豆的制作. 中国调味品, 2018, 43(9): 112-116.

[30] 付文静, 王家林, 张杰. 赤小豆纳豆发酵工艺的研究. 食品研究与开发, 2018, 39(2): 109-113.

[31] 张杰, 杨希娟, 党斌, 等. 蚕豆纳豆发酵工艺优化及其酶学性质. 食品工业科技, 2019, 40(6): 205-210.

[32] 王世宽, 冉燃, 侯华. 豌豆纳豆的研制. 中国调味品, 2008, 33(9): 74-76.

[33] 严美婷, 杜霞, 邱醒, 等. 中式纳豆制备技术的研究. 中国酿造, 2017, 36(2): 175-179.

[34] 李梦丹. 油茶籽粕纳豆泡芙的研制及评价. 长沙: 湖南农业大学硕士论文, 2017.

[35] 李梦丹, 杨伊磊, 陈力力, 等. 油茶籽粕纳豆酱发酵条件的研究. 中国酿造, 2016, 35(8): 22-26.

[36] 刘树兴, 王乐, 曹东方. 纳豆复合调味酱包的工艺研究. 中国调味品, 2010, 35(10): 70-72.

[37] 王署文, 马毓霞, 姜媛媛, 等. 纳豆酱的研制. 中国调味品, 2008, 33(3): 57-58.

[38] 葛英亮, 谢玉锋, 赵全, 等. 纳豆发酵型饮料的研制. 饮料工业, 2013, 16(5): 29-32, 36.

[39] 杨柳, 陈宇飞. 黑豆纳豆饮料发酵条件的研究. 粮食与饲料工业, 2014, 37(10): 39-42.

[40] 李延辉, 丁兆伟. 纳豆复合饮料的研制. 北方园艺, 2012, 36(12): 184-187.

[41] 杨柳, 王磊, 李玉邯, 等. 薏米黑豆复合发酵饮料的研制. 粮食与饲料工业, 2016, 40(5): 20-23, 28.

[42] 王继伟, 吉亚力, 葛英亮, 等. 纳豆芽孢杆菌发酵玉米浆饮料工艺. 食品科学, 2010, 31(18): 480-482.

[43] 杨柳. 米糠饮料发酵条件的研究. 食品加工, 2014, 45(6): 57-59.

[44] 缪东, 王升平, 肖蕾, 等. 罗伊乳酸杆菌和纳豆芽孢杆菌对仔猪应用效果研究. 湖南农业科学, 2013, 43(9): 109-112.

[45] 黄俊文, 林映才, 冯定远, 等. 纳豆菌、甘露寡糖对仔猪肠道 pH、微生物区系及肠黏膜形态的影响. 畜牧兽医学报, 2005, 50(10): 1021-1027.

[46] 罗卫斌, 章春桃. 纳豆菌活性饲料添加剂对断奶仔猪生长性能和经济效益的影响. 养猪, 2010, 25(1): 11-12.

[47] 耿春银, 张敏, 孙健, 等. 纳豆菌微生态制剂替代抗生素用于断奶仔猪饲料的研究. 中国饲料, 2010, 21(15): 24-27.

[48] 缪东, 郭照辉, 丁祥力, 等. 纳豆菌制剂作饲料添加剂喂生长肥育猪的试验. 饲料研究, 2005, 28(11): 55-56.

[49] 张海涛, 王加启, 卜登攀, 等. 纳豆枯草芽孢杆菌对犊牛断奶前后瘤胃发酵和酶活的影响. 中国畜牧兽医, 2009, 36(12): 5-11.

[50] 栾广春, 王加启, 卜登攀, 等. 纳豆芽孢杆菌对泌乳期奶牛产奶量、牛奶品质的影响. 东北农业大学学报, 2008, 52(9): 58-61.

[51] 周国勤, 杜宣, 吴伟. 纳豆芽孢杆菌对鱼类非特异性免疫功能的影响. 水利渔业, 2006, 26(1): 101-103.

[52] 陈兵, 何世山, 朱凤香, 等. 纳豆芽孢杆菌剂对 AA 鸡生产性能和十二指肠消化酶的影响. 浙江农业学报, 2003, 15(5): 19-22.

[53] 陈斌, 张占侠, 孔佳佳, 等. 纳豆芽孢菌剂对放养初期黑天鹅血液中 IL-10 和 APRIL 含量的影响. 中国兽医杂志, 2017, 53(10): 42-44, 47.

[54] 王兴金. 动物园人工湖鸟类管理探讨. 野生动物, 2012, 33(5): 294-296.

[55] 王万华, 王志永, 李勇军. 动物园动物的应激及其管理. 野生动物, 2009, 30(6): 318-320.

[56] 陈斌, 刘立贤, 张占侠, 等. 纳豆芽孢菌剂消除小天鹅转群应激的研究. 安徽农业科学, 2016, 44(25): 122-123, 126.

[57] 张文学, 江成英, 王亮, 等. 发酵玉米黄粉生产蛋白饲料配伍菌株的初筛. 粮食与饲料工业, 2015, 38(8): 47-50.

[58] 金燕飞, 沈立荣, 冯凤琴, 等. 饲用纳豆芽孢杆菌固体发酵和干燥工艺研究. 中国粮油学报, 2006, 21(5): 120-123.

[59] 王红艳, 李秀霞, 张耀, 等. 纳豆菌活性饲料添加剂的营养功能成份分析及断奶仔猪饲喂效果研究. 中国科技成果, 2007, 8(15): 44-46.

[60] 李秀梅, 郑喜群, 刘晓兰. 浓醪发酵玉米蛋白粉饲料生产工艺的研究. 2009, 32(3): 38-40.

[61] 南芝润, 侯磊, 任莹, 等. 纳豆及其产物的研究与应用. 山西农业科学, 2017, 45(10): 1721-1724, 1736.

[62] 郭军, 孙玉萍, 苏玉枝. 纳豆的制作及保健功能. 中药材, 2002, 25(1): 61-64.

[63] Hsu M F, Chiang B H. Stimulating effects of *Bacillus subtilis* natto-fermented *Radix astragali* on hyaluronic acid production in human skin cells. Journal of Ethnop Harmacology, 2009, 125(3): 474-481.

[64] 吕伟, 李会荣, 张岸平. 纳豆激酶酱醪制作的可行性研究. 安徽农业科学, 2011, 9(21): 13075-13076.

[65] 张霞, 尹宗宁, 王怡鑫. 纳豆激酶脂质体的制备及其体外释放. 中国药学杂志, 2007, 55(4): 279-282.

[66] 王娟. 纳豆菌的功能、培养条件及其应用//广东省食品学会. 第三届 "益生菌、益生元与健康研讨会" 论文集. 广州: 广东省食品学会, 2004: 3.

[67] 赵晓丹, 吴春华, 马骏骁, 等. 纳豆菌对景观水和污水的净水作用. 上海电力学院学报, 2014, 30(2): 141-144.

[68] 吉美萍, 肖志婷, 那日, 等. 纳豆芽孢杆菌的相关研究进展. 河南师范大学学报(自然科学版), 2016, 44(5): 83-93.

[69] 钟青萍, 谢俊杰, 佘世望. 纳豆菌抗菌蛋白的稳定性. 中国食品添加剂, 2002, 13(4): 42-45.

[70] 张凌, 朱诗萌, 聂娅娜. 纳豆干燥方式研究及其产品开发进展. 中国调味品, 2014, 39(12): 133-138.

[71] 叶日英, 孙力军, 王雅玲, 等. 纳豆菌发酵制作鱼内脏有机肥与抑制立枯丝核菌的应用. 生物技术通报, 2016, 32(11): 241-247.

[72] 马国兴, 潘峰, 王庆波, 等. 纳豆激酶分子结构与潜在应用价值分析. 食品与生物技术学报, 2016, 35(4): 342-349.

[73] 裘迪红, 周涛, 戴志远. 酶解鲐鱼蛋白制备低分子肽制品. 东海海洋, 2001, 19(2): 63-68.

[74] 李峰, 宗绪岩, 李丽. 纳豆菌发酵黄粉虫蛋白制备蛋白肽工艺优化. 食品科技, 2014, 39(9): 82-85.

[75] 李峰, 李丽, 宗绪岩. 纳豆菌发酵蚕蛹蛋白制备低分子蛋白肽的工艺优化. 食品工业, 2014, 35(4): 14-17.

[76] 丛俊英, 张淑莲, 王阳, 等. 纳豆菌发酵鱼肉蛋白制备低分子肽的工艺研究. 大连工业大学学报, 2011, 30(6): 416-419.

[77] 刘振杰, 郭伟鹏, 张菊梅, 等. 纳豆的保健功效及开发应用. 热带农业工程, 2010, 34(3): 25-29.